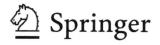

P. Anne Scott *Editor*

护理伦理中的
主要概念与议题

Key Concepts and Issues in Nursing Ethics

U0253738

主编 〔爱〕P.安妮·斯科特

主审 徐　勇　山西医科大学

　　　韩世范　山西医科大学

主译 赵　娟　山西医科大学第一医院

　　　程俊香　山西医科大学第一医院

　　　边维娜　汉中市中心医院

　　　董　玥　连云港市第一人民医院

　　　王建荣　青海省人民医院

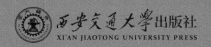

西安交通大学出版社
XI'AN JIAOTONG UNIVERSITY PRESS

图书在版编目(CIP)数据

护理伦理中的主要概念与议题 /(爱尔兰)P. 安妮·斯科特
(P. Anne Scott)主编;赵娟等译. —西安:西安交通大学出版社,
2023.9

书名原文:Key Concepts and Issues in Nursing Ethics

ISBN 978-7-5693-3276-6

Ⅰ.①护… Ⅱ.①P…②赵… Ⅲ.①护理伦理学
Ⅳ.①R47-05

中国国家版本馆 CIP 数据核字(2023)第 100675 号

Huli Lunli zhong de Zhuyao Gainian yu Yiti

书　　名	护理伦理中的主要概念与议题	
主　　编	P. 安妮·斯科特	
主　　译	赵　娟　程俊香　边维娜　董　玥　王建荣	
责任编辑	郭泉泉	
责任校对	秦金霞	
装帧设计	任加盟	

出版发行　西安交通大学出版社
　　　　　(西安市兴庆南路 1 号　邮政编码 710048)
网　　址　http://www.xjtupress.com
电　　话　(029)82668357　82667874(市场营销中心)
　　　　　(029)82668315(总编办)
传　　真　(029)82668280
印　　刷　西安五星印刷有限公司

开　　本　720mm×1000mm　1/16　印张　14.625　字数　257 千字
版次印次　2023 年 9 月第 1 版　　2024 年 4 月第 1 次印刷
书　　号　ISBN 978-7-5693-3276-6
定　　价　99.00 元

如发现印装质量问题,请与本社市场营销中心联系。
订购热线:(029)82665248　(029)82667874
投稿热线:(029)82668803

版权所有　侵权必究

致约翰（John）、谢恩（Shane）、丽贝卡（Rebecca）。

翻译版序言

医学伦理思想在西方可溯源至《希波克拉底誓言》，在我国可溯源至儒家"仁"的思想，"医乃仁术""济世救人""爱人、行善、慎独"等思想影响了一代一代的医学实践者。随着社会经济、科技的飞速发展，医疗环境发生了翻天覆地的变化，对于护理学科来说，既要面对专业与技术的不断变化，也要面对来自人文与哲学不断融合的新要求，这对临床护理人员、护理专业学生、护理教育者来说都是极大的挑战。伦理渗透在我们日常生活的点滴之中，对于护理领域来说，临床、教学、科研无不需要伦理的考量。例如，护士在临床护理工作中会碰到诸多与其自身道德品质无关的伦理难题，对这些伦理难题并不能简单地借用千百年来传承下来的医德论加以认识和解决，而需要借助伦理学理论及原则（或准则）来加以分析、讨论、解决。《护理伦理中的主要概念与议题》正为护理领域中一些"两难境地"的解决提供了很好的伦理维度。

《护理伦理中的主要概念与议题》以案例分析的方式将伦理学中的理论、概念及方法做了深刻解读，既将抽象理论具体化，也有助于我们去理解每个"两难境地"背后的"难"并指导我们用相关理论去解决这些难题。护理专业学生秉持怎样的价值观会影响未来的临床工作及整个护理行业的发展，因此书中对护理专业学生培养过程中价值观的培养、评价问题进行了探讨。这一点无疑对我们的护理专业人才培养具有启发意义。从整个医疗环境的背景来看，虽然这本书的主要内容是护理伦理的相关概念与议题，但它也适合医学临床、教学及科研工作者阅读。通过阅读本书，可以使我们对伦理学知识的认识更加深入，可以引导我们去思考医学（尤其是护理）

临床、教学及科研工作中面临的问题，进而促使我们更好地开展工作。

确实像本书主编 P. 安妮·斯科特说的那样，"良好的护理植根于对护理实践中伦理维度的清晰理解，它是安全、人道的患者护理必不可少的组成部分"。人民健康一直是我们国家发展的主要任务之一。希望本书所提供的从各种伦理学理论角度、从人类全生命周期去审查护理实践中的伦理维度的视角可以为医疗卫生专业人员的工作提供借鉴与支持。

山西医科大学护理学院　韩世范

2023 年 7 月

翻译版前言

伦理学不仅是指导行为的社会规则，而且是基于整个社会体系的外部标准。护理伦理学主要研究如何利用护理伦理的原则和规范协调护理人际关系，解决护理实践中的伦理问题。因此，它又被认为是护士内心认可的一种信念，这种信念指导护士在与患者、家属、同事及组织交流时体现出价值观、权利、职责和责任。它不会随着环境或人物的改变而改变。

作为一名护士，你内心遵循的信念是什么？它来源于哪里？它解决了什么问题？它值得你始终如一地遵循吗？翻译此书之际正处于新型冠状病毒感染流行之时，一些地方会因为医护人员、物资、空间等不足而使危重患者不能百分之百地得到救治。如果你是一名值班护士，现在有两名危重患者需要救治，一名是 20 岁的大学生，一名是 90 岁的老者，但你只有一台抢救设备，你会选择给谁用呢？你这么做的理由是什么？有什么政策、法规支持你的选择吗？你会因此感到愧疚不安吗？你会质疑你的职业乃至整个卫生系统吗？读完本书，你就会找到内心的答案。

护理伦理学是护理学专业学生必学的一门课程，它指导我们在遇到伦理问题时做出恰当的判断。这种判断并不是空穴来风，而是基于认知理论及社会实践的一种信念，正是这种信念指导着我们的行为，让我们在各种复杂情况下有的放矢，不至于因做出错误的抉择而追悔莫及。

本书从护理伦理学涉及的主要概念入手，以典型的案例展开解释，使抽象的概念变得形象化、具体化，引导读者们反思自己的行为，寻找心中认可的信念，从而更加坚定地从事护理职业。

本书有幸邀请到山西医科大学精神卫生学系主任徐勇教授、山西医科

1

大学护理学院院长韩世范教授作为主审，在本书成稿之际，两位教授在百忙之中提出了很多建设性的意见及建议。目前国内还没有主讲护理伦理主要概念的书籍，两位教授对本书的价值给予了充分肯定。我们希望本书能为国内的护理工作者带来一些启示和指导，当然，如果能解决大家内心的困扰，那么这将是本书的最大价值所在。希望护理工作者都能在内心信念的指导下，以患者为中心，遵循行业规范，改善患者健康，确保患者安全，并尽最大努力为全民健康和社会发展作出贡献。

译者

2023 年 5 月

原版序言

自 20 世纪 60 年代末以来，现代生物伦理学一直以重视理性和自主的人为主导，因为他们是医学和医疗卫生中的关键角色。这重点反映了康德（Kant）式自主哲学的影响，能够确定并规定自己的普遍道德标准，完全是理性的，没有任何形式的强制。这也反映了密尔（Mill）对个人自由的高度欣赏，他认为只有在影响到他人自由时，个人自由才应受到限制。

在现代生物伦理学中，尊重自主权的优先次序从根本上改变了医疗卫生环境中人们对患者的看法。千百年来，患者被认为根本没有能力忍受疼痛、痛苦、无知和疾病，因此在医学上采取家长式做法是合理的。但在当代医疗卫生环境中，人们认为患者与医生是平等的。这是自主在当代生物伦理学中占据重要地位的体现，家长式做法已不再是医生默认的方法。然而，因为早期强调的是狭义的自主性，所以很长一段时间以来，生物伦理学没有给人类的脆弱性以应有的重视。如果我们承认脆弱性是人类的普遍困境，而自主性除外［腾·哈德（Ten Have, 2016）］[2]，那么这就尤其成问题。

无须寻找证明上述观点的证据，因为很明显，人类是生物界最脆弱的物种之一。例如，人类是唯一一种在出生后需要父母年复一年的照顾和关注才能生存下来的物种。在生命的最后阶段，由于慢性疾病、神经退行性疾病和身体的脆弱性，人类又会在很长一段时间内完全依赖他人。因此乍一看，脆弱性似乎是人类的一种基本特征，在人类学上是与自主性同等的。

尽管如此，在生物伦理学中，脆弱性的概念长期以来一直处于自主性概念的阴影之下。1978 年，脆弱性在《贝尔蒙特报告》（*Belmont Report*, 1978）[19] 中成为生物伦理学的研究对象。它被应用于人类参与的研究中。该研究提出了以下风险，即出于研究目的，"弱势主体"可能会不成比例地成为"不公正的特殊实例"。

在这篇具有里程碑意义的论文发表后，脆弱性的概念在生物伦理学中的作用仅限于研究背景，直到大约 20 年后，在"生物医学Ⅱ"项目"欧洲生物伦理学和生物法学中的基本伦理学原理"（1995—1998）中，它作为一个全面的伦理原则在欧洲得到了扎实的推进［请参阅伦托夫（Rendtorff）和坎普（Kemp），2000］。这个欧洲项目不仅提升了脆弱性在伦理原则中的地位，即将其等同于尊重自主权的原则，而且还将其应用到了研究领域之外。

2005 年，脆弱性在生物伦理学中的地位进一步提高，成为联合国教科文组织《世界生物伦理和人权宣言》中普遍的伦理原则。该宣言第 8 条明确规定：在应用和促进科学知识、医疗实践和相关技术时，应考虑到人体的脆弱性。应保护特殊的弱势个体和群体，尊重这些人的个体完整性（联合国教科文组织，2005)［见滕·哈德（2016）关于生物伦理学中脆弱性概念的更详细介绍］。

不同于一般的生物伦理学家，甚至与医生相比，护士一直充分暴露于大量的弱势群体中。这可能是脆弱性于 20 世纪 70 年代就已经在护理文献中占据突出地位的原因。例如，麦吉洛韦（McGilloway，1976)[229] 区分了与护理有关的患者困境的两个特征：一是患者的依赖使他处于脆弱的境地；二是患者的处境使他难以做出理性的判断。

塞勒曼（Sellman，2011)[51] 将脆弱性的概念引入对护理目标的理解中。他区分了普通脆弱性和特殊脆弱性。虽然人类总体上容易受到各种各样的伤害，但有些人明显比其他人更容易受到伤害。这种特殊的易感性可能使他们需要别人的关心和帮助，而这种关心和帮助对于那些只有普通脆弱性的人来说通常是不必要的。因此，护理可以被理解为"对患者带来的额外的人类脆弱性"的一种反应（塞勒曼，2011)[51]。因为特殊脆弱性会减少人类繁衍的机会，所以护理的真正目的可以被视为"促进具有特殊脆弱性的人的繁衍"（塞勒曼，2011)[51]。

在这部令人鼓舞的护理伦理学著作中，安妮·斯科特首先正确地指出了塞勒曼对脆弱性的理解，这为她的第一章奠定了基调，该章探讨了护理的一般伦理问题。接下来的四章从已有的伦理学理论——义务论、功利主义、德性伦理学和关怀伦理学的角度对护理问题进行了分析，剩下的章节集中在对护理伦理学的各种关键主题的理解上。

综上所述，护士拥有充分发挥自身丰富经验的优势，这使得他们在讨论生物伦理学的过程中拥有较多的话语权。他们对脆弱性的看法只是其中一个案例，同时，他们从来没有忽视主流生物伦理学中的这一现象。幸运的读者，你将发现本书中其他许多发人深省的案例，这些案例都是相关独特护理观点在伦理意义上的体现。

伯特·戈丁（Bert Gordijn）
爱尔兰都柏林城市大学伦理研究所

参考文献

MCGILLOWAY F A，1976. Dependency and vulnerability in the nurse/patient situation[J]. J Advanc Nursing，1(3):229-236.

National Commission for the Protection of Human Subjects of Biomedical and Behavioral Research (1978). The Belmont report: Ethical principles and guidelines for the protection of human subjects of research[R/OL]. https://videocast. nih. gov/pdf/ohrp_belmont_report. pdf. Accessed，31 Oct 2016.

RENDTORFF J D，PETER K，2000. Basic ethical principles in European bioethics and biolaw[M]. Volume I. Autonomy，dignity，integrity and vulnerability. Centre for Ethics and Law，and InstitutBorja de Bioetica，Copenhagen/Barcelona.

SELLMAN D，2011. What makes a good nurse: why the virtues are important for nurses[M]. Jessica Kingsley Publishers，London.

TEN HAVE H，2016. Vulnerability: challenging bioethics[M]. Routledge.

UNESCO (United Nations Educational Scientific and Cultural Organisation)，2005. Universal Declaration on Bioethics and Human Rights. UNESCO，Paris[EB]. http:// unesdoc. unesco. org/images/0014/001461/146180e. pdf. Accessed，31 Oct 2016.

原版前言

想写这本书很久了！20 世纪 80 年代中期，当我开始向护理和医学专业的学生教授医学伦理学时，爱尔兰或英国几乎没有关于医学伦理学的教材，护理的更是少之又少。最近几年，这种情况发生了显著的变化，有许多这方面的教材可供选择。

然而，护理角色的不断发展、变化使护理伦理学变得越来越复杂。在我看来，许多学生认为护理伦理学是一门具有挑战性且有些晦涩难懂的课程。我们这些教授护理伦理学的人必须努力说服学生相信这门课程的价值，并让他们有效地参与讨论和分析实践中的伦理维度。教授护理伦理学的方法是基于对护理的描述和学生的认识、接受和参与，这对于学生理解这门课程来说非常重要。因此，本书通过使用简短的案例研究来展开，每一章节都使用了护理实践案例，这些案例来自护理工作的实际经验。

近年来，我们见证了一些关于患者护理的调查报告的发表。这些调查报告在护理质量、价值和影响——包括患者的护理经历和护理结果方面给护士和卫生管理者带来了一些非常有价值的信息。其中一些调查报告有力地阐明了护理实践、护理伦理和临床方面深深交织在一起的本质。本书的许多章直接参考了这些调查报告的发现和分析。

很明显，良好的护理植根于对护理实践中伦理维度的清晰理解上，它是安全、人道的患者护理必不可少的组成部分，这在医疗卫生资源面临巨大压力的形势下尤为重要。

本书既提供了一个通过各种理论角度、涉及多种患者护理情况以及整个人类生命周期去审查护理实践中伦理维度的机会，又试图在承认和阐明伦理责任之间取得平衡。这些伦理责任包括护士为患者提供人道、敏感和称职的护理的能力以及护士所在的组织支持护士提供这种护理的责任。

P. 安妮·斯科特(P. Anne Scott)

爱尔兰国立高威大学

鸣　谢

如果没有合著者们的贡献，这本书不会出版。在过去的一年中，我很荣幸能与这些合著者一起工作。感谢他们的无私贡献及参与讨论、审稿的意愿。一些作者和同事慷慨地对我的章节提出了建议，特别是艾伦·J. 卡恩斯（Alan J. Kearns）、珍妮特·霍尔特（Janet Holt）、德里克·塞尔曼（Derek Sellman）和马西娅·基尔万（Marcia Kirman）。约翰·斯科特（John Scott）更是一直提供着帮助，对于他的支持和纯粹的友谊我深表感谢。整个夏天，谢恩·斯科特（Shane Scott）都与我一起阅读、编写和审核本书的所有章节。他敏锐的审核和编写技巧给了我许多启示，并为这个项目的成功结束作出了巨大贡献。丽贝卡·斯科特（Rebecca Scott）向我介绍了Word格式化工具，但最终她在我的请求下决定自己做，因为她能更轻松地使用这些看起来有些惊人有趣的工具。

我也要向施普林格的娜塔莉·洛塞特·波兰（Nathalic Lhorset Poulain）和雷卡·乌代亚尔（Rekha Udaiyar）表示感谢：感谢娜塔莉·洛塞特·波兰在第一时间鼓励我发起这个项目，以及当我需要检查过程中的元素时她的快速反应；感谢雷卡·乌代亚尔的建议及帮助，这让我们的工作逐渐步入正轨。

最后，我要感谢多年来在爱尔兰、苏格兰、英格兰和肯尼亚的所有学生，感谢他们的参与、深刻见解和富有启发性的讨论。

合著者

路易丝·坎贝尔(Louise Campbell) 路易丝·坎贝尔是爱尔兰国立高威大学医学伦理学讲师和爱尔兰临床伦理学研究中心(该机构向执业保健专业人员提供临床和研究伦理学培训)主任，是一名合格的临床伦理学家(多伦多大学，2008)，拥有埃塞克斯大学哲学博士学位(1998)。她的研究兴趣包括临床伦理学、精神病学伦理学和临终护理。

海克·费尔兹曼(Heike Felzmann) 海克·费尔兹曼是爱尔兰国立高威大学人文学院哲学伦理学讲师，隶属于爱尔兰国立高威大学生物伦理研究和分析中心。她的专业领域是生物伦理学，专注于研究伦理学、医疗卫生伦理学和信息伦理学。她还从事伦理学理论研究，专注于生物伦理学理论并对女权主义伦理学感兴趣。她目前参与了许多欧洲项目，是"公共－私营倡议公民健康：公共卫生、市场和伦理观点"成本行动(CHIPME，IS1303)项目的主席和道德操守研究的负责人，是2020年阿尔茨海默病患者辅助机器人项目(马里奥)伦理委员会的主席，还是2015年罗马尼亚大学能力建设项目(大学联盟)中伦理学研究的首席专家。

安·加拉格尔(Ann Gallagher) 安·加拉格尔是萨里大学伦理学和护理学教授，国际护理伦理学研究中心主任。作为一名护士、伦理学家、教师、研究员和国际期刊《护理伦理学》的编辑，她有着丰富的经验。她研究了居家护理中的尊严、国民保健服务中的同情心、护士在实践中的专业精神、社会护理方面的专业法规和道德教育等内容，在贝尔法斯特的皇家维多利亚医院接受普通护士培训，并在萨里郡埃普瑟姆的西公园医院担任精神科护士，是纳菲尔德生物伦理委员会的委员，也是爱丽丝公主伦理委员会的联合主席。2016年，她与露丝查德威克共同编写了《伦理与护理实践》(第2版)。

安娜-玛丽·格雷尼(Anna-Marie Greaney) 安娜-玛丽·格雷尼是一名注册护士，从事临床护理工作，主要研究方向是肾脏病和肾脏透析，目前在爱尔兰西南部的特拉利理工学院的卫生和社会科学学院就伦理学和专

1

业问题进行授课，是她所在机构的伦理研究委员会的主席，也是爱尔兰护理和助产委员会伦理委员会的委员。她主要从事护理和保健伦理领域的研究、出版和监督工作，最近主持了与卫生信息和质量管理局（爱尔兰）合作制定指导文件的项目，以协助专业人员支持获得医疗和社会保健服务者的自主权。随着 2015 年《辅助决策（能力）法案》的颁布，她最近的研究在爱尔兰成为了一个非常热门的课题。

朱莉-安·海斯（Julie‒Ann Hayes） 朱莉-安·海斯是利物浦约翰·摩尔斯大学教育、健康和社区学院的高级讲师，是一名注册护士，拥有从普通内科、普通外科到重症监护、高度依赖护理的临床工作经验。她的教学专长是医学法学和伦理学。她承担学院的多个项目，并担任理学学士和理学硕士项目的负责人。她于 2016 年取得了博士学位，她的研究使用了模拟的健身实践小组，横跨护理、护士实践和社会工作实践 3 个专业组，以促进目前对影响健身实践决策过程的因素的理解。这是一个针对未被研究的实践领域的一种新的研究方法。

珍妮特·霍尔特（Janet Holt） 珍妮特·霍尔特是利兹大学医疗卫生学院的高级讲师，是一名注册护士和助产士，拥有利兹大学哲学学士学位、曼彻斯特大学应用哲学硕士学位和利兹大学心理学博士学位。她在英国和肯尼亚有超过 15 年的护士和助产士的临床经验，以及助产士研究和护理研究的经验。她的研究兴趣和出版的领域是医疗伦理学和护理哲学。她是英国皇家护理学院伦理委员会的委员，并于 2013 年被任命为该委员会的主席，在英国医学协会伦理委员会代表皇家护理学院，还是利兹大学医学和健康研究伦理委员会及布拉德福德‒利兹大学 NHS 研究伦理委员会的主席。

艾伦·J.卡恩斯（Alan J. Kearns） 艾伦·J.卡恩斯是爱尔兰都柏林城市大学伦理学讲师。在完成哲学、神学和教育方面的学习后，他于 2005 年在都柏林城市大学护理学院获得博士学位。他主讲基础伦理学、理论伦理学和应用伦理学领域的一系列课程，研究兴趣包括伦理、人格和道德规范。他研究护理伦理的方法是从他的医疗卫生实践经验中和所参与的一些伦理委员会中获得的。他拥有在医院举办医疗卫生伦理讲座的丰富经验，是爱尔兰都柏林城市大学伦理研究所的一名研究人员。

多纳尔·P.奥马图纳（Dónal P. O'Mathúna） 多纳尔·P.奥马图纳是爱尔兰都柏林城市大学护理与人类科学学院伦理、决策与循证方面的高级讲师，也是芝加哥生物伦理学与人类尊严中心院士委员会主席，有两个主要的研究领域：伦理学和循证实践。后者促使他参与了科克伦协作和系统评价，特别是补充疗法和草药疗法。他的伦理学研究主要集中在人格化、人类尊严和道德推理等问题上，以及这些问题与生物技术（特别是纳米技术、干细胞研究）的相互作用。他还喜欢研究灾难生物伦理学，即在受灾期间医疗卫生从业人员和研究人员遇到的伦理问题，以及情感在伦理中的作用。

P. 安妮·斯科特（P. Anne Scott） P. 安妮·斯科特是爱尔兰国立高威大学负责平等与多样性研究的教授和副主席，是一位护士和哲学家，曾在爱尔兰、英格兰、苏格兰和肯尼亚担任护士和学者。她的主要研究兴趣是如何判断和决策医疗卫生系统中劳动力的哲学和伦理学问题。她目前参与了一个成本行动项目，该项目涉及护理配给制——RANCARE（CA 15208）。

德里克·塞尔曼（Derek Sellman） 德里克·塞尔曼是博士、注册护士，是加拿大阿尔伯塔大学护理学院副教授。他的研究兴趣包括职业实践教育、医疗卫生伦理和护理哲学。他是《什么造就了一个好护士：为什么美德对护士很重要》的作者，也是《护理哲学杂志》的编辑。

格雷厄姆·史密斯（Grahame Smith） 格雷厄姆·史密斯是一名经验丰富的心理健康护士和学者，在利物浦约翰·摩尔斯大学工作，是护理和医疗联合学院联合医疗学科的负责人，也是痴呆协同创新中心的负责人。该中心是一个被认证的活体实验室。他一直在心理健康护理领域对痴呆和实用主义哲学方面的伦理问题进行实践、研究和出版。他是 5 本心理健康书籍的主编，其中 1 本为心理健康伦理方面的教材。

目　录

第 1 章

护理与护理实践的伦理维度

P. 安妮·斯科特[①]◎著

边维娜◎译

摘　要　对于患者来说，护士无疑是重要的，这是因为护士与他们接触紧密，既出现在他们获得新生之际，也出现在他们弥留之时。因此，我们探讨护士和护理就显得尤为重要。那么我们的患者对护士有什么要求呢？护理团体、护士和卫生服务管理人员如何满足患者的这些要求呢？要回答这些问题，首先，需要认识到的是，护理作为一种实践，具有核心的道德价值。护患关系是提供护理服务的核心，它具有重要的伦理意义。其次，至关重要的是，要考虑到护理实践受环境及护理道德价值观的影响，这些道德价值观形成了所谓的护理伦理维度。因此，我们需要探索和研究这些道德价值观。而行为准则正是护士试图表达其道德价值观的体现。护士工作的机构可以促进或阻碍这些道德价值观在护理实践和患者护理中的实际表达。我们要认识到各种因素的相互作用，以确保护士、潜在的患者或社会成员能够了解到良好的护理实践意味着什么，以及它在实践中的样子和如何去支持它。本章主要阐述护理实践的伦理领域、良好护理、护理安全与患者感受的相关性，从理论和概

①P. 安妮·斯科特，爱尔兰，高威，爱尔兰国立高威大学.
电子邮箱：anne.scott@nuigalway.ie.
© Springer International Publishing AG 2017.
P. 安妮·斯科特，护理伦理中的主要概念与议题.
DOI 10.1007/978-3-319-49250-6_1.

念的视角来识别、分析和讨论护理实践中的伦理问题，为护士提供一种符合道德价值观的以适当方式进行的实践工具。

关键词　伦理领域；护患关系；护理伦理；以患者为中心的护理；行为准则

引　言

在患者的病情观察、治疗和护理方面，护士发挥着重要作用［医学院（Institute of Medicine，IoM），2011；斯科特等，2014］。因为护士与患者接触紧密，既出现在他们获得新生之际，也出现在他们弥留之时。因此，我们探讨护士和护理就显得尤为重要。2015年护理和助产委员会（the Nursing and Midwifery Council，NMC）及2014年爱尔兰护理和助产委员会（the Nursing and Miduifery Board of Ireland，NMBI）发布的职业行为守则都是该行业集体努力表达护理专业基本价值观的范例，这些价值观大多数都是道德价值观。最近，在爱尔兰护理领域，卫生部（the Department of Health，DoH）首席护士长发起了一项倡议并得到了NMBI的支持，该倡议重新讨论并确定了爱尔兰护士的核心价值：同情、关怀和承诺（DoH，2016）。显然，这些价值观都是道德价值观。然而，护理实践也在一定背景下发生了变化，这与相关地区、区域或国家的医疗服务有关，了解并充分认识到这一背景对护士在实践中的影响非常重要，包括提供符合道德价值观的护理。鉴于对护理文献、教育计划、行为准则及上述描述的倡议（DoH，2016）和背景对护理实践影响的认知，我们探索和研究与护理实践相关的道德（或伦理领域）就显得至关重要②。

护理实践的伦理维度

人类生活的伦理领域与我们如何对待彼此及我们这样做的原因有关。正如美国学者玛莎·莱文（Martha Levine）在20世纪70年代为执业护士撰写的文章中简洁有力地指出的那样：

合乎道德的行为不是一个人危机时刻在道德上的正直表现，而是一个人对他人承诺的日常表达，是人们在日常交往中相互联系的方式（玛莎·莱文，1977）[845]。

---

② 道德和伦理这两个词分别起源于拉丁语和希腊语，将在本书中交替使用。

　　无论是陌生人、邻居、患者还是客户，我们与他们的关系、对他们的行为及所表现出的态度都是基于道德的行为、习惯和态度。这些行为、习惯和态度受个人及职业社交的态度、评判和决定的影响，这很重要。例如，尽管工作环境艰苦，护士仍然要对自身提供的护理负责任，同时可能还有企业责任，例如斯塔福德郡中部报道的缺乏人道及称职的护理的案例［弗朗西斯（Francis），2010，2013］③。护士可能很忙，工作负荷很大，但其如何接待新入院的患者或回应患者的求助，在一定程度上取决于个人的伦理决策和行为。如何深刻地意识到护理的这一伦理维度是一个值得关注的话题。对于这个问题，我们将在本章和随后的所有章节中进行详细探讨。

　　在护理过程中，我们与那些因疾病或其他生活环境而变得更加脆弱的人交往（塞尔曼，2011）[67]。这些人需要我们专业的帮助和照顾。因此，良好的护理实践要求我们既要具有专业水准，也要兼顾人性的考量。在我们证明患者的认知是错误的之前，他们都认为自己有专业能力［雷夫（Raeve），2002］[158]。他们认为善良和同情是建立信任的基础，而这种信任会让他们得到妥善的照顾。他们寻求被他们遇到的护士的关心和照顾。作为负责照顾这些患者的护士，可能会通过一些互动和干预来表达善意和同情，比如认可患者的个性和背景，或者什么都不做。如何选择是我们护理实践伦理领域的核心问题。

　　识别患者需求的能力是指与患者建立联系、做出反应和重新认识的能力（塞尔曼，2011）[67]，这使护士作为一个个体与另一个个体建立起基本联系，在发展这种联系时，我们正在为护患关系奠定基础。这是一个载体，通过它我们可以提供参与性、互动性和患者的护理主导性。通过护患关系体现出来的互动性和参与性，是护理实践伦理领域的核心。

护患互动：护患关系（含案例分析）

　　美国护理学专家珍妮丝·莫尔斯（Janice Morse，1991）认为，患者和护士之间的关系不仅是护理工作发生的基础和框架，而且是护患互动、观察和参与等一系列活动的直接结果。也就是说，护患关系是一种在护患接触期间不断协商和发展的关系。珍妮丝·莫尔斯（1991）在她对护患关系的开创性研究中确定了四种不同类型的关系：临床型护患关系、治疗型护患关系、关联型护患关系和过度参与型护患关系。珍妮丝·莫尔斯认为，这种关系的发展类

---

③关于从美德伦理的角度讨论护患互动的问题，请参阅本书第 4 章的相关内容。

型取决于"护士与患者之间的接触时间、患者的需求、护士的承诺和患者信任护士的程度……"(珍妮丝·莫尔斯,1991)[455]。

当接触是短暂的、功能性的、患者的需求非常明确时,临床型护患关系比较适合,比如在门诊拆除缝线或者包扎一个小伤口时。珍妮丝·莫尔斯认为,在临床型护患关系中,护士与患者之间的接触相对短暂,患者的需求相对较少,护理行为可迅速生效。治疗型护患关系比临床型护患关系更深入,也是护士在工作中最常遇到的一种关系,在这种关系中,患者希望被当作个体对待,并有家人和朋友来满足其心理社会支持的需求。珍妮丝·莫尔斯认为,在治疗型护患关系的背景下,患者会从自己的角度对这种关系进行某种程度的测试,看看是否可以"信任"护士来照顾他们,直到他们能再次照顾自己为止。这可能涉及一些小事,例如打电话看看护士是否会回答,或者观察护士是否会在就某一具体问题回复后再回到自己身边。这可能是在现代急救护理环境中最常见的护患关系形式。然而,对于依赖性强的和病情严重的患者来说,他们要求护士能够在治疗型护患关系与关联型护患关系之间灵活转换。

随着患者和护士的相互了解,或者受护士被患者强烈需求激发出的反应能力的影响,关联型护患关系会随着时间的推移而发展。珍妮丝·莫尔斯建议:

在这种关系中,患者应相信护士"已经付出了更多的努力",尊重护士的判断并心存感激,护士应相信她的照顾对患者有帮助(珍妮丝·莫尔斯,1991)[458]。

在过度参与型护患关系中,要求护士首先把患者当作独立的个体和朋友,其次才是患者。护士可以对患者有主体意识,认为自己是唯一能妥善照顾患者的人。护士可能会过度劳累、心慌意乱、判断能力受损,这种情况会导致护理质量下降和护士身心疲惫。

下面的案例分析将有助于我们集中讨论护患关系,并提供一些见解,了解其在伦理实践领域的重要性及对患者经验的潜在意义。本案例分析涉及一位护理学学者和她以前的同事,而这位同事被诊断患乳腺癌④。

我的同事(CN)在面对活检、诊断、手术和准备放射治疗的过程中写了日记。她的日记从一个知情患者的角度,对护患关系和护理提出了重要的见解。

---

④这一叙述是发表在《护理哲学》[尼文(Niven),斯科特,2003]中的一篇论文,以探讨患者的意见在确定护理资源的适当分配方面的作用。我要感谢《护理哲学》使它在这一章得以再现。

准备工作包括给我的胸部、腋窝和背部备皮。这种感觉是愉快的；对于这个曾经被婴儿和爱人都抚摸过的乳房来说，这将是它最后的快感了。这个问题无法回避，这就是我将要失去的。护士没有和我说话。她并没有在这段时间用无聊的闲谈或虚假的同情来打发时间，如果那样的话我会觉得很无礼并做出我很难做出的反应。护士完成了这项任务，在我很快就会没有乳房这件事情上，我得到了护士的尊重。我没有剔除腋毛的恐惧，这是一项术前准备，需要高水平的护理技能才能完成。我非常感激这种相处方式；它保护了我的尊严，没有使本来就很痛苦的情况恶化，而且给我一种感觉，真的，这种感觉就是我"得到了很好的照顾"。（CN）

这里提到的护士善于观察，尊重她的患者，胜任工作，并以冷静、专业和尊重的方式应对与患者 CN 的互动和提供所需的护理干预。这似乎是合理的建议，上述情景描绘了珍妮丝·莫尔斯所描述的治疗型护患关系。

从手术室回来的时候，训练有素的护士帮我清洗，使我舒适，给我冰水喝，同时检查我的心率、血压、血氧饱和度、引流管和伤口。当我处于麻醉后的苏醒状态时，那种被精心照顾的感觉让我感到非常安慰和安心。有一段时间我全由他们精心照顾，他们的能力是显而易见的。每一项工作都做得很好，这增强了他们的能力感。值得一提的是，在她们护理我的过程中，毛巾上的水并没有流到我的身上，引流管没有被扯出来，伤口也没有暴露出来，我只需要看着，而不需要去特意关注。这些实践能力的展示使我对护士的专业能力充满了信任。（CN）

同样，在这本日记的摘录中，CN 描述了一些治疗型护患关系的案例。护士们默默无闻地履行职责，他们是有效、称职、有爱心的团队。在下面的摘录中，CN 描述了当缺乏治疗参与时，患者的体验和错过的机会。

相比之下，术后第一次淋浴是护理员的工作。当然，这不像床上护理那样与心血管监测相结合。这是一个低水平的活动，关注的焦点是不要让患者跌倒、烫伤或弄湿伤口。尽管在这个级别上，任务完成得很圆满，护理员很亲切，但是作为一名患者，我觉得术后第一次淋浴应该是护士的一项关键的护理活动，而不应该移交给护理员。我认为这有利于护士对伤口和引流情况进行适当的观察，更重要的是对患者的心理状态进行评估，例如，患者是不是不敢看伤口？如果是的话，应该怎么处理？患者想谈论这件事情以获得信息，从而确信她的想法和感觉，这是正常的吗？患者的感觉如何，是否存在一定程度上的低敏或超敏反应；患者应该如何适应淋浴和穿衣活动？这些评估在淋浴时比在床上更能全面完成；而且，护士可以从患者的行为中推断出来，而不需要侵入性的、不友好的、过早的询问。对于患者来说，第一次术后淋浴代表了她最脆弱的时刻，全身赤裸，只有一个乳房，一个巨大的伤口，一个引流管，一个肌肉松弛的全新改变。患者不仅是第一次面对这种景象，而且还暴露在别人的视野中，对许多人来说，这是向丈夫或伴侣展示自己的一次彩排。这种脆弱状态需要得到专业人员的回应。这种回应应由具有生物学、心理学和社会学知识背景的护士完成，以使患者能够合理地应对这种情况，而不应该由护理员完成。（CN）

CN 在这里的观点既有伦理意义，也有临床意义。患者在手术后第一次淋浴中的暴露具有伦理和临床的显著性，它表明在将这项任务委派给护理员时，可能缺乏道德敏感性。然后，我们发现在 CN 对她与肿瘤专科临床护士互动的下列描述中，珍妮丝·莫尔斯所描述的关联型护患关系得到了很好的体现。

无论是在这个场合，还是在后来的所有场合，E 的技能和对我这个患者的尊重在很多方面都是显而易见的。我告诉她我很害怕，我本可以告诉其他人，但她让我很容易地开了口。她的反应很小，并没有让我觉得自己很愚蠢。她的行为表明她完全理解我的恐惧并做出了相应的反应。因为 E 在认识我之前就知道我是个学者，所以她在活检过程中的对话，显然是利用了她的知识分散我的注意力。她给我讲了她的硕士学位和她熬了一整夜的论文，结果论文弄丢了。这个话题吸引了我的注意力，让我想起了自己是一个有能力的成年人，从而增强了我的自尊和自信。在进行活检的过程中，我差点晕过去，但她处理这件事的技巧是非常得体的——姿势、舒适和保持活检继续进行的环境；然后是一杯真正的冷水；当她不得不离开的时候，她让人陪着我。一切都以一种能让我保持尊严的方式进行。在活检期间，E 的行为为我对她的完全信任奠定了基础。当她作为与我沟通确认诊断和选择手术的人时，这显得尤为重要。（CN）

这里的一个基本要素可能是使不可见变为可见。CN 在下面的摘录中努力阐明了 E 提供如此重要的护理的方式。

E 表现出了较强的时间观念和对一系列重要事物（包括手术、康复、副作用和如何最好地管理它们、个体差异、情感后果、实践技能及她可以做的任何的事）的深入了解。当我以术后第一次的样子出现、当我安上假体时，只要我需要，她就会为我的丈夫，为我的女儿和我提供帮助，而不是按照时间表提供服务……我现在已经见过 E 很多次了，她的技能总是令人印象深刻，这一点尤其是在休克和痛苦的诊断、治疗、术后康复的过程中体现得最明显。这就像组装拼图，她提供的东西非常符合你的需要，使一些东西接近一个整体。（CN）

这是一个关于良好护理的强有力的案例，也是对一些护士（特别是对 E）的真正赞扬；在患者生命中困惑和困难的时刻，作为护士，E 明确地提供了出色的护理和至关重要的、丰富的支持性关系。上述案例还显示了护理实践的伦理和临床领域之间交织的属性，这在提供护理时得到了呈现。

正如本案例所表明的，护患互动和护理的提供本质上是由态度、行为和行动形成的，而且后者通常是高技能含量的。这是护理最本质的组成部分。一位护士如何对待患者，如何回应患者对护理的需求，同样也关系到这位护士对另一个脆弱或痛苦的人的道德回应和道德行为［塞尔曼，2011；爱德华兹（Edwards），2001］，因为这与护士的临床反应有关。事实上，许多研究者［包括诺特维德（Nortvedt），2001］认为，在护理活动和干预措施中，不可能将临床与伦理区分开来⑤。从这个立场可以很容易地推导出护理及护理实践具有重要的伦理因素或维度。换句话说，伦理是护理实践所固有的，是护理实践的基础（斯科特，2006）。那么，伦理在患者护理的过程中是如何发挥作用的呢？护理和护理实践的伦理维度是什么呢？

从患者及其家属的角度看，他们似乎希望从护士和医生那里得到合理且一致的东西：善良、同情、能力、体贴、信息、沟通和护理（斯科特等，2014）。在 21 世纪一个发达和资源相对充足的卫生系统中，这似乎不是对受过良好教育的专业人员的极端的或不合理的要求。它也完全符合在我们的实践规范中明确阐述的护理概念。

NMC(2015)的职业行为守则中表达的核心价值包括：①优先考虑人；②有效地实践；③维护安全；④促进专业精神和信任。

NMBI(2014)的《职业行为和道德规范》中将以下 5 项原则描述为爱尔兰医疗卫生领域护理工作的核心原则：①尊重人的尊严；②专业责任和问责制；③实践的质量；④信任和保密；⑤与他人合作。

阅读了这两种工作守则的文本后，读者会发现其所表达的价值观、对良好护理的描述及专业护士在与患者、同事的互动中所要求的行为、态度的类型方面有显著的相似之处。这些价值观最近也出现在爱尔兰和英国关于对护士和助产士期望的文件中（DoH，2016；英国健康教育，2015）。

爱尔兰 DoH 首席护理官发起的这些规范和价值观倡议，都是护理行业集体努力表达良好护理实践应该是什么样子的案例。这些对良好护理实践的守则深深植根于道德价值观和表达护理实践基本伦理层面的语言中。这些守则

---

⑤在本书第 11 章，格雷厄姆·史密斯也持有相同的观点。

明确承认护士可以对患者产生深远影响这一现实。护士注册和监管机构认为，这种影响对患者是有益的（良好的）。在生病的情况下，患者的脆弱性加剧，她或他需要护理照顾和被关注。患者这种增加的脆弱性加上护士协助、支持和教育患者或冷落、伤害和忽视患者的内在能力，使护理的伦理维度凸显了出来。在我们的日常护理工作中，应该如何认识和洞察这种护理实践的伦理现实呢？

伦理是关于我们与他人日常互动的概念，这一观点在今天的护理中似乎与玛莎·莱文在 1977 年表达的一样有用（见本书第 2 页）。例如，在我们的言论、文学和教育的文献中都可以看到关于护理的描述，我们有大量的护理文献反映了关心和照顾在护理实践中的重要性或中心地位（爱德华兹，2001；斯特科，2014）⑥。

探索护理的实证研究支持护理概念化，包括心理社会支持及对患者作为一个完整的人，有心理、社会和身体的护理需求的认识［斯科特等，2006；奥斯瑟霍费尔（Ausserhofer）等，2014］。然而，护理只是用于描述护理实践的伦理相关概念之一。雷夫（2002）认为，信任和正直在提供适当的患者护理方面具有重要性。诺特维德（2001）、尼文和斯科特（2003）谈到了对患者的个性敏感的需要，以便真正了解患者的需要，从而决定护士该做什么。这种对患者需求的描述及恰当的护理反应，不仅假定患者是一个对他们的疾病和情况能做出独特、预期反应的人，还假定在对护理的描述和理解方面，护士对这些需求有反应，并有能力满足这些需求。描述和阐明护理作为一种实践能够满足这种需要是护理实践理论的开始。如上所述，这是一种护理实践理论，被认为是护理实践的核心，它对患者有好处，而护士有能力提供这些好处。

优质的医疗卫生通常涵盖心理、社会、精神及身体等方面。在认识到患者需要这种方式，我们建议：①从业者必须对患者经验以外的身体领域更敏感；②这种更广泛的敏感性要求从业者作为个体以一种独特的方式参与进来。因此，临床医生和伦理学家瑟伦·霍尔姆（Søren Holm）表达了下面的观点：

当你遇到患者时，你遇到的是一个脆弱的人，他信任你，你可以对他的生活产生重大影响。这就产生了对另一个人的特定责任，这对外人来说可能很难理解，但在医疗卫生专业人员的评价中却起着重要作用。在他们看来，这既与他们拥有的权力有关，也与他们必须表现出的尊重有关（瑟伦·霍尔姆，1997）[127]。

---

⑥有关护理伦理和护理实践的讨论，请参阅本书第 5 章的相关内容。

护士和其他从业者对患者的尊重和权力，以及患者能够感受到的信任和信心，都是通过从业者与患者之间的特殊关系来实现的。正如我们从上述 CN 的叙述中所看到的，确定护患关系应该是什么，需要思考、反思和认识到不同的护患互动可能需要不同的反应，这取决于临床环境和患者的护理需求。因此，护理工作应以患者为主导和以患者为中心（斯科特，2014）。

然而，正如本章引言所述，护理和护患关系是在一个背景下发生的。这个背景与地方、区域和国家卫生服务提供领域的特定卫生机构有关。在微观层面上，护士在病房或社区背景下进行实践。提供护理的组织、资源和领导在此背景下会对护士提供患者监护、患者主导和以患者为中心的护理的能力和动机产生显著影响。如果组织、领导（组织领导和护理领导）和资源不支持良好的护理工作，个别护士的努力将受到损害，护士的士气将逐渐削弱，护士或将离开。较高的流动率会导致护士缺乏敬业精神和担当，并使患者护理质量恶化。正如加拿大学者温迪·奥斯汀（Wendy Austin）所言：

医疗改革日益使卫生专业人员陷入困境，这损害了他们的效能，并危及与其照顾者的道德约定。医疗卫生行业的重新设计优先考虑医院和商业价值，以及商品化、服务配给、流程化和"效率"度量的原则，这确实使医疗卫生专业人员士气低落。医疗实践需要建立在同情心和同理心的基础上，这一点不仅明显表现在实践标准和道德准则中，而且体现在对一名卫生专业人员意味着什么的理解上。这种基础允许对生物技术治疗空前进步的可用性做出人道反应，进行真正的对话，提出困难的、必要的道德问题，以及卫生专业人员本身的相互支持。如果医疗卫生环境不被理解为道德共同体，而是被理解为模拟市场，那么卫生专业人员的道德主体性就会减弱……（温迪·奥斯汀，2012）[27]。

在过去的 10 多年里，许多国家的护理实践背景发生了巨大变化，患者在医院急诊科的住院时间大大缩短。这意味着护士与患者之间互动和了解的时间和机会也大大减少。住院时间的缩短导致了患者转诊次数的增加、更多的重症患者对护理人员的依赖增加、护士的流失量增加、护士"恢复"和"赶上"患者的时间减少。这影响了我们思考护理和护患关系的方式。

而我们作为护士和普通人，已经对不良护理的报道感到不安，甚至震惊[弗朗西斯，2010；利文谷（Vale of Leven），2014；HIQA，2015]，我们应仔细考虑提供良好护理的潜在障碍并在可能的情况下消除这些障碍。因此，我们必须使支持护理实践的资源⑦、环境、组织和文化得以形成，以使适当的伦理实践不被认为是个别护士的专属责任⑧。正如温迪·奥斯汀（2012）所指出的：

　　社会给予医疗卫生专业人员的信任必须是互惠的。如果要医疗卫生专业人员履行其承诺，那么就必须为其有能力进行合乎伦理要求的实践提供必要的支持和资源[30]。

　　例如，弗朗西斯法官在其报告中强调，人员配备不足、缺乏领导能力和工作人员士气低落最终会导致可接受的规范护理的瓦解（弗朗西斯，2010，2013）。麦克莱恩（MacLean）勋爵是《利文谷医院调查报告》的作者，他对自己在利文谷医院作为一名艰难梭菌感染（clostridium difficite infection，CDI）的患者的体验，进行了全面回顾：

　　许多患者不必要地暴露在 CDI 环境中，不得不忍受与感染相关的羞辱和痛苦……缺乏强有力的管理及个体、系统的问题，导致了一种忽略医院本质（一个充满关怀和同情心的环境，致力于提供尽可能高水平的护理）的文化在利文谷医院的发展（《利文谷医院调查报告》，2014，摘要[6]）。

　　从这份报告中可以明显看出，患者的安全、个体尊严和患者接受的护理质量在该医院的特定时间内受到了损害。这种护理资源不足导致 28 名老年人在极度痛苦和不适的情况下死亡。这种对脆弱老年人痛苦经历的见证，也给这些患者的家属带来了相当大的痛苦。用麦克莱恩勋爵的话说：

　　必须强调的是，良好的护理服务是对 CDI 患者进行适当管理的核心（《利文谷医院调查报告》）[5]。

　　这种观点与《弗朗西斯报告》中关于中部斯塔福德郡国民保健服务基金会信托基金失败的调查结果和建议相呼应（弗朗西斯，2013）[76]。

　　这些报告强调，称职、敬业和富有同情心的护理对护理经验缺乏和非常脆弱的患者的生存来说至关重要，这些患者发现自己因疾病而丧失能力，并且非常依赖实施保健和护理的陌生护士的支持。在这两份报告中，护理的伦理和临床领域不可分割地交织在一起；支持性组织和系统的必要性也是如此，它可以使护士积极、勇敢地参与到对伦理敏感的、优质的患者护理中来。

结　论

　　这一章作为引言，开始了对护理实践的伦理领域的探索，其中的许多方

---

⑦请参阅本书第 12 章的相关内容。
⑧关于组织伦理的介绍，请参阅本书第 15 章的相关内容。

面将由其他作者承担，并在本书的其他章节中得到论述。本章提出的一个关键点是护理伦理和临床领域有明显的重叠，并深深地交织在一起。具有伦理敏感性和临床能力强的照护不仅能使患者体验到更具人性化的护理服务，而且也是确保护理安全、有效的关键因素。然而，提供称职的、人性化的护理的能力，不是被护士工作的医院和文化所激活，就是被增强或被抑制。

事实上，护士及其从事该工作的医院对患者的好坏直接与护理实践的伦理领域有关。本章提出了一些问题，即作为护士、公众的一员或者潜在的患者，良好护理意味着什么。在护理需要我们照顾的婴儿、幼儿、青少年、认知完好的成年人、认知受损但功能正常的成年人、记忆受损的成年人、痴呆症患者、虚弱的老人、身患绝症的人、濒死的人方面，护理的异同是什么？这些问题的答案是合乎伦理的、人道的、称职的护理实践的核心。

本书的其余章节将帮助我们探索以下问题的潜在答案：从伦理的角度来看什么是良好护理？在特定的医院、患者情况和经历中，从伦理的角度来看，良好护理是如何实施的？我们首先考虑了一些理论视角，通过这些理论视角，可以对护理实践的伦理领域进行考察。然后，我们讨论了护理伦理学中的一些关键概念，例如人格、自主权和权益维护。本书第 9 章和第 10 章将探索生命之初及生命结束时的伦理问题；第 11 章将概述心理健康护理背景下引起的一些独特的伦理问题；在随后的第 12 章、第 13 章和第 14 章中，我们将探讨更具体的问题，如资源配置、执业能力和医疗卫生研究中的伦理问题；本书第 15 章简要地介绍了临床伦理、组织伦理的新兴领域。

学习重点

- 人类行为的伦理方面是指我们如何与他人互动及如何对待他人。
- 护理及护理实践具有重要的伦理维度。
- 行为准则是护理行业为阐明护理实践的伦理领域而做出的集体努力。
- 护患关系是提供护理的核心，也是护理实践的伦理领域的核心。
- 护士所工作的医院可以促进、增强或抑制良好护理。
- 护理实践的伦理、临床领域是深深地交织在一起的。

参考文献

AUSSERHOFER D，ZANDER B，BUSSE，R，et al.，2014. Prevalence, patterns and predictors of nursing care left undone in European hospitals：results from the multicountry cross-sectional RN4CAST study[J/OL]. BMJ Qual Saf, 2(23):126 -

135. Available online 11 Nov 2013. http://qualitysafety. bmj. com/cgi/content/full/ bmjqs. 2013-002318. Accessed 30 July 2016.

AUSTIN W, 2012. Moral distress and the contemporary plight of health professionals[J]. HEC Forum, 24(1):27 – 38.

Department of Health(DoH), 2016. Position paper one: values for nurses and midwives in Ireland[EB/OL]. http://health. gov. ie/wp-content/uploads/2016/02/Final-position-paper-PDF. pdf. Accessed 30 July 2016.

DERAEVE L, 2002. Trust and trustworthiness in the nurse-patient relationship[J]. Nurs Philos, 3(2):152 – 162.

EDWARDS S D, 2001. Philosophy of nursing: an introduction[M]. Palgrave, Basingstoke, Hampshire.

FRANCIS R, 2010. Independent inquiry into care provided by Mid Staffordshire NHS Foundation Trust January 2005-March 2009[M]. Vol 1. Chaired by Robert Francis QC. Stationary Office, London.

FRANCIS R, 2013. Report of the Mid Staffordshire NHS Foundation Trust Public Inquiry [J]. Chaired by Robert Francis QC. Stationary Office, London.

Health Education England(HEE), 2015. Raising the bar-shape of caring: a review of the future education and training of registered nurses and care assistants, Health Education England[EB/OL]. https://www. hee. nhs. uk/sites/default/files/documents/2348-Shape-of-caring-review--FINAL_0. pdf. Accessed 1 Oct 2016.

Hiqa Regulation Directorate, 2015. Compliance monitoring inspection report designated centres under the Health Act 2007 as amended[EB/OL]. https://static. rasset. ie/ documents/news/4910-14-january-2015. pdf. Accessed 30 July 2016.

HOLM S, 1997. Ethical problems in clinical practice: the ethical reasoning of health care profes- sionals[M]. Manchester University Press, Manchester.

Institute of Medicine(IOM), 2011. The future of nursing: leading change, advancing health. Committee on the Robert Wood Johnson Foundation Initiative on the future of nursing at the Institute of Medicine[M]. The National Academies Press, Washington, DC.

LEVINE M, 1977. Nursing ethics and the ethical nurse[J]. Am J Nurs 77(5):845 – 849.

MORSE J, 1991. Negotiating commitment and involvement in the nurse-patient relationship [J]. JAdv Nurs, 16:455 – 468.

NIVEN C A, SCOTT P A, 2003. The need for accurate perception and informed judgement in determining the appropriate use of the nursing resource: hearing the patient's voice [J]. Nurs Philos, 4(3):201 – 210.

NORTVEDT P, 2001. Clinical sensitivity: the inseparability of ethical perceptiveness and clinical knowledge[J]. Sch Inq Nurs Pract, 15(1):25 – 43.

Nursing and Midwifery Board of Ireland, 2014. Code of professional practice and ethics for reg- istered nurses and midwives[M/OL]. Nursing and Midwifery Board of Ireland, Blackrock, Dublin. http://www. nmbi. ie/Standards-Guidance/Code. Accessed 7 July 2016.

Nursing and Midwifery Council, 2015. The Code: professional standards of practice and behaviour for nurses and midwives[M/OL]. Nursing and Midwifery Council, Portland Place, London. https://www. nmc. org. uk/standards/code/. Accessed 7 July 2016.

SCOTT P A, 2006. Perceiving the moral dimension of practice: insights from Murdoch, Vetlesen, and Aristotle[J]. Nurs Philos, 7:137 - 145.

SCOTT P A, 2014. Character and nursing. Guest editorial[J]. Int J Nurs Stud, 51(2):177 - 180.

SCOTTP A, TREACY M P, MACNEELA P, et al. , 2006. Report of a Delphi Study of Irish Nurses to articulate the core elements of nursing care in Ireland[M]. Dublin City University, Dublin.

SCOTT P A, MATTHEWS A, KIRWAN M P, 2014. What is nursing in the 21st century and what does the 21st century health service require from nurses? [J]. Nurs Philos, 15:23 - 34.

SELLMAN D, 2011. What makes a good nurse: why the virtues are important for nurses [M]. Jessica Kingsley Publishers, London.

Vale of Leven Hospital Inquiry Report, 2014. Chaired by Rt Hon Lord MacLean[M]. Published on behalf of the Vale of Leven Hospital Inquiry by APS Group www. valeoflevenhospitalinquiry. org. Accessed 3 Aug 2016.

第 2 章

一种基于责任的护理伦理与实践方法

艾伦·J.卡恩斯①◎著

边维娜◎译

摘　要　本章将介绍一种基于责任的伦理决策方法（又称义务论），重点介绍传统义务论中伊曼努尔·康德的道德规范，包括康德道德哲学的一些主要特征及自主权、尊严和对人的尊重之类的关键术语，这些术语已经成为护理伦理与实践的专业用语。

关键词　自主权；绝对命令；义务论；尊严；责任；善意；实际命令

引　言

假设你正开车行驶在高速公路上，这时你看到一辆汽车停在路边的临时停车区，车边一个男人正看着已经没气的轮胎，车后方站着两个小孩子，在耐心地等待。你会停下来看看他是否还好或者需要什么帮助吗？

---

①艾伦·J.卡恩斯，爱尔兰，都柏林，都柏林 9 号，都柏林城市大学神学、哲学与音乐学院伦理学研究所.

电子邮箱：alan. kearns@ dcu. ie.
© Springer International Publishing AG 2017.

P. 安妮·斯科特，护理伦理中的主要概念与议题.

DOI 10. 1007/978-3-319-49250-6_2.

如果你的回答是"否",那么你不停车的原因是什么？你坚持在这种情况下永远不停车的原则（或规则）是什么？你的原则会不会是"我只帮助那些我认识的人"。如果是这样,问问你自己,这些原则是我们应该遵循且希望所有人都遵循的吗？

如果你的回答是"是"（你会停车）,那么你停车的原因是什么？你坚持在这种情况下总是停车的原则（或规则）是什么？你的原则会不会是"我应该尽可能地帮助别人,因为某天我也会需要他们的帮助"。如果是这样,问问你自己,这些原则是我们应该遵循且希望所有人都遵循的吗？

道德工作的核心是为我们的行为（甚至不作为）提供合理的理由。此外,我们在类似情况下所表现出的行为的一致性非常重要。例如,你可能有一天会停下来去帮助别人,这取决于你当时的感受,那么下一次呢？也就是说,基于情感的道德反应可以随着人的感觉的变化而变化。如果你决定停车（但这违背你的情感）,那么是因为你相信自己有道德、有义务这样做吗？

上述反思引出了伦理学领域重要的理论之一,即伊曼努尔·康德（1724—1804）基于责任的伦理决策方法（又称义务论）,它是从希腊语"deon"一词中衍生出来的,意思是责任[吉布森（Gibson）,2014][75]。义务论是伦理学理论的伞式术语,它强调责任是伦理的核心。它是非结果主义[②]的道德行为方式,换言之,在义务论中,一个行为被认为是对的还是错的,并不是因为它对外界的结果或影响,而是因为它符合道德法则或原则。你之所以采取正确的行动,并不是因为你可以通过它实现什么,而是因为它是正确的事——这是你的责任所要求的。

在描述护士的职业道德时,我们通常用到"责任"这个词。例如,我们可以说护士有责任照顾患者,无论其阶级、种族或宗教信仰如何,有责任尊重患者的隐私和为患者保密,有责任尊重患者的自主权和尊严,有责任为患者辩护和维护患者的权利。护士还有其他的责任,如对同事、所属医院以及其所工作的社区的责任。我们一般不认为这种道德责任是可选的,而是期望它们有可靠的来源或基础,不能因个别护士、医院或政策的改变而改变。因此,义务论的观点与护理的伦理维度非常契合。

基于责任的伦理学理论有多种不同形式[③],而康德的义务论是其中最突出

---

②结果主义是一个术语,描述了以结果为导向,以道德行为为基础的伦理学理论。详见本书第 3 章之结果主义最突出的形式之一,即功利主义。

③其他形式的基于责任的伦理理论包括神命论和罗西（Rossian）伦理学等。神命论的观点强调行动的对与错是因为上帝命令它们是对的还是错的,所以我们有责任去执行（或不执行）。

的。事实上,康德被认为是义务论的典型代表[麦克唐纳(McDonald),1978][7]。

善意、责任和自主权

康德伦理学的出发点是善意的概念。根据他的观点,世界上除了人的善意之外,没有什么是无条件的善(康德,2002)[9]。他解释道:"善意不是因为它的效果或成就,也不是因为它实现任何预期目的的有效性,而仅仅是因为它的意愿是好的。"(康德,2002)[10]。善意是一个人的能力,即有能力认识到基于道德法则的义务,并按照义务要求去行动。

与善意至上并行的是责任体验,即义务论道德生活的中心体验。对康德来说,重要的是不仅行动应遵循道德法则(即行动应该是正确的),而且从责任到法律都应该遵从道德法则(即行动应该是出于善意),这样才具有道德价值。对此,康德(2002)[13]给出了一个商人没有向他的顾客过度收费的案例。在这个案例中,商人的行为可能是正确的,遵循他作为商人的职责,就像他做他所期望的那样。但他的行为并不一定是出于对道德法则的责任,即出于诚实行事的意图。只有在后一种情况下,他的行为才可以说具有道德价值。

康德(2002)[14]也给出了一个人不愿意帮助处于困境中的人的案例。然而,出于对道德法则的责任,他采取了一些行动,去帮助那些处于困境中的人。在这种情况下,对比那些很容易为有需要的人提供帮助的人,他的行为具有道德价值。这乍一看可能很奇怪,但是试想一下,如果我们关心我们爱的人,为什么这种行为应该有道德价值呢?如果我们对一个我们不爱的人表现出关怀,那么这种行为就有道德价值吗?同样地,对于护士来说,他们出于对道德法则的责任,去关心他们不认识的人,特别是那些不知感恩、很难相处甚至咄咄逼人的人。在这种情况下,护士的行为被认为具有道德价值。

对康德来讲,从责任到道德法则的行为表现了人的自主权。自主权是康德伦理学体系中的一个关键概念。自主行动是一种道德行动,即这是由于对道德法则的责任而采取的行动。在护理伦理和护理实践中,承认和尊重一个人的自主权被认为是非常重要的[萨索(Sasso)等,2008;NMBI,2014]。然而,文献中对自主权在护理实践的应用中作为一种概念和一种伦理原则的意义进行了大量讨论④。康德认为自主权不是基于一个人的欲望,而是基于一个人的理性。它是由理性和道德构成的独立自主。自主行动是一种自由行动,因为它是由理

---

④本书第 7 章,对自主权进行了更详细的分析。

性,而不是由欲望引导的。对康德来说,真正的自由是我们根据我们的理性而不是根据我们的欲望行事,并进而遵循道德法则的责任。当我们根据我们对道德法则的责任行事时,自由就会显示出来。

但我们如何确定我们遵循的是道德法则的责任呢？我们是通过道德的最高原则来做到这一点的。接下来我们来介绍这一原则。

绝对命令

康德提出绝对命令是道德的最高原则(康德,2002)[8]。即无论我们对它的感觉如何,或者我们是否倾向于遵循它,或者无论对我们个人是否有直接或间接的好处,绝对命令都不会改变。换句话说,它没有附加条件,也没有例外,"没有如果或但是"[鲍伊(Bowie),2002][4]。它是一个明确的命令,但会根据不同的重点表现出不同的形式,其中最受推崇的是以下三种。

1．"你要这样行动,就像你行动的准则应当通过你的意志成为一条普遍的自然法则一样"(康德,2002)[37]。

2．"你要这样行动,永远都把你的人格中的人性及每个人的人格中的人性同时用作目的,而绝不只是用作手段"(康德,2002)[46,47]。

3．"……每个有理性的存在者的意志都是普遍立法的意志……"⑤(康德,2002)[56]。

绝对命令的第一律令——"你要这样行动,就像你行动的准则应当通过你的意志成为一条普遍的自然法则一样"(康德,2002)[37]——既是对我们提出的有意行为的基本原则(或康德所描述的"准则")的一致性检验,也是普遍性检验。准则是有意行为的原则(康德,2002)[16]。对于康德来说,所有有意的行为都是按照"准则"进行的[比隆多(Birondo),2007][265]。正如赫伯特(Herbert,1999)[248]所解释的那样,"准则是一种行为规则,可以通过一个人的行为为别人树立榜样来体现"。绝对命令要求我们考虑我们的行为所依据的准则是否适用于每一个人,以及它是否可以成为一种普遍的道德法则。

准则也存在一些悖论：首先,有一些准则,当它们被普遍应用时,就会出现

---

⑤"目的领域"——通常被描述为"目的王国"——绝对命令的表述是指尊重人作为"目的"的社会背景。戴伊(Deigh,2010)[169]解释说,这是"……一个由所有理性代理人组成的社区,由他们集体赋予自己的法律所支配"。

矛盾;其次,有一些准则不可能成为适用于每个人的普遍律法⑥(康德,2002)[41]。康德以信守诺言为例(康德,2002)[39],假设我承诺偿还贷款,但我不打算这样做。这条准则(原则)——我承诺偿还贷款而不打算偿还——如果得到普遍适用,是否可以被毫无疑问地加以考虑? 我们能想象每个人都遵循这样一条准则(原则)的世界是什么样的吗? 如果其他每个人都这样做,那么承诺的制度就不再有意义了。我们可以想象一个没有人相信承诺的世界,那么起初做出承诺是毫无意义的。只有当我们相信做出承诺的人打算兑现他/她的承诺时,做出承诺才有意义。当然,人们做出不打算兑现的承诺并非完全不可信。但是,康德要求我们想象一个世界,在这个世界中,许下诺言是基于违背诺言的准则,这是一种自欺欺人的行径。考验的重点不是说人总是失信,对准则的检验是概念性的,而不是结果性的。换句话说,我们不是在问不遵守承诺的行为会产生什么后果,而是在问我们是否能够正视一个以违背承诺的准则(原则)为基础的遵守承诺的世界。从概念上讲,这不仅毫无意义,而且存在思维上的矛盾。

康德给出的另一个案例存在于人们不愿意帮助其他需要帮助的人的世界中(康德,2002)[40]。当这句格言被普遍应用时,在思想上并不矛盾。换句话说,想象或者呈现一个没有人帮助那些需要帮助的人的世界是可能的,因此这条准则并不是自欺欺人(与违背诺言不同)。然而,这跟我们的意愿是矛盾的。如果我们建立一个没有人会帮助其他需要帮助的人的世界,但是实际上我们可能在某一阶段需要帮助,而我们的本来意愿是在需要帮助的时候不获得帮助,那么这条准则将与我们的意愿相违背。

实际命令

第一个版本的绝对命令为我们的行为准则提供了一个测试。正如蒂蒙斯(Timmons,2013)[220] 所解释的那样,这是我们基于道德思考的一个决策过程。但是,究竟是什么使一种行为在道德上正确或错误呢(蒂蒙斯,2013)[219]? 为了回答这个问题,我们需要转向继蒂蒙斯(2013)[219] 之后的第二个版本的绝对命令——实际命令:"你要这样行动,永远都把你的人格中的人性及其他每个人的人格中的人性同时用作目的,而绝不只是用作手段"(康德,2002)[46,47]。

康德(2002)[46,47]最有名的可能就是他的绝对命令。即使是那些不熟悉康德作品的人,也可能听说过这一原则的一些版本。它甚至会让人们想起黄金法

---

⑥准则中的矛盾往往被称为概念上的矛盾和意愿上的矛盾。奥尼尔(O'Neill,1989)[89] 使用"概念不一致"和"意志不一致"这两个术语。

则:"你希望别人如何对待你,你就如何对待别人……"(《马太福音》,7:12,《圣经》,1974)。然而,根据康德(2002)[48]的说法,绝对命令并不是黄金法则的另一个版本。正如容克·肯尼(Junker-Kenny,2013)[17]所强调的那样,无论是否会得到回报,将人视为"目的"的责任是有约束力的。

人是理性的行为人,他们可以为自己设定"目的",并且可以自主地遵循这些"目的"〔参见柯斯嘉德(Korsgaard),1986,引用于纳尔逊(Nelson),2008〕[87,88]。正是因为人们可以设定"目的",他们才有价值,才应该得到尊重(参见柯斯嘉德,1986,引用于纳尔逊,2008)[88]。正如纳尔逊(2008)[104]所说:"我们是自主的代理人,这是使我们值得尊重的一部分。尊重理性的本质,在一定程度上就是尊重我们自己和他人的理性选择、计划和想法。"

人们可以通过他们的理性使用绝对命令来创造道德法则。人有能力不受感情支配,而是遵守道德法则自主行动。正如奥特曼(Altman,2014)[250]所说,人们有能力出于对道德法则的尊重而采取行动。换言之,人可以按道德法则行事。人之所以具有特殊的价值,是因为人可以根据道德法则行事,因而具有自主性,即尊严(鲍伊,2002)[7]。正如康德(2002)[52]所说:"有价格的东西是这样的,其他的东西也可以作为它的等价物;相反,高于一切价格的东西,不承认同等的东西,就有尊严。"与其他可以(由人)估价的东西(例如房屋、汽车等)相比,人拥有绝对价值。人是不可替代的,而物质商品是可替代的。再考虑一下上面的案例。汽车停在高速公路的紧急停车区上,假设这辆车卷入了一场车祸,而且即将着火,我们会尽我们所能把车里的人救出来。为什么? 这是因为我们会承认他是一个人,所以有独特的价值。假如他的孩子在车祸中没有活下来,他就会伤心欲绝。虽然他可能会因为车丢了而生气,但他会认识到,一辆烧坏了的车是可以被替换的,而他的孩子却不能。

我们被要求把人当作"目的",而不仅仅是作为我们达到"目的"的手段,或者让我们自己被用作别人达到"目的"的手段。这一命令并不意味着我们永远不能将他人作为达到某一"目的"的手段,或允许自己被用作达到某一"目的"的手段。例如,护士(和大多数工人一样)被用作实现某一特定"目的"的手段,即为患者提供护理。尽管如此,护士并不只是一种手段,即在既定和规范的做法中,护士同意在特定报酬的合同协议范围内承担某些职责。通过商定的雇用条款和条件,护士不会失去个人自主权。然而,如果护士受到医院或患者的剥削,或确实被迫违背她/他的意愿执行任务,那么她/他是被用作一种手段,而不是被作为一个人对待。

康德"以人为目的,而不仅仅是手段"的理念为护理伦理和护理实践提供了丰富的内涵。这项原则可以作为一种责任与实践结合:①尊重患者的尊严,以患者的需要为中心,为患者提供服务;②保护患者的隐私;③提供准确的信息,并与患者诚实沟通其状况和潜在的治疗方案;④维护患者的自主权并寻求患者的知情同意;⑤承认患者可以就他们的卫生保健确立"目的"——这可能意味着护士必须接受患者自主做出的选择,即使护士不建议采取这种行动,他们自己也不会采取这种行动。从康德的角度来看,尊重人意味着允许他们推进他们的"目的",只要这些"目的"不违背道德法则。

将康德的伦理学应用于护理实践(包括案例研究)

现在让我们从康德的义务论角度来考虑下面的两个案例。

丽莎的案例

丽莎是一名大四的实习护士,她被分配到一家综合医院的一个繁忙的病区,这个病区有30张床位。她和另一名注册护士负责3个6人间。上班后不久,丽莎被护士长告知,由于工作人员短缺,她将负责护理患者。随后,她被叫到另一个房间去处理紧急情况。这占用了丽莎太多的时间,她努力照顾着自己的患者。一个男人抱怨说,在他妻子做了手术后的几个小时里,没有人检查她的情况。丽莎很抱歉,她知道这不利于术后恢复。第2天,同样的情况又发生了,而且很快就变成了一种常态。丽莎将她的不满告诉了护士长,但被告知无能为力,并让丽莎接受医疗服务的冷酷现实。几天后,丽莎在与她的带教老师开会时被问及工作进展如何。丽莎说一切都很好,未提及糟糕的实践情况。

丽莎案例分析

首先让我们从绝对命令的角度来审视丽莎的情况,丽莎是否应该对不良的做法撒谎——只按照你同时认为也能成为普遍规律的准则去行动。如果我们设想在丽莎的行动背后有这样一条准则——我不应该把不良做法的真相告诉我的带教老师,尤其是如果我认为这对我不利的话——这条准则可能会成为一条普遍的准则吗?

首先,如果普遍适用,丽莎的行为准则能否被认为是没有矛盾的?如果丽莎的行动准则要普遍适用于所有的实习护士,那么在思考中是否有任何不一致之处?这是否会导致一种世界观,即实习护士会向他们的带教老师谎报实习不佳的问题,特别是当这种经历对他们不利时。不据实上报会弄巧成拙,因为主管会假定实习护士永远不会说出任何不良做法的真相。如果每个人都这样做,那么讲真话的制度就不再有意义了。只有当我们假设人们通常会说出真相时,说谎才有意义。如果带教老师知道实习护士在撒谎,那么实习护士说谎就毫无意义了。我们可以想象一个没有带教老师相信实习护士的世界,那么一开始说谎就是毫无意义的。

其次,丽莎的准则是可以让包括她在内的每个人都遵循的吗? 这是每个理性的人,包括丽莎,真的想长期遵循的准则吗? 丽莎想不想让其他护士在类似的情况下也不说出真相? 如果丽莎愿意做一些对她追求自己的目标没有帮助的事情,那么她就会前后矛盾——比如良好的医疗卫生——无论是作为护士,还是作为患者。从实际命令的角度看——不论是谁,在任何时候都不应把自己和他人仅仅视为工具,而应该永远将自己看作"目的"。这存在很多问题。例如,丽莎是否被视为"目的"或"纯粹的手段"? 奥尼尔(2014)指出,"将某人作为一种纯粹的手段,就是让他们参与与他们的原则相悖的行动计划"[111]。可以说丽莎在某种程度上被迫承担了她尚未完全胜任的责任。虽然她不情愿地接管了 3 个 6 人间,她不同意接管患者,但是她觉得自己别无选择。因此,可以说她只是被当作一种手段。丽莎也可能觉得她不能说出来,因为她还是个实习护士。当然,人们可能会争辩说,她允许她的谎言是基于可能的后果,而不是作为一项义务而采取正确的行动(她的行动可以说不是自主的)。如果我们把注意力转向带教老师,可以说,通过不对她说实话,丽莎也把她当作"纯粹的手段",而不是"目的"。按照奥尼尔的想法,带教老师不能真正同意丽莎的行为,因为她不知道丽莎行为背后的真正准则(奥尼尔,2014)[111,112]。所以主管不知道所有的事实,很高兴丽莎继续正常工作。她对丽莎的认可不是一种适当的同意,因为她不知道整个情况。

梅根的案例

梅根,62 岁,是一名因腹痛入院的妇女。尽管入院后进行了各种检查,但医生至今仍无法确定病因,她因此感到沮丧。一天晚上,她决定在护士或医生不知情的情况下服用一些自己的药物。她相信这些药物会使她变得更好。在夜间,她开始呕吐,于是她服用了一种抗恶心的药物,但似乎不起作用。在没有告诉任何人的情况下,她又吃了两片,结果她的恶心更厉害了。在凌晨,因为无法解释梅根一直恶心的原因,护士们非常担心。在此期间,梅根没有等医生,而是又吃了两片药片。当护士检查时,她终于透露了服用药片的情况。医生对她进行评估,并告知她不能再擅自服药。她说她不想透露擅自服药的原因是她想让自己变得更好。

梅根案例分析

让我们首先从绝对命令的角度审视梅根的行为——要只按照你同时认为

也能成为普遍规律的准则去行动。梅根的行为背后可能的准则是——我不透露我是在擅自服药的目的是为了使自己变得更好——这条准则能成为一条普遍的准则吗?

首先,当这条准则被普遍应用时,它能被认为是没有矛盾的吗? 我们能想象一个每个人都遵循这种准则的世界吗? 要求患者公开他们是否擅自服药是没有意义的,因为据推测他们实际上不会公开这些信息。梅根的不公开准则只有当我们相信患者会公开时才有意义。

其次,梅根的准则是可以让包括她在内的每个人都遵循的吗? 对患者健康的管理要求患者公开关于他们健康(也许是生活方式)的任何相关信息,包括他们是否正在服用任何药物。为了使健康计划有效,患者诚实地告知相关情况,特别是关于服用药物的情况,是很重要的。梅根想变得更好,但不想告知她正在服用药物。然而,她的健康状况改善的可能性只有在她公开之后才能真正开始。如果不公开的准则对我们不利,梅根怎么让其他理性的人遵循它呢?

从康德义务论的角度可以提出梅根是否具有自主权的问题。在某种程度上,梅根的行为是表明人具有自主权的标志。在某种意义上,她正在行使自己关于她决定不公开和她想要服用药物的自主权。虽然她的选择使她的健康面临风险,损害了她的诊疗计划,但她仍然是掌管自己命运的人。

然而,如果我们从康德的观点来分析这种情况,我们就不难发现以下几点。首先,自主权就是忠实地遵循通过绝对命令辨别出来的道德法则,而不受欲望的约束。如果梅根选择只遵循她不公开的意愿,实际上她并不是自主行事,换言之,她的行为并不自由,也不是出于对道德法则的责任。其次,从康德的观点来看,当人以自主的方式行事时,他们就有尊严。正是有能力根据明确的命令和实际的命令行事,才能赋予人们自主权和尊严。正如奥特曼(2014)[30] 所说:"因为我们的自主权,所以我们有尊严。"我们通过自主行动显示我们作为人的尊严,但这些行动是基于理性的道德行动。这可能是看待自主权和尊严在当今世界意味着什么的相当不同的一种方式。但是,如果不符合普遍的道德规律,那么可能我们认为是自主的行动实际上并不是自主的。

优势和局限性

康德的著作有着深远的影响。迄今为止,他的思想仍与护理实践中的伦理决策有关,这也是康德思想经久不衰和重要的证明。其突出的核心见解是遵循道德责任采取正确行动,从普遍角度考虑我们的行动的基本原则(准则),而非单纯地以工具(作为达到"目的"的手段)来对人。它作为一种可信的伦理学理论,提出了系统的伦理决策方法。

然而,康德关于说谎的观点一直是一个备受争议的话题,因为它引出了一些令人不安的问题。从本质上讲,既使说真话会造成伤害,我们也有责任说真话。护士和其他医疗从业者经常面临的问题是,他们应该告诉患者多少关于他们的诊断和预后的信息?他们应该给予一个直接答案吗?他们如何在给予某人希望和诚实之间取得平衡?那些不同意康德观点的人可能会争辩说,他关于说谎的观点是不可信的,因为我们经常不得不为了保护人们而说谎。举个极端的例子,你会告诉一个恐怖分子他想知道的著名政治家的地点吗?一个人会说谎,很可能是因为他想保护别人的生命。

康德的观点也被指责提出了一个相当冷酷的道德生活写照[奥康纳(O'Connor),2006]²³⁸。依靠理性(而不是情感)是否永远是伦理决策的最佳途径,这是值得商榷的。尽管情绪波动不定且难以预测,但为什么不能为正确的行动方针提供一些指导呢?近年来,人们对情感在伦理决策中的作用有了新的认识和理解,特别是随着传统伦理美德的重新出现⑦。

对于以责任为基础的道德体系,当我们的责任与之冲突时,问题就出现了。比如,如果你有责任照顾你的患者,也有责任诚实,如果诚实的责任有造成患者自我伤害的风险,你会怎么做?当我们面对责任冲突时,康德的伦理学似乎并没有真正帮助我们。W. D. 罗斯(W. D. Ross,2002)在《正义与善良》中试图解决责任与表面责任概念的冲突问题。他将表面责任(乍看之下的责任)与实际责任区分开来,并考虑到了实际情况。表面责任包括忠诚、赔偿、感激、非诽谤、正义、仁慈和自我完善(W. D. 罗斯,2002)。虽然我们必须承担表面责任,但在某些情况下,这是不现实的。当我们面临许多苛刻的、竞争的、表面上的责任时,优先考虑的应是那些更有分量的责任⑧。

但是,康德也允许一些责任的灵活性。在康德看来,有狭窄的、无功绩的、完美的责任,也有广泛的、有功绩的、不完美的责任(康德,2002)⁴²。完美责任必须始终毫无例外地被遵从(康德,2002)³⁸。不完美责任仍然被认为是责任,但它们"在我们如何履行它们的方面有一定的自由度"(奥特曼,2014)¹⁰¹。我们如何区别完美责任与不完美责任呢?正如我们在上文中所看到的那样,绝对命令要求我们考虑,我们在行动中所依据的准则是否可以被认为与普遍适用没有矛

---

⑦关于德性与伦理的解释,详见本书第 4 章的相关内容。
⑧这是义务论的另一种形式,它处理的是责任冲突的问题。

盾,以及是否可以使它成为一种普遍的道德法则?错误承诺背后的准则在普遍应用时会引发思维上的矛盾。我们有一个完美责任来避免这种在思维上出现矛盾的准则。因此,完美责任是不做虚假的承诺。当谈到不培养我们的才能的准则时(康德,2002)[39],思维是没有矛盾的。换句话说,不培养我的才能的准则适用于每一个人,并不会弄巧成拙。然而,不培养人的才能的原则不可能成为普遍规律。我们希望有一个没有人培养自己才能的世界,这似乎违背了理性和人的利益。我们有不完美的责任来避免这些不可能被每个人都遵守的准则。因此,培养才能并不是一项尽善尽美的责任。也就是说,我们不需要培养我们拥有的每一个天赋(奥特曼,2014)[101]。

结　论

伦理学理论是任何正式的护理伦理研究中不可回避的一部分。当我们从伦理维度评估护理实践中的行动或做出决定时,绝对命令和实际命令是非常重要的。我们被要求思考我们的行为背后的准则(原则):这条准则(原则)可以适用于其他所有人,而不会出现任何矛盾的思考,这是否是我们希望别人和我们自己遵循的准则?我们被要求尊重他人,把人当作"目的",而不只是作为一种"手段",因为人有能力辨别道德法则,可以遵循道德且以自主的方式行事。在最后的分析中,康德的义务论将继续与护理伦理和护理实践相关。

学习重点

- 义务论是基于责任的伦理决策方法。
- 义务论是一种非结果主义的伦理学理论:你做正确的事,不是因为你能得到什么,而是因为做正确的事是你的责任所要求的。
- 康德的义务论是基于责任的道德规范中最突出和最具影响力的形式。
- 康德的义务论的核心概念包括善意、责任、自主权。

(1)善意:人遵循道德法则的责任行事的意志。

(2)责任:应遵循责任和道德法则采取行动。

(3)自主权:由理性和道德支配的自我决策。

- 绝对命令:道德的最高原则。其形式不同,包括以下几点。

(1)"你要这样行动,就像你行动的准则应当通过你的意志成为一条普遍的自然法则一样"(康德,2002)[37]。

(2)"你要这样行动,永远都把你的人格中的人性及每个他人的人格中的人性同时用作'目的',而绝不只是用作'手段'"(康德,2002)[16,17]。

参考文献

ALTMAN M C,2014. Kant and applied ethics: the uses and limits of Kant's practical philosophy[M]. Wiley Blackwell, Malden.

WILEY B, MALDEN B N,2007. Kantian reasons for reasons[J]. Ratio,20(3):264 - 277.

BOWIE N E,2002. A Kantian approach to business ethics. In: Frederick RE (ed) A companion to business ethics[M]. Blackwell, Oxford:3 - 16.

DEIGH J,2010. An introduction to ethics [M]. Cambridge University Press, Cambridge Gibson K 2014. An introduction to ethics. Pearson, Boston.

HERBERT G,1999. Immanuel Kant: On treating persons as persons[J]. Personalist Forum, 15(2): 247 - 256.

JUNKER-KENNY M,2013. Recognising traditions of argumentation in philosophical ethics [M]//In: Russell C, Hogan L, Junker-Kenny M(eds) Ethics for graduate researchers: a cross-disciplinary approach. Elsevier, London: 7 - 26.

KANT I,2002. Groundwork for the metaphysics of morals[M]. Wood AW (ed and trans). Yale University, New Haven.

KORSGAARD C,1986. Kant's formula of humanity[J]. Kant Studien, 77 (1 - 4): 183 - 202

MCDONALD LC,1978. Three forms of political ethics[J]. West Polit Q, 31(1):7 - 18.

NELSON W,2008. Kant's formula of humanity[J]. Mind, 117(465):85 - 106.

Nursing and Midwifery Board of Ireland (NMBI),2014. Code of professional conduct and ethics for registered nurses and registered midwives[EB/OL]. http://www. nmbi. ie/ Standards-Guidance /Code. Accessed 20 May 2016.

O'CONNOR J D,2006. Are virtue ethics and kantian ethics really so very different? [J]. New Blackfriars, 87(1009):238 - 252.

O'NEILL O,1989. Constructions of reason: explorations of Kant's practical philosophy[M]. Cambridge University Press, Cambridge.

O'NEILL O,2014. A simplified account of Kant's ethics. In: Cahn SM(ed) Exploring ethics: an introductory anthology, 3rd edn[M]. Oxford University Press, New York: 110 - 113.

ROSS W D,2002. The right and the good[M]. Stratton-Lake P (ed) Oxford University Press, Oxford.

SASSO L, STIEVANO A, GONZÁLEZ J M, et al,2008. Code of ethics and conduct for European nursing[J]. Nurs Ethics, 15(6):821 - 836.

The Jerusalem Bible,1974. Jones A (ed) Darton[M]. Longman&Todd, London.

TIMMONS M,2013. Moral theory: an Introduction, 2nd edn[M]. Rowman & Littlefield, Lanham.

第3章

功利主义在医疗卫生伦理决策中的应用

海克·费尔兹曼[①]◎著

边维娜◎译

摘　要　本章概述了功利主义的核心特征，探讨了其在医疗环境中的重要性。功利主义具有以下5个特征：①结果主义；②福利主义；③道德地位的平等和公正；④最大化；⑤聚合。本章解释了这些特征的理论基础，阐明了其在护理和医疗卫生背景下所产生的问题，最后概述了功利主义在护理和医疗卫生实践方面常见的问题和伦理考量。

关键词　功利主义；约翰·斯图亚特·密尔；护理伦理学

引言及个案研究

罕见病资源配置

囊性纤维化(cystic fibrosis，CF)是一种影响肺功能和消化系统的慢性进

---

① 海克·费尔兹曼，爱尔兰，高威，爱尔兰国立高威大学人文与COBBA学院哲学系.
　电子邮箱：heike. felzmann@nuigalway. ie.
　© Springer International Publishing AG 2017.
　P. 安妮·斯科特，哲理伦理中的主要概念与议题.
　DOI 10. 1007/978-3-319-49250-6 _ 3.

行性遗传性疾病。这是一种罕见病，全球约有70000名患者。由于遗传原因，CF在某些地区（如爱尔兰）的发病率特别高。一系列特定的遗传缺陷使CF患者的肺部被黏液阻塞，导致呼吸急促，极易发生肺部感染和消化问题。随着时间的推移，患者肺功能恶化，最终导致患者年纪轻轻就死亡，西方国家CF患者的平均死亡年龄不到40岁。最近几十年，CF的治疗方案明显改善，CF患者的生活质量持续改善、生存时间持续延长，然而尚未发现可以根治CF的方法。鉴于CF患者的健康受损水平高和过早死亡的情况，一种针对该病症状和潜在缺陷而研发的药物在一小部分CF患者中受到了热烈欢迎。2012年，威泰克斯（Vertex）公司将一种有望提供可持续治疗的药物——依伐卡托（Kalydeco）推向了市场。该药物适合那些在CF跨膜传导调节蛋白中具有特定基因突变的CF患者，这类患者约占所有CF患者的5%。该药在美国最初的成本为每位患者每年30万美元。这意味着尽管只有极少数的患者，但是要治疗该病，就应有大量的资金被投入医疗医疗体系。这种药物应该被纳入公共医疗体系吗？

针对这个问题可能有不同的答案。许多医疗卫生专业人员指出，无论价格如何，均应该向患者提供这种药物，这是一种可显著改善那些被危及生命患者的健康状况的机会。相比之下，基于功利主义的提议主要通过以下观点来处理这个问题：评估和比较不同替代方案的结果。功利主义者考虑了使用该药物的总成本和总收益，并与其他可供选择的总成本和总收益进行比较。从功利主义者的角度需要考虑这种药物对CF患者的好处是否足够大，是否足以证明花费的合理性，以及把钱花在其他患者身上或其他护理方面是否可能带来总体上更好的结果。

下面，我们将更详细地介绍功利主义方法，并探讨该方法的重要特点，为其在医疗卫生领域的应用提供一些可借鉴的案例。

功利主义的历史和核心特征

功利主义是三大传统伦理学理论之一，与义务论和德性伦理学并行不悖。像任何一个理论一样，功利主义既得到了热烈的支持，也受到了尖锐的批评。在评估功利主义作为医疗卫生伦理理论的价值时，充分考虑它所包含的内容是非常重要的。

功利主义是一种理论，它最初是在启蒙运动时期发展起来的，当时许多理论家都期望通过科学的洞察力更好地改变人类的生活，而功利主义正是这种乐观态度的体现。杰瑞米·边沁（Jeremy Bentham，1748—1832）是功利主义的创始人之一,他认为功利主义是一种用来改善人类生活的道德科学。从立法到监狱改革,他利用功利主义的观点解决了大量的社会问题。他的著作特点是对准确性和差异性表达出清晰的观点;例如,他在《道德与立法原则导论》(1789)中讨论了快乐与痛苦,区分了 14 种类型的快乐、12 种类型的痛苦和 30 种关于快乐体验的影响。另外,他对科学重要性的信念延伸到他死后对遗体的处理:他把遗体捐赠给伦敦大学学院,目前该遗体被保存在一个展览柜里。

杰瑞米·边沁的学生约翰·斯图亚特·密尔(John Stuart Mill,1806—1873)写了最著名的《功利主义导论》(1861),这是一本主题为功利主义的小册子,他在书中解释了功利主义的核心假设。当功利主义第一次被提出时,它遇到了与今天同样的批判,被认为是一种曲解道德义务的本质和深度的理论。在医疗卫生领域中,功利主义的批判者有时以类似的方式争辩,他们认为医疗卫生专业人员帮助患者的责任和义务是绝对的,权衡不同选择的成本和收益的理论违反了绝对命令,没有公正地履行医疗卫生专业人员的道德责任。为了回应当时类似的批判,他写了这本为功利主义辩护的书,认为功利主义理论确实能够公正地解释我们关于道德的最深层直觉。

功利主义将道德上的"善"定义为:让最大多数人获得最大幸福的成就。其核心伦理原则是"效用原则":

效用原则是指不得不增加或减少利益受到质疑一方的幸福为目的,从而认可或反对其行为的原则,或者换句话说,是指促进或反对某一方幸福的原则(杰瑞米·边沁,1789/2010)[6,7]。

约翰·斯图亚特·密尔传统中的功利主义具有一些核心的道德特征。

1. 积极或消极的后果是评估某种情况的道德品质的最重要特征(结果主义)。

2. 对一个人的经历、兴趣和幸福的影响是最重要的后果,特别是避免痛苦和苦难以及增加快乐和幸福(福利主义)。

3. 每个能够拥有某些类型的积极和消极经验或利益的人都应该平等对待(道德地位的平等和公正)。

4. 道德义务是通过计算总体后果和选择总体效益最高的选项来实现总体效益最大化(最大化)。

5. 道德品质是由所有拥有过积极经历和消极经历的受影响个体的综合结果所决定的;功利主义的目标是在个体之间取得最好的总体结果(聚合)。

以下各部分将逐一讨论这些核心特征,其主要目的是识别和解释那些针对功利主义的批评,并探讨功利主义是否能够解决这些批评所提出的问题。该讨论主要以理论探讨为主,虽然在整个讨论过程中考虑了对医疗卫生环境的影响,但是它将有助于更清楚地定义功利主义的确切含义。

结果主义

　　功利主义对结果的关注使它从根本上与其他大的伦理学理论区别开来。在功利主义中，某件事的对错取决于它所造成的结果的好与坏。在关于 CF 和上面的药物依伐卡托的简短案例研究中，相关的结果是由于药物的成本花费（一旦使用，其他患者将无法获得）与药物对 CF 患者的好处之间的关系。与功利主义不同的是，义务论认为命令和禁令是有约束力的，而不考虑后果②。同样，德性伦理学关注的是良好性格特征的实际实现，其结果最多是间接相关的，例如，可能对结果的评估恰好是情境相关性格特征的一个重要特征③。

　　功利主义的一个重要区别在于它是应该关注个人行为的后果（一种被称为行为功利主义的立场），还是应该关注拥有特定规则的总体后果（一种被称为规则功利主义的立场）。在考虑 CF 药物的案例时，行为功利主义将要求医疗卫生专业人员考虑，对于每个患者来说，其健康益处是否足以抵得上药物的成本。相反，规则功利主义将侧重于制定适用于这种情况的一般规则，而不管每个案例的非常具体的特点。就行为功利主义而言，个人有责任评估和比较其潜在行为的可能后果。而规则功利主义的关注点则是关于社会最有利的规则决定。最佳功利主义规则的决策是由那些在社会中执行规则的有权威和权力的专家来决定的，如通过法律、教育或奖励手段。因此，在护理方面，功利主义的落实主要掌握在护理管理机构手中，这些护理管理机构决定"护理行为守则"的价值观和规则，并决定护士如何接受教育。每个护士应该首先应用这些规则，而不是对可能的后果本身进行功利性的计算。总的来说，功利主义强调，我们行为的后果对我们如何理解行为的道德性至关重要。同样的行为可能在一个情境下是正确的，但在另一个情境下就是错误的。因此，从功利主义的观点来看，如果终结一个快乐多于痛苦的生命，那么杀死这个人可能会被认为是错误的，而如果在某些情况下，结束一个本来非常痛苦的生命，它可能会被认为是正确的。绝大多数人认为后果对道德是重要的，这体现在即使面对灾难性的后果，我们也会拒绝一些绝对的道德义务要求。众所周知，义务论者康德认为，一个人永远不应该说谎，即使说真话会导致朋友的死亡，而撒谎会拯救朋友的生命。对于功利主义者来言，结果会对谎言是

---

②关于康德伦理学（最重要的义务论伦理学理论之一）的讨论，请参阅本书第 2 章的相关内容。
③请参阅本书第 4 章有关德性伦理学和护理实践的探讨。

否合乎道德标准产生重大影响。结果主义是否是一种令人信服的道德立场取决于我们认为的结果到底有多重要，特别是我们是否认为最终有可能以结果为基础来解释所有的道德义务。关于护理实践，功利主义认为护理的核心价值观可以通过决策对患者、家庭、医疗卫生专业人员或其他利益相关者的影响来解释。在评估功利主义在护理方面的价值时，我们需要深思这是不是对护理价值观的准确描述。

福利主义

传统功利主义认为，在伦理上结果受个人经历和健康的影响，尤其是在避免痛苦和苦难以及增加快乐和幸福方面。这种将快乐和痛苦作为传统功利主义核心特征的做法从一开始就遭到了质疑。许多哲学家把道德理解为人类本性的高级方面的功能，如理性或宗教信仰，而将人类的身体或情感视为不能代表人类本质的"较低"特征。相反，功利主义似乎关注的是快乐和痛苦的感觉或身体特征，并将其作为核心道德特征，从而恰恰侧重于那些"较低"特征。因此，批判者认为功利主义是一种不适合人类理性和精神的理论。

针对这些批评，约翰·斯图亚特·密尔介绍了"更高"和"更低"的快乐之间的区别。他认为我们经历的快乐和痛苦与我们所在的领域相关，比如智力或文化上的快乐是更高层次的快乐。更高层次的快乐实际上比身体上的快乐更有价值。他著名的阐述如下。

与其做一只满足的猪，不如做一个不满足的人；与其做一个满意的傻瓜，不如做不满意的苏格拉底。而不管是傻瓜，还是猪，都有不同的观点，那是因为他（它）们只知道他（它）们自己的问题，而进行比较的另一方则了解双方的问题（约翰·斯图亚特·密尔，1861/2008，第 2 章）[7]。

这种较低等级的身体快乐和痛苦是否有说服力还备受质疑，特别是从护理的角度来看，这与人类生活中身体、精神和社会各方面的相互交织非常相似。

然而，功利主义的更普遍的核心观点是关注人类的福利，它将人类的快乐和痛苦的体验作为我们伦理决策的关键。这重点概括了护理的核心价值及其对人类健康和人类经验的整体方法。不同于像康德义务论这样更抽象和理性的理论，功利主义理论允许人们评定各种各样的人类经历，从身体疼痛、疼痛缓解或身体舒适的乐趣，到心理上的痛苦和不适或活动的乐趣，再到忍受孤独的痛苦，享受陪伴和社会融合的乐趣。

道德地位的平等和公正

尽管在下面的部分将讨论功利主义的一些问题，但作为一种理论，它重视公正性。杰瑞米·边沁的著名观点是功利主义要求"每个人都算一个，不能超过一个"。他认为，无论谁经历了快乐和痛苦，都应该是一样的。乍一看，这似乎听起来很合理，尤其是从现在的观点来看，但在那个时候，严格的社会等级制度意味着不同阶层的人被平等对待是不可能的。例如，约翰·斯图亚特·密尔在其《关于女性的服从》(1869)中的主张被认为是革命性的，即应假定女性与男性一样具有理性和认知能力，在重要权利方面应与男性一样受到平等对待，如拥有投票权或享有与男性相同的教育机会。他在谴责奴隶制时也借鉴了功利主义思想。甚至在最近，功利主义也引起了人们对忽视全球道德不平等及避免发展中国家遭受苦难的重要性的关注，无论这个问题看起来有多遥远。同样，像彼得·辛格这样动物权利最坚定的功利主义的支持者，也认为动物能够体验快乐和痛苦，这具有伦理意义，我们围绕动物的社会实践需要改变。

然而，这种对能够体验快乐和痛苦的人平等考虑的关注也有不利因素，这对医疗卫生工作尤其重要。那些没有快乐与痛苦经历的人怎么办呢？众所周知，彼得·辛格认为，对于一些患有严重认知障碍的新生儿应该给予安乐死的选择。这种认知障碍损害了他们拥有某些体验和兴趣的能力。这一立场是基于以下假设，即因为他们的严重损伤，他们不再是具备体验充分经验能力的人，因此不符合伦理意义的标准。彼得·辛格因其立场而受到强烈的批评。尤其是在护理方面，这样的立场存在潜在的隐患，因为许多护士经常护理那些有严重认知障碍、严重痴呆或持续植物人状态的患者。这种不认可这些患者应该获得同等水平的护理的立场存在很大的问题，并且与护理的基本价值观背道而驰。

最大化

功利主义是一种注重积极结果最大化和消极结果最小化的理论。按照需求最大程度地提高整体效益至少具有直观的吸引力。如果我们有几种选择，显然，具有最积极结果的选择比具有较不积极结果的选择更可取。但这是否意味着不购买昂贵的 CF 药物，而把钱花在其他更便宜的干预上将带来更好的累积结果呢？功利主义者的回答是肯定的。

　　与功利最大化相关的问题有很多。首先，如果你想实现最大化的积极结果，你到底是如何做到的？你如何在善良的单一尺度上评判不同类型的结果？有时这也被称为"可公度性"问题。传统的功利主义者需要假设最终所有的快乐和痛苦的经历都可以在一个单一的尺度上被量化，并且可以评估不同的潜在结果及它们带来了多少好处。例如，这意味着在医疗卫生方面，你可以将手术带来的痛苦与哮喘、气短引起的生活质量损害进行比较，或者将缓解抑郁症状的经历、接受严重疾病的负面测试、虚弱疾病的康复或友好交谈的乐趣进行比较，所有这些都是通过给它们分配一定的正值或负值，使它们能够以可量化的方式相互比较。

　　这就是功利主义理论。但是，即使我们假设这在原则上可行，我们如何在实践中做出这样的判断呢？功利主义立场要求我们通过比较不同的选择来决定最大化的整体利益。在行为功利主义的情况下，这种评估需要考虑在需要做出决定的特定情况下所有可能的结果。这就引出了一些实际问题：鉴于我们在预测未来方面出了名的糟糕，我们怎么知道可能的结果是什么呢？未来我们应该走多远？我们需要考虑对不同利益相关者可能产生的影响有多广。我们如何捕获而且准确地评估每一种不同的确定方案的总体利益？例如，想象一下，当一个患者拒绝配合治疗，而他的家人却向他施压，要求他遵从建议的治疗方案时，你决定如何与患者沟通？功利性决策必须考虑到患者配合与拒绝配合可能导致的健康和情感结果；任一情况下护士积极干预可能导致的人际关系和健康后果；家庭被忽视或重视可能带来的结果；护士团队采取特定行动的潜在结果；患者对医疗系统的信任等长期结果。这只是功利主义推理需要考虑的一小部分因素。人类在认知上是非常有限的，行为功利主义似乎是一种非常苛刻的方法。这就是为什么提出规则功利主义的原因之一，假设个人遵守有限数量的规则更可行，同时确定总体上可能有益的规则也是更可行的。

　　但是，功利主义者对最大化的需求甚至更进一步，因为它可以用来比较某些"生活方式"的道德要求，这与选择那些具有最积极结果的生活道德义务有关。为了说明这一问题，克里斯普（Crisp，1997）提供了"海顿与牡蛎"的例子。

　　你是天堂里的一个灵魂，等待着被分配到地球上的一个生命身上。现在是星期五的傍晚，你焦急地看着维持生命的供应不断减少。当轮到你的时候，负责分配的天使为你提供了两种不同的生活，你需要在作曲家海顿和牡蛎之间做出选择。除了谱写了一些美妙的音乐，影响了交响乐的发展，海顿还将在他的一生中获得成功和荣誉，他快乐且备受欢迎，喜欢旅行并从野外运动中获得很多乐趣。牡蛎的生活远没有那么令人兴奋。尽管这是一只精致的牡蛎,但是它的生活将只包括轻微的感官享受,而不是像人类在温暖的浴缸中醉醺醺地漂浮时所经历的那样。当你选择海顿的生活时,天使叹道:"我永远也摆脱不了这种牡蛎般的生活。它已经存在很长时间了。听着,我会给你一个特别优惠。海顿将在 77 岁时死去。不过,只要你愿意,你想让牡蛎活多久我就让它活多久……"(克里斯普,1997)[24]。

根据传统的功利主义,与海顿丰富的人生相比,拥有无限生命的牡蛎最终将累积更多的快乐。因此,可以认为,功利主义者将不得不选择牡蛎而不是海顿,但是很少有人做出这样的选择。这个例子表明,如果采用一种单一的定量测量方法,最大效益可能会产生奇怪的结果,而这些结果似乎并不可取。

然而,这种评估整体生活质量的想法被许多功利主义者认为是一个积极的特点,因为它可能有助于做出治疗和干预决定,特别是当资源受限时。但是,非功利主义者认为这种评估整个生命质量和价值的态度是极端的家长式作风、自大和贬低。特别是在护理方面,对那些生命更值得干预的患者做评判似乎违背了对每个患者一视同仁的基本要求[④]。

聚　合

功利主义最大化的需求是指对所有受影响的个体利益最大化的需求;这意味着它所理解的伦理决策是通过其本质来解决和影响更广泛人群的决策。基于这一重点,它在一定程度上不同于义务论和德性伦理学的伦理学方法,后者在医疗伦理背景下往往侧重于医疗卫生专业人员和患者的关系,而不是考虑更广泛的利益相关者。

杰瑞米·边沁(1789)认为社会是"组成它的几个成员的利益的总和"(I.4)[7];伦理行为的影响需要考虑到所有受到这些伦理行为影响的人。这突出了功利主义方法的一种特殊力量和特殊问题。一方面,它体现了在思考伦理行为时考虑广泛利益相关者的重要性。这与通过功利主义干预改善社会的功利主义目标有关。杰瑞米·边沁和约翰·斯图亚特·密尔一生都在功利主义的基础上积极致力于社会和法律改革,以改善社会生活。另一方面,这种改革热情也伴随着潜在的问题,既可能会促进与民众关切相反的变革,也可能

---

④关于护理资源配置与分配的讨论,请参阅本书第 12 章的相关内容。

会在支持变革方面过于明显，而没有充分考虑到以提高整体效用的名义可能由于社会变革而导致的更复杂和不可预测的长期结果。

功利主义在人类聚合方面遇到的一个特殊挑战是公正问题。一方面，它确实提出了通过一种成本-效益分析方法来解决如何公正分配稀缺资源的问题。功利主义的观点认为，资源应该以一种能在人群中获得最大效用的方式进行分配，如 CF 药物的案例。在某种程度上，这就像英国国家临床卓越中心(the UK National Centre for Clinical Excellence，NICE)这样的组织正在做的事情：他们评估医疗卫生产品和干预措施，考虑到它们的成本是多少，以及这些成本能带来多少效益。只有在现有证据的基础上实现足够高的成本-效益值，相应的干预措施才会得到 NICE 的批准。在分配资源时，功利主义方法将利用这些证据来比较哪些潜在的医疗卫生干预措施在带来利益方面最有效，并将选择那些在带来利益方面更有效的干预措施。

例如，在 CF 药物的案例中，仅拥有实质性的好处是不够的，收益必须足够高，并与所花的金钱成比例。尽管依伐卡托已经得到了 NICE 的批准，且正在被许多患者购买，但该公司针对不同类型 CF 患者的一种新型 CF 药物——复方依伐卡托-鲁马卡特(奥坎比)已经上市，且价格与之类似。与依伐卡托不同的是，NICE 没有推荐这种新药，因为它的收益似乎远低于它的价格。

虽然这样的方法确实与我们对医疗资源如何分配的一些直觉相匹配，但它也存在一些重大问题。尤其是个体之间的聚合引起了有关少数群体待遇方面的问题。关于功利主义最著名的担忧之一是功利主义的推理可能会证明虐待少数人是合理的，因为虐待他们对整体效用的影响较低。在医疗卫生方面，应用功利主义方法进行资源分配可能会使少数人处于不利地位，特别是那些需要特别昂贵的治疗或护理措施的少数群体，如患有罕见疾病的人，他们的药物往往非常昂贵。他们可能有重大的健康需求，而且特别容易受到伤害，但在功利主义模式下，与其他群体相比，他们的情况可能不值得投入更多费用，因为干预中获得的收益远低于成本。

护理和医疗卫生实践中功利主义观点的优势、局限性和贡献

功利主义方法在生物伦理学中非常普遍，国际上一些最著名的生物伦理学家就是功利主义者。在反思使用新技术或未来技术时，功利主义者尤其具有影响力，他们往往赞同更有利于技术的观点，并在其更好地改变社会的潜力方面持乐观态度。相反，义务论者和德性伦理学者倾向于采取更谨慎的立

场。功利主义在处理更广泛的社会热点问题方面也具有一定的影响力，如全球正义或动物权利问题。在提供医疗卫生服务方面，功利主义的讨论在以下一些领域尤为突出。

1. 生命终结决策：功利主义者一直反对在安乐死和协助自杀的问题上承认杀人和让人死亡的区别[格洛韦尔（Glover），1990]。他们认为，考虑到临终患者所经历的痛苦是很重要的，在这种情况下，医疗决策不导致死亡而让患者自行死亡所造成的痛苦可能比积极干预所造成的痛苦要大得多[拉切尔（Rachels），1975][⑤]。功利主义者还强调了生活质量衡量标准对于治疗决策的重要性，其中包括这样的论点，即如果胎儿（在某些情况下甚至是新生婴儿）的状况无法使他们具备足够的能力和生活质量，那么在道德上终止他们的生命是允许的[库什（Kuhse），1985；辛格（Singer），1993]。

2. 生殖决策：功利主义者认为，从堕胎到新技术的使用，各种生殖干预措施都是被允许的。它们支持采用各种干预措施，使父母对其胚胎做出新的选择，包括允许救助手、足[阿尔及利亚（Alghrani）和哈里斯（Harris），2006]。他们还支持在胚胎植入前使用基因诊断技术，以避免植入患有遗传病的胚胎，甚至更有争议的是，在试管受精过程中根据非疾病特征选择儿童[萨武列斯库（Savulescu），2001][⑥]。

3. 人性化：功利主义者广泛支持人性化，即医疗干预措施的用途不是为了治疗，而是为了改善正常范围内的人的具体特征[哈里斯，2010；萨武列斯库和博斯特罗姆（Bostrom），2009]。现有的医疗干预措施包括使用兴奋剂[福迪（Foddy）和萨武列斯库，2007]或提高认知能力，如使用利他林[格利列（Greely）等，2008]。

4. 涉及胚胎的研究：功利主义者已经论证了推进治疗疾病研究的重要性。他们支持在研究中使用胚胎干细胞，理由是这项研究似乎最有可能获得积极的结果（哈里斯，2004）。他们还支持在有限的条件下在胚胎研究中使用克隆技术。

5. 研究参与：功利主义者主张所有患者都有义务参与研究，以扩大循证医学的证据基础，并完善现有的知识库（哈里斯，2005）。

6. 资源分配：功利主义者认为，效益原则的应用意味着，在医疗卫生系统中资源分配应该建立在花费等量的成本获得最大效益的基础上。成

---

⑤关于生命结束时的伦理问题的进一步讨论，请参阅本书第 10 章的相关内容。
⑥关于生命之初的伦理问题（包括堕胎、胚胎植入前的基因诊断技术和救助手、足的问题）的进一步讨论，请参阅本书第 9 章的相关内容。

本-效益分析是一项基本的卫生经济技术，它建立在功利主义的基础上（托伦斯，1987），可应用于医疗资源配置的各个领域。在器官移植决策领域，功利主义原则在分配决策中的作用已经受到了广泛的讨论［珀塞德（Persad）等，2009］。一些功利主义者的假设也引发了一些特殊的问题，即他们认为认知障碍的人的生活不如认知正常的人的生活有价值［维马斯（Vehmas），1999］。

结　论

　　功利主义者并不畏惧在医疗卫生和研究方面持有争议性的立场。医疗卫生伦理学家对功利主义的看法存在很大分歧。一方面，功利主义中的后果主义的基本假设对医疗卫生专业人员具有强烈的吸引力，因为他们的工作主要是努力使患者的生活发生积极的变化。功利主义者认为，需要通过考虑患者的经历来理解医疗卫生服务的伦理意义。他们还坚称伦理决策不仅仅发生在患者与医疗卫生专业人员之间，还需要考虑到更广泛的利益相关者。特别是它解决了在资源有限的条件下如何进行资源配置的紧迫问题。另一方面，在日常医疗卫生决策中，考虑到实际问题的复杂性，功利主义并不容易应用。相反，义务论和德性伦理学的理论提供了更适用的指导方针。功利主义也没有完全承认护理关系中特定的道德品质。在这种护理关系中，医疗卫生专业人员对每位患者都负有特殊的责任，以保护他们的脆弱性和尊严。尤其是功利主义理论在资源分配中的应用表明，功利主义很少考虑到每个人的特殊需求。

学习要点

　　• 功利主义是一种伦理学理论，它关注医疗卫生专业人员行为的积极和消极影响的平衡性；所有的行为都以结果为基础，而不是以基本的道德法则（原则）或性格特征为基础。

　　• 作为一种方法，功利主义在考虑患者的体验效果及护理质量的决策时特别有用，包括其对其他利益相关者的影响。

　　• 在就资源分配做出决定时，也经常将功利主义作为一种方法，特别是在使用成本-效益分析方面。

　　• 功利主义倾向于对人们发生重大变化持开放态度，例如，如果总体上可能产生积极的结果，那就可以使用新的和有争议的技术。

- 功利主义因不承认人类生命的绝对尊严而受到批评，例如在残疾人权利或生命终结决策方面。

- 功利主义理论着眼于整个群体，而不是个体，以便利用有限资源为更多人实现更大的利益，这样做有时可能会让某些个体或群体处境更糟。

参考文献

ALGHRANI A，HARRIS J，2006. Reproductive liberty：should the foundation of families be regulated？［J］. Child Fam Law Q，18(2)：175－194.

BENTHAM J，1789/2010. Introduction to the principles of morals and legislation［EB/OL］. http://www. early-moderntexts. com/assets/pdfs/bentham1780. pdf. Accessed 1 Oct 2016.

CRISP R，1997. Routledge philosophy guidebook to mill on utilitarianism ［M］. Routledge，London

FODDY B，SAVULESCU J，2007. Ethics of performance enhancement in sport：drugs and gene doping［M］//In：Ashcroft R，Dawson A，Draper H，McMillan J（eds）Principles of health care ethics，2nd edn. Wiley，London：511－519.

GLOVER J，1990. Causing death and saving lives：the moral problems of abortion，infanticide，sui- cide，euthanasia，capital punishment，war and other life-or-death choices［M］. Penguin，London.

GREELY H，SAHAKIAN B，HARRIS J，et al. ，2008. Towards responsible use of cognitive-enhancing drugs by the healthy［J］. Nature，456(7223)：702－705.

HARRIS J，2004. The ethical use of human embryonic stem cells in research and therapy ［M］//In：Burley J，Harris J（eds）A companion to genethics. Blackwell，Oxford：158－174.

HARRIS J，2005. Scientific research is a moral duty［J］. J Med Ethics，31(4)：242－248.

HARRIS J，2010. Enhancing evolution：the ethical case for making better people［M］. Princeton University Press.

KUHSE H，SINGER P，1985. Should the baby live? The problem of handicapped infants ［M］. Oxford University Press.

MILL J S，1861/2008. Utilitarianism［EB/OL］. http://www. early modern texts. com/assets/pdfs/mill1863. pdf. Accessed 1 Oct 2016.

MILL J S，1869/2010. On the subjection of women［EB/OL］. http://www. early modern texts. com/assets/pdfs/ mill1869. pdf. Accessed 1 Oct 2016.

PERSAD G，WERTHEIMER A，EMANUEL E，2009. Principles for allocation of scarce medical interven- tions［J］. The Lancet，373(9661)：423－431.

RACHELS J，1975. Active and passive euthanasia［J］. N Engl J Med，292(2)：78－80.

SAVULESCU J，2001. Procreative beneficence：why we should select the best children［J］. Bioethics，15(5－6)：413－426.

SAVULESCU J,BOSTROM N(EDS),2009. Human enhancement[M]. Oxford University Press.

SINGER P,1993. Practical ethics,2nd edn. Cambridge University Press,Cambridge.

TORRANCE G,1987. Utility approach to measuring health-related quality of life[J]. J Chronic Dis,40(6):593－600.

VEHMAS S,1999. Discriminative assumptions of utilitarian bioethics regarding individuals with intellectual disabilities[J]. Disabil Soc,14(1):37－52.

第4章

德性伦理学与护理实践

德里克·塞尔曼[①]◎著

边维娜◎译

摘 要 德性伦理学是一种侧重于品格的理论，即品格良好的人会倾向于按其品格认可的方式行事。因此，护理德性伦理学关注的是护士的个人品格，并寻求方法培养有利于护士做出促进患者健康行为的品格特征。本章从亚里士多德的角度对德性伦理学的本质进行了一些深入探讨，并概述了实践智慧的德性，可在尚不清楚什么行为是有益行为的情况下提供指导。德性伦理学与现代伦理学理论（义务论和功利主义）形成鲜明对比，本章探讨了德性伦理学对护理专业实践的促进作用。

关键词 美德；亚里士多德；善良；慈悲；实践智慧；护理

引 言

本章介绍了德性伦理学的概念。近年来，德性伦理学与义务论、功利主

---

①德里克·塞尔曼，加拿大埃德蒙顿阿尔伯塔大学护理学院，博士，注册护士.

电子邮箱：sellman@ualberta.ca.

© Springer International Publishing AG 2017.

P. 安妮·斯科特，护理伦理中的主要概念与议题.

DOI 10.1007/978-3-319-49250-6_4.

义并立，成为三大伦理学流派之一。然而，德性伦理学很少被应用到实用伦理学和职业伦理学中，因为"德性伦理学不像义务论或功利主义那样，它不适用于回答特定问题或做出特定伦理决策"[拉赫曼（Lachman），2006][10]。如果是这种情况，那么我们就会产生一个疑问，即在护士的日常实践中，德性伦理学到底能提供什么。其实，德性伦理学可以帮助人们将注意力从单纯的遵守规则转向对人类有益的思考。它通过鼓励那些促进公平、诚实、善良、富有同情心的行为来做到这一点，这些行为可以促进人类的福祉。因此，德性伦理学可以被描述为一种方法，它优先于拉赫曼于 2006 年提到的特定问题或特定伦理决策的观点。

首先，我们应该认识到，德性伦理学不是单一的思想，而是一套具有共同理论基础的思想的总称。在这方面，德性伦理学与其他伦理学没有什么不同，此处的其他伦理学包括但不限于义务论和功利主义，这两种理论在特定的观点和解释上存在分歧。然而，正如人们通常理解的那样，有一些基本前提支撑着义务论和功利主义的不同观点，德性伦理学也是如此。如果一个行为带来最好的结果，那么按照义务论和功利主义的观点这个行为就是好的；如果一个行为是有益的行为，那么德性伦理学家就会将这个行为定性为良性行为。当然，这些特征过于简化，并不是本章讨论义务论和功利主义的目的[2]，提到这两种理论，主要是为了帮助解释德性伦理学的一些细微差别，以及它与这两种理论的区别。重点是，德性伦理学同义务论和功利主义一样，都有不同的版本。

德性伦理学的基础是对品格的强调，这种对行为主体品格的关注是德性伦理学与其他伦理学的不同之处[3]。德性伦理学的某些版本将这种差异描述为主要问题的不同。因此，大多数伦理学理论试图回答"我该怎么办？"的问题，而德性伦理学则要求回答"我应该成为什么样的人？"这样的问题。这种区别要么表明一个人"做什么"不如"他是怎样的人"重要，要么表明德性伦理学不能提供行为指导。这两种观点都不像评论家所声称的那么直接，而且，正如本章所概述的那样，这两种观点都将许多关于德性伦理学的观点过于简化了。在下面的案例分析中，我们将通过对丹妮尔经历的描述来探讨德性伦理学的一些关键要素。

---

[2]本书第 2 章和第 3 章分别介绍了义务论和功利主义理论。

[3]一个例外是关怀伦理学或以关怀为基础的伦理学，这构成了本书第 5 章的内容。

案例分析

　　丹妮尔是一名大三的学生，整个临床实习的一半时间她都待在阿泽里亚病房中一个繁忙的外科病区。虽然她在不同的实习科室都有负责的带教老师，但她从未遇到过像贝莱娜这样的带教老师。贝莱娜是她在阿泽里亚病房的带教老师。这是一个非常繁忙的病区，与丹妮尔共事过的其他带教老师不同的是，贝莱娜似乎永远知道在什么情况下该做什么。她总是温柔地对待每一个人，从最难缠、最苛刻的患者到最傲慢、最令人讨厌的医生，从病房清洁工到医院院长，甚至在最具挑战性的情况下，她似乎总能找到办法确保每个人的尊严得到维护，每个人都能得到照料，没有人感到被忽视或被羞辱。贝莱娜是善良的、富有同情心的、有爱心的，甚至在面对可能会破坏理想状况的情境时，她也不会退缩。然而，她没有自命不凡，也不认为自己所做的事情有什么特别。事实上，她认为自己所做的事情与处于她这种位置的人所做的事情没有什么不同。她总是从学生、患者、家人和同事那里寻求反馈，并竭尽全力确保每个来到阿泽里亚病房的人都有一个积极的体验。起初，丹妮尔认为这太难了，以至于无法做到，或者所有这一切都会在遇到挫折时崩溃。但在实习6周后，丹妮尔意识到贝莱娜身上的某些品格使她成了特别出色的护士。丹妮尔认为贝莱娜就是她想要成为的那类护士的典型代表。

什么是德性伦理学？

　　那么什么是德性伦理学呢？德性伦理学是一种关注品格的方法。更具体地说，它侧重于行为人或代理人的品格。因此，德性伦理学有时也被称为基于主体的伦理学。这与以行为为基础的伦理学形成了鲜明对比。后者主要关注于行为。如前所述，基于行为的伦理学提出了这样的问题："我应该做什么？"而基于主体的伦理学倾向于问："我应该成为什么样的人？"值得注意的是，并不是所有版本的德性伦理学都做出了这样的区分。例如，阿姆斯特朗（Armstrong，2007）主张对护理德性伦理学进行以行动为导向的解释，而克里斯普（2007）和赫斯特毫斯（Hursthouse，1997）都暗示后者的问题包含在前者之内，因此在他们的解释中将美德与行为指导进行了无缝的结合。一个更加细微的区别是基于行为的伦理学倾向于解释行为符合外部原则或从一般原则派生出的规则，而基于主体的伦理学倾向于强调品格在做出行为决策中的作用。因此，义务论者可能会问："在这种情况下，哪个义务优先？"；功利主义者可能会问："什么样的行为会导致最好的结果？"；而原则主义者可能会问："哪条原则适用于此？"。相比之下，在基于主体的伦理学中，行为指导要求主体寻求成为某种类型的人，即一个有美德的可以引导他们按照有德者行事的方式行事的人。因此，在赫斯特毫斯后，德性伦理学家可能会问："如果我以这样或那样的方式行事，我的行为会是道德的吗？"例如，通过成为一个正直、勇敢和诚实的人，个人就会出于习惯或倾向于以正直、勇敢和诚实的方式行事。这就是说，正直、勇敢、诚实的人会按照反映他们性格的方式行事。而这正是丹妮尔看到她的带教老师贝莱娜行为时所目睹的。贝莱娜知道在什么情况下该怎么做的原因是，她是一个善良、有同情心、诚实、公正和勇敢的人，这些在她的行为中得到了体现。贝莱娜的行为方式反映了她的品格。

　　人们常说，人的行为有其个性。也就是说，我们期望人们按照我们认为他们是什么样的人的方式行事。我们倾向于根据朋友、同事和同龄人的特点来识别他们，用善良、诚实或勇敢来形容他们。他们越是继续以善良、诚实和勇敢的方式行事，我们就越欣赏和钦佩他们的品格。同样地，我们也能认出那些被负面的词语描述的人，我们会认为这些人不诚实、冷酷、无情、不可靠等。就像丹妮尔之前的许多带教老师一样，虽然不是特别不诚实或不友善，但似乎并没有像贝莱娜那样，拥有以善良或诚实的方式行事的自信。她们的目标是做正确的事情，但有时做正确的事情似乎需要他们遵循指南或常规指导。当然，一般的规则是有帮助的，但有时仅仅遵守这些规则似乎会导致某些护理行为，这些行为不是完全不仁慈，但有时会被认为不仁慈或缺乏同情心。丹妮尔至今还记得一位年轻的患者在得知自己的丈夫死于他们一起遭遇的车祸时的痛苦状态。丹尼尔经常想，在这种情况下告知患者真相是否是一件好事？她一直被告知护士要诚实，这是护士守则（NMC，2015）和尊重自主权的原则（患者有权知道真相，以便他们做出自主选择）对护士的要求。直到现在看到贝莱娜在对待患者、家属和其他人时是诚实的，同时又是富有同情心的和善良的，这使得丹妮尔质疑她之前被告知的伦理实践要求是否完全准确。丹妮尔现在开始认识到，诚实只是道德的一部分，不冷酷或不仁慈的行事方式意味着诚实不能孤立于护理实践的其他方面。她越是看贝莱娜的行事方式，就越想要像她一样，也越来越意识到贝莱娜的行为特点是善良、诚实、富有同情心、公平和勇敢。也就是说，这在某种程度上反映了贝莱娜是一个什么样的人，一个什么样的护士。

　　我们能够做出这样的判断，说明我们承认品格的作用，品格的作用为德性伦理学的观点提供了有力支持，因为在德性伦理学中，品格指导行为。换句话说，德性伦理学家认为，正确的行为遵循正向的品格。德性伦理学与其他伦理学的区别就在于品德的首要性。在我们的案例研究中，贝莱娜代表了一个具有美德的护士，因为她的行为似乎源于她的品格特征。她行为善良，因为她是一个善良的人，她行事公正，因为她是个诚实的人，等等。

从德性伦理学的基本原则"个体的行为通常与自身的品格特征相一致"可以看出，想以德性方式行事的人寻求成为有德性的人。这样一来，"我该怎么做"这个问题就变得不那么重要了，因为在很多情况下，就像贝莱娜的例子，一个人应该做的就是他们的典型做法。但也许这种美德的言论是令人不快或过时的，也许改变一下说法会有用。因此，不要使用诸如"道德伦理"之类的短语要求那些希望以德性方式行事的人成为有道德的人。我们可以说"道德伦理要求那些希望成为拥有良好德性的人培养良好的品格特征"。在现代词汇中，善良、诚实、勇气和正义等美德可能被更好地理解为品格特征。大多数护士（和其他医疗卫生专业人员）认为这些是积极的品质，那些被赞赏并被认为是自身优点的特质，同时也是社会普遍鼓励的特征，这正如护士守则（NMC，2015）规定的那样。

关于德性概念和德性伦理学概念的背景

本节旨在帮助读者对德性伦理学的起源有一个正确的认识。

亚里士多德（Aristotle，1953）认为，做善事需要"Aretê"的培养。"Aretê"最常被翻译为美德，但有时也被翻译为卓越或道德美德。古希腊人对"Aretê"的理解，我们现在可以称之为"整体的"，换句话说，拥有"Aretê"的人，应该是拥有美好生活所必需的所有美德或优点的人。需要注意的是，美德的概念是综合的，成为一个有美德的人就是拥有适当美德的人，拥有一些美德，但不拥有其他美德，会使一个人失去"Aretê"资格。当然，接下来的问题就变成了什么是适当美德：这是一个先后被亚里士多德、阿奎那（Aquinas）和奥斯汀（Austen），以及哲学、心理学等诸多学科研究的问题。随着启蒙思想的出现和工业革命的兴起，德性伦理学的概念逐渐失宠，随后维多利亚时代的人们将"德性"这个词用于与贞洁、家庭生活和宗教信仰有关的概念。我们现在所说的现代伦理学理论的兴起（即从康德的义务论及杰瑞米·边沁、约翰·斯图亚特·密尔的功利主义演变而来的伦理学理论）进一步削弱了德性伦理学概念的影响，直到《现代道德哲学》的出版[安斯科姆（Anscombe），1958]，这被认为是德性伦理学概念"复苏"的开始。

德性伦理学的大多数版本借鉴了亚里士多德的古希腊哲学，在本章中我将延续这一传统（读者应该注意，还有其他非亚里士多德的德性伦理学版本）。翻译是研究古代思想的难点之一，这不仅是因为思想在翻译过程中会丢失，更重要的是，许多古希腊术语在英语中往往没有对应的含义。如上所述，"Aretê"可以被翻译为美德、卓越或道德美德。这些不同的翻译可能代表意义上的重大变化，如上所述，将一个"Aretê"的人翻译成一个有美德的人，与翻译成一个卓越的人可能有极其不同的意义。因此，使用一种译文而不是另一种译文对解释和理解具有重要意义。在旧亚里士多德或新亚里士多德的德性伦理学中，还有两个古希腊术语很重要：Eudaimonia 和 Phronesis。"Eudaimonia"通常被翻译为"美好生活""幸福""人类繁荣"或仅仅是"繁荣"；"Phronesis"通常被翻译为"实践理性"或"实践智慧"。我倾向于将"Eudaimonia"翻译为"繁荣"，将"Phronesis"翻译为"实践智慧"。

繁荣

亚里士多德认为所有事物（包括人）都有一个目的，追求这个目的就是追求对事物本身合适的善，这是对美好生活的追求。在亚里士多德看来，一把好椅子是一把能发挥椅子应有作用的椅子，同时一把不稳定的椅子或者倾向于出乎意料地把它的使用者弹出去的椅子，并不是一把好椅子。同样的，一匹好马是一匹这样的马，它擅长那些使马成为马而不是蛇的东西，因此，对于一匹没有腿的马来说，追求美好生活是不可能的。人类的善在于追求对人类有益的东西。亚里士多德认为，美德为一个人的美好生活提供了平台，而正是在努力培养美德的过程中，人类才能超越美德。请注意，这不是追求个体或某个特定群体的美德，而是追求那些人类繁荣所必需的美德。

实践智慧

这一时期（也就是亚里士多德时期）的古希腊人，并没有将个体与社会的善分开，至少不像我们在 21 世纪这样。因此，亚里士多德的美德体系反映了古希腊的社会状况，正如阿拉斯代尔·麦金太尔（Alasdair MacIntyre，2007）所主张的那样，我们的社会学也应该反映我们自己的社会状况。换句话说，一份现代美德体系应该反映我们这个时代的社会规范以及诚实、勇气和正义等永恒的美德。至于护理，正如我在其他地方所论证的，至少这些美德中的一些可以在护理规范中被明确提出（塞尔曼，1997，2011）。

在亚里士多德的美德体系中，实践智慧是超级美德，一种以知道什么时候做正确的事情的形式指导行为的美德。正如赫斯特豪斯（1997）所指出的那样，有很多美德可以指导行为。正直的人倾向于以正直的方式行事，诚实的人倾向于以诚实的方式行事，勇敢的人倾向于以勇敢的方式行事。然而，虽然这种以符合美德的方式行事的倾向为良好的行为和对良好行为的追求提供了起点，但需要培养的实践智慧即何时以及如何在任何特定情况下采取行动。这是实践智慧的角色，因为如果没有实践智慧，仅仅根据其他任何一种美德行事，很可能会让演员任由自己的情感摆布。虽然情感在德性伦理学中很重要，但如果以行善为目的的话，那么情感就需要用实践智慧来磨炼。

德性伦理学与护理

那么，德性伦理学能为护理提供什么呢？对义务论、功利主义及原则主义的一种普遍的批评是，在最好的情况下，趋向于遵守规则或原则；在最坏的情况下，趋向于冰冷的算计。我们看到了不顾他人感情遵守规则的结果，丹妮尔在她早期的护理课程中就见证了这一点。虽然现代伦理学理论的支持者承认，对人类状况以某种方式做出反应的行为是可取的，但义务论和功利主义都不依赖于此作为确定善的因素。德性伦理学至少可以提供义务论和功利主义极端形式所缺乏的人性因素；更妙的是，继赫斯特豪斯之后，德性伦理学增加了进行伦理争论的条件。

赫斯特豪斯指出，伦理争论倾向于从主要受现代伦理学理论影响的思想中浮现出来。例如，权利、义务、责任等代表了堕胎争论的通用语言。她指出，这样的语言为那些残忍、冷酷、自私、轻浮、自以为是、愚蠢、轻率、不忠、不诚实的行为提供了甚至是正当的借口（赫斯特豪斯，1997）[235]。她认为，人类的关系不仅不依赖于个体不断坚持自己的权利，而且往往会被个体破坏(同上)，任何鼓励这种思维方式，进而允许对他人漠不关心的伦理学理论在某些重大方面都是失败的。对于赫斯特豪斯来说，德性伦理学可以支持她的问题——"在这种情况下进行堕胎时，代理人是在行善还是行恶，或者两者都不是？"并将"我该怎么办？"的问题变成"什么是良好的行为？"或"什么是符合美德的行为？"的问题。

赫斯特豪斯似乎在这里暗指亚里士多德对实践智慧的运用。德性伦理学区别于现代伦理学的一个重要方面是"哪些行为是善的，哪些行为是促进人类繁荣的实践智慧"。近似公平、诚实、善良等的行为显然比诸如不公平、不诚实和不友善等的行为更符合人类繁荣的理念。

如果我们回到丹妮尔看到的讲真话的经历，就可以看到支持人类繁荣理念的品格特质，那对作为指导行为的某种首要原则来说将是颠覆性的。说真话(诚实)一般来说是一件好事，是大多数伦理学理论支持的普遍原则。对于义务论者来说，不管结果如何，说实话似乎是一种应尽的义务。因此，从义务论者的角度来看，尽管会给患者带来痛苦，但说实话看起来是正确的。对功利主义者来说，行为应导致一个想要的好的结果，如果认为患者没有得到她丈夫死亡的结果，让她有她丈夫还活着的错误信念，那么说真话可能被认为是正确的事，如果骗她可以使她不那么悲伤，那么撒谎就可能被认为是正确的。德性伦理学家不会坚持义务论或功利主义的方法，而是更愿意考虑正确的行为。那么哪种行为才是正确的行为呢？结果和义务（特别是角色义务）会被纳入考虑范围，实践智慧也会被纳入考虑范围。如果德性伦理学家认识到，残酷的事实很可能会导致患者不必要的痛苦，并可能被视为冷漠或不友善的，那么他们可能会投入更多的时间让患者理解到底她的丈夫发生了什么：同时也要认识到，诚实并不是需要残酷地面对事实，而是需要支持和理解。丹妮尔想知道贝莱娜会如何处理这种情况，在问这个问题时，丹妮尔问的正是德性伦理学认为恰当的问题：在正确行为规范不明确的情况下，比如在这里，支持诚实的行为可能与支持善良的行为发生冲突。

丹妮尔钦佩贝莱娜，想要成为贝莱娜那样的护士。这种想要成为一名由追求美德所定义的护士的愿望，也许是采用德性伦理学方法成为这种类型的护士的第一步。丹妮尔想培养自己的品格，成为一个善良、诚实、公平、勇敢、有同情心的人。起初，她可能会觉得这并不容易，但如果亚里士多德说的"通过练习善良，我们可以变得善良"是对的，那么丹妮尔将需要练习成为善良、诚实、公平、富有同情心和勇敢的人。这可能需要谨慎地观察自己的行为，诚实地反思自己的行为，谦逊地寻求对自己行为的反馈，直到自己的行为变得善良、诚实、公平、同情和勇敢，而她可能并不总是能做对。没有人是完美的，我们虚构的贝莱娜可能是一个无法实现的理想人物。然而，在努力变得善良的过程中，当看似不同的道德行为可能发生冲突或者当不清楚在特定的环境下应该做什么时，对善良的护士有一个理想化的形象可能有助于指导行为。通过不断问"贝莱娜会怎么做？"，丹妮尔将学习、发展实践智慧，这是美德代表的标志；也许有一天，其他人会钦佩丹妮尔，并从模仿她的伦理实践开始，然后成为有道德的护士。

情境论者对性格的争论

德性伦理学的核心思想之一是人类拥有并能够发展一种持久的品格，这种品格可引导甚至决定个体的行为。情境论者质疑这一观点，并用实证研究来支持他们的论点，即品格对行为的影响小于环境的影响。他们认为，人们容易把行为错误地归结为品格的表现。这种信念战胜证据的现象使人们容易误解道德行为的本质，从而反过来支持普遍的信念，即错误的行为只是个人责任的问题。例如，情境论者达利（Darley）和巴特森（Batson）于1973年对善良的撒马利亚人的研究（匆忙程度的减少，而不是其他因素，被认为是预测助人行为的主要因素）及津巴多（Zinmbardo）于1971年在斯坦福监狱进行的实验（"狱警"和"犯人"很快就陷入了角色特定的、令人不安的有害行为，这与他们真实和常规的角色不符）。这两项研究都有力地说明了人类有归因失败的倾向，因为两者都显著表明了行为受环境的影响至少与受个体品格的影响一样多。许多类似的实验表明，做坏事的人不是坏人，坏事是有缺陷的人每天常规做的事，这些事情或多或少是有益的或者有害的，至少在一定程度上是由环境决定的。

当然，护士也是普通人，他们也会做一些有害的事情，正如斯塔福德郡中部事件的报告中所说的那样（弗朗西斯，2010，2013），护士对患者采取了冷漠、不予帮助、麻木不仁和漠不关心的方式。虽然大多数评论者都很快将责任归咎于护士个人，但佩利（Paley，2014）认为，在匆忙地将责任完全归咎于护士个人之前，应该认识到环境对护士行为的影响。如果佩利和情境论者是对的，那么其隐含的意思就是该护士承受环境影响的能力也许比人们普遍想象的要差。如果这是真的，那么对护理和伦理学概念的影响就是深远的。

运用情境论批判来促进个体品格的发展

然而，即使情境论者是对的，这也并不意味着品格的终结，或者护理德性伦理学的终结。相反，了解情境对品格的腐蚀性影响可以为护理道德规范的发展提供一种视角，护士也可以从中培养恰当的美德。情境论者可能会说，如果我们想要人们表现得好（公平、诚实、勇敢、关心和富有同情心），那么就需要提供一个鼓励好的行为、阻止有害行为的环境。因此，如果达利和巴特森的急躁情绪的增加等同于助人行为的减少，那么补救措施应该是显而易见的；急躁情绪的减少可以促进助人行为的增加。换句话说，如果有足够多的护士来确保某位护士不会被不断地从一项任务转移到另一项任务，并处在一系列似乎永无止境且没完没了的要在下班前完成任务的情境中，那么他们将不再那么匆忙，更有可能停下来检查一下所做的工作。例如，帕特尔夫人想喝水，而卢瓦尼先生需要有人协助他去洗手间。在这个案例中，护士是否公平、诚实、勇敢、有爱心或有同情心并不重要，重要的是当这些护士少分心、少忙碌、少烦恼时，他们更有可能关注和帮助处于困境中的患者。一些人可能会争辩说，在安排工作时应考虑实用价值，比起给护士灌输这些品格，他们更容易以公平、诚实、勇敢、有爱心和有同情心的方式行事，而在他们任由环境摆布的情况下，以符合这些品格的方式行事则是一个困难的选择。

但是这里有一个警告，即如果我们设置情境来鼓励正确的行为，那么我们就不是在鼓励善良的行为，而是在鼓励自主的行为。如果不是在精心控制的情况下，这是对人类有益的行为，没有什么错，但是那些只知道如何在控制的情况下采取行为的人将很难知道什么是善良的行为，而不是有害的行为。他们将以纯粹的反应-刺激方式行事，这对培养美德毫无帮助。因此，仅凭情境，无法帮助发展亚里士多德德性伦理学所设想的实践智慧。更多的护士是因为渴望成为一位更优秀的护理工作者，而发展成了具备友善的、有同情心的品格特征的人。

结 论

在本章中，我对从美德和伦理的角度理解成为一名好护士可能意味着什么有了初步了解。我不仅指出了护理的美德伦理应该是什么样的，而且也指出了一位护士应该如何具备恰当的护理美德。德性伦理学可能不能为现实的护理伦理问题提供所有答案，但正如我在本章中所指出的，其他伦理学方法也不能做到这一点。我想，从这一点可以看出我本人倾向于实用主义。至少我相信，将德性伦理学引入护理领域是有理由的。作为一种抵消纯粹依靠规则的方法，德性伦理学符合现代伦理学理论及基于其原则的发展趋势。

对德性伦理学的批判之一就是它不能提供行为指导。我希望我从德性伦理学的角度，通过展示一位护士在她或他的工作中希望自己是善良的、有同情心的、有爱心的、公平的、诚实的等回答了一些批评家的问题。这样做的一个好处是，具有美德的护士会倾向于按照与他们的品格一致的方式行事，而不是违背他们的品格倾向。也就是说，因为友善成为人的一部分，成为护士的一部分，那么假装友善的行为会随着时间的推移而减少。在我看来，这提供了一种当遵守规则和原则而没有考虑到潜在的对患者和其他人的负面影响时可能会缺失的真诚。

我也注意到了情境论者的观点，我们有时甚至经常会被误导，认为人们的行为是由他们的品格而不是他们所处的环境决定的。但是这并没有削弱护理伦理学的价值。相反，它表明德性伦理学的下一步是要设置情境，使正确的行为成为最容易做的事，并鼓励护士发展自身的优良品格。我们的意愿往往受到我们无法控制的情境因素的约束，有时甚至会被破坏。如果这是真的，那么护士需要关注的是帮助营造支持性的环境，而不是纠结于在实践中如何体现出美德。但在此之前，个别护士可以使用护理伦理规范来加强护理伦理实践，以适合于他们自己特定的影响范围。并不是每位护士都必须成为理想的有美德的护士，为了减少这种认知带来的负担，请记住贝莱娜的故事是一个虚构的故事，只是用来描述一个理想，一个我们可望而不可即的理想。毕竟，人无完人。

学习要点

- 对性格的关注是德性伦理学不同于其他伦理学方法的重要特征。
- 在护理实践中，从倾向上讲，道德行为符合对真实性的要求。
- 德性伦理学不能回答所有现实的护理伦理问题（其他伦理学方法也不能做到这一点）。
- 在护理管理机构和专业机构的许多规范用语中都隐含着德性伦理学。
- 德性伦理学要求个体发展自己向善的品格。

参考文献

ANSCOMBE E,1958. Modern moral philosophy[J]. Philosophy, 33(124):1 – 19.

ARISTOTLE,1953 edn. The nichomachean ethics[M]. Penguin, Harmondsworth.

ARMSTRONG A E, 2007. Nursing ethics: a virtue-based approach [M]. Palgrave, Basingstoke.

CRISP R,2007. Roger Crisp. In: Peterson TS, Ryberg J (eds) Normative ethics: 5 questions [M]. Automatic Press/VIP: 13 – 24.

DARLEY J M,BATSON C D,1973. "From Jerusalem to Jericho":a study of situational and dispositional variables in helping behaviour[J]. J Pers Soc Psychol, 27(1):100 – 108.

FRANCIS R, 2010. Independent inquiry into care provided by Mid Staffordshire NHS Foundation Trust January 2005-March 2009[M]. The Stationery Office, London.

FRANCIS R,2013. Report of the Mid Staffordshire NHS Foundation Trust public inquiry. Executive summary[M]. The Stationery Office, London.

HURSTHOUSE R,1997. Virtue theory and abortion[M]//In: Statman D (ed)Virtue ethics: a critical reader. Edinburgh University Press, Edinburgh: 227 – 244.

LACHMAN V D,2006. Applied ethics in nursing[M]. Springer, New York.

MACINTRYE A,2007. After virtue: a study in moral theory, 3rd edn[M]. University of Notre Dame Press, Notre Dame.

NMC(Nursing and Midwifery Council),2015. The code. Standards of conduct, performance and ethics for nurses and midwives[EB/OL]. Nursing and Midwifery Council, London. http://www. nmc. org. uk/standards/code/. Accessed 10 Aug 2016.

PALEY J, 2014. Cognition and the compassion deficit: the social psychology of helping behaviour in nursing[J]. Nurs Philos, 14(4):274 - 287.

SELLMAN D, 1997. The virtues in the moral education of nurses: florence nightingale revisited[J]. Nurs Ethics, 4:3 - 11.

SELLMAN D, 2011. What makes a good nurse: why the virtues are important for nurses[M]. Jessica Kingsley, London.

ZIMBARDO P G, 1971. Stanford prison experiment: a simulation study of the psychology of imprisonment conducted at Stanford University [EB/OL]. www. prisionexp. org. Accessed 25 May 2016.

第 5 章

护理伦理与护理实践

安·加拉格尔[①]◎著

赵　娟◎译

摘　要　护理伦理，也称护理伦理学，是将伦理更广泛地应用于护理实践的过程。卡罗尔·吉利根（Carol Gilligan）和内尔·诺丁斯（Nel Noddings）在其20世纪80年代早期的著作中首次提出了这种将伦理学应用于护理的特殊方法。护理伦理主要在北美和欧洲发展，哲学家和社会科学家的观点各不相同。本章追溯护理伦理的发展，总结关键要素，并着重于特龙托（Tronto）和克里斯·加斯特曼（Chris Gastmans）这两位理论家的观点及其对护理伦理的影响。本章通过一个来自伦理教育研究项目的简短案例分析来表明护理伦理在日常实践中的应用价值，讨论护理伦理的优势和不足，并得出"护理伦理为伦理在护理中的应用作出了宝贵的贡献"的结论，其他观点也强化了这一说法。

关键词　护理伦理；关系；脆弱性；依赖性；尊严；责任

---

①安·加拉格尔，德国，吉尔福德 GUTX11，萨里大学健康科学学院伦理与护理系/国际伦理观察站（ICE）.

电子邮箱：a. gallagher@ surrey. ac. uk.

© Springer International Publishing AG 2017.

P. 安妮·斯科特，护理伦理中的主要概念与议题.

DOI 10. 1007/978-3-319-49250-6 _ 5.

引 言

自 19 世纪以来,陆续有学者将伦理学应用于护理实践中。玛莎·福勒(Marsha Fowler,2016)指出,从 19 世纪 90 年代到 20 世纪 60 年代,大约有 50 篇护理伦理的相关文献发表。其中很多是护士写的,但也有一些是社会工作者、牧师或医生写的。这些文献讨论了保密、讲真话、医院的气氛(我们现在称为道德氛围)以及对患者、家庭、医生、护士本人、她/他的朋友、她/他的医院和学校以及其他护士的责任。这些讨论在今天仍然有意义。玛莎·福勒认为,早期的护理伦理是:

> 它有效地将护理伦理从仅仅局限于"床边伦理"的范畴,延伸到"社会问题和社会结构"的范畴。这些早期要求是当代护士关注健康差异的前提。然而,这些对社会伦理和社会正义内容中的历史要求以及护理伦理历史文献的分析表明,护理人员对社会正义的看法与关于分配的生物伦理学论述并不太吻合,而且在精神上与贝尔(Baier)、赫尔德(Held)、基泰(Kittay)、特龙托和当代其他人的观点更接近,他们对结构性不平等的关注远远超过对医疗卫生成本和可及性的关注(玛莎·福勒,2016)[11]。

贝尔、赫尔德、基泰和特龙托只是一些主要的理论家,他们对将伦理学应用于护理中的特定方法作出了贡献。这就是所谓的"护理伦理"或"护理伦理学"。尽管不同的研究者——主要集中在欧洲和美国——有不同的观点,但是这一方法强调了护理关系的首要地位。它侧重于正义、原则和职业客观性,被认为是对生物伦理学缺陷的弥补,因为它在护理和护理伦理实践方面提供了一个更为广阔的分析视角。

在本章中,我将概述护理伦理的演变并解释护理伦理的核心要素。我将讨论两位护理伦理理论家特龙托和克里斯·加斯特曼的观点对护理实践的影响,并考虑护理伦理在护理场景下的伦理方面的潜在影响。最后,我将总结护理伦理的一些优势和不足。

护理伦理的演变

护理伦理的兴起,被普遍认为与 1982 年卡罗尔·吉利根的著作《心理学理论与妇女的发展》有关。虽然早期护理学学者、女权主义者和其他哲学家的著作中提及了护理伦理的特征[如梅洛夫(Mayeroff),1971],但卡罗尔·吉利根的观点被认为开创了一种特殊方法,这种特殊方法后来被称为"护理伦理"或"护理伦理学"。大约在同一时期，内尔·诺丁斯出版了《关爱：女性道德观》(1984)，这本书与卡罗尔·吉利根和后来的护理伦理学家所确定的主题有很多共同之处。迈克尔·斯洛特(Michael Slote，2007)[10]认为，"第一个试图阐明护理伦理的人"是内尔·诺丁斯，而不是卡罗尔·吉利根。然而，人们通常认为卡罗尔·吉利根是创始人，她的研究作为该方法的背景最具启发性。

卡罗尔·吉利根的研究对美国心理学家劳伦斯·科尔伯格(Lawrence Kohlberg)早期著作中的一些发现和他对道德发展阶段的观点提出了挑战。她向两个 11 岁的孩子——杰克和艾米，讲述了劳伦斯·科尔伯格设计中的一个两难处境。卡罗尔·吉利根(1982)[25,26]将情况描述如下：

这些 11 岁的孩子被要求解决的困境是劳伦斯·科尔伯格的一系列研究之一，即通过呈现道德规范之间的冲突并探究他们解决的逻辑来衡量青少年的道德发展。在这种特殊的困境中，一个名叫海因茨的男人考虑是否通过偷一种他负担不起的药来挽救他妻子的生命。在劳伦斯·科尔伯格的标准访谈程序中，对困境本身的描述——海因茨的困境、妻子的疾病、药剂师拒绝降价——紧接着"海因茨应该偷药吗？"这个问题而产生。支持和反对偷窃的原因通过一系列不同的问题来探究，这些问题改变并扩展了困境的参数，以揭示道德思想的基本结构。

卡罗尔·吉利根解释了杰克如何进行逻辑反应，因为他认为这个问题"有点像人类的数学问题"[26]。一方面，他把这个问题看作是"财产和生命的价值"之间的冲突之一，并得出海因茨应该偷药的结论。杰克认为法官"应该给海因茨最轻的判决"。另一方面，艾米对困境的反应不同并显得不确定。她认为海因茨不应该偷药，而应寻找其他方法，例如借钱购买药品或申请贷款。她关注了盗窃的后果：

如果他偷了药品，他可能会救他的妻子，但是如果他真的这么做了，他可能不得不进监狱，因为不能得到更多的药品，他的妻子可能会病得更重，这可能并不是一个好的结局，所以他们应该好好谈谈，找到其他赚钱的方法[28]。

卡罗尔·吉利根指出，与杰克不同的是，艾米并没有把这一困境看作一个数学问题，而是把它看作"一个连接的网络，一个由交流过程维系的关系网络"[32]。卡罗尔·吉利根对两者反应的分析很好地强调了以逻辑和法律为基础的伦理与"不同声音"的关注之间的区别：

相反，在她看来，这个世界是由关系组成的，而不是由独立的人组成的，这个世界是通过人与人之间的联系，而不是通过各种规则体系联系在一起的。她发现，这个两难境地的困惑在于药剂师未能对海因茨的妻子做出回应。"如果某人的生命能够得到挽救而不去救是不对的",她认为,如果药剂师看到他拒绝降低价格的后果,他就会意识到"他应该把药品给海因茨的妻子,然后让海因茨偿还这笔钱"。因此,她认为解决这一困境的办法是让药剂师更清楚地了解海因茨妻子的情况,如果失败了,再去寻求其他人的帮助[29]。

在卡罗尔·吉利根的文章中讨论的许多例子均表明关于伦理学的不同思考方式。她写道[173]:

我的研究表明,男性和女性可能会说不同的话语,他们以为这些话语是相同的,他们使用相似的词语来编码自我和社会关系的不同经历……这可能存在系统误译的倾向,从而造成误解,阻碍沟通并限制了可能的合作关系和护理关系。与此同时,这些话语以关键的方式相互表达。正如责任的话语提供了关系的网络意象来取代随着平等的到来而消失的等级秩序,权利的话语不仅强调了在护理网络中他人的重要性,而且也强调了自我的重要性。

在卡罗尔·吉利根1982年的文章结论中,得出了两种截然不同的伦理观点[174],它为之后护理伦理的发展奠定了基础。

要理解责任和权利之间的紧张关系是如何维持人类发展的辩证关系,就需要看到两种完全不同的经验模式的完整性,而这两种经验模式最终是相互联系的。正义的伦理是建立在每个人都应该被平等对待的前提下,而护理伦理则建立在不伤害任何人的前提下。在成熟度方面,就像不平等对不平等关系中的双方都有负面影响一样,两种观点都一致地认识到暴力对参与其中的每个人都是毁灭性的。这种公平与护理之间的对白不仅使人们对两者的关系有了更好的理解,而使人们对成年人的工作和家庭关系也有了更全面的理解。

卡罗尔·吉利根关于伦理和道德发展的两种不同方法的早期研究和结论至今仍有很大的影响。然而,她的研究也有局限性。例如,特龙托(1993)指出,卡罗尔·吉利根的观点并没有挑战私人与公众生活、正义与护理之间的界限。其中一个不良后果为把关怀降格到私人生活中,就会被认为是政治领域之外的,而不被认为是公共生活的一部分。特龙托认为,卡罗尔·吉利根和劳伦斯·科尔伯格的观点都"维护了相对特权阶层的地位"[96],而评判护理的价值应该被视为道德和政治过程。

有人提出了一些理论,强调了以下观点,即护理伦理是一种可辩护的替代正义伦理的办法,或者应该是两者的结合。这些观点被哲学家和女权主义者所发展,如特龙托(1991)、费舍尔(Fisher,1993,2013)、赫尔德(1993,2006)、基泰(1999,2002)和萨拉·拉迪克(Sara Ruddick,1989)。特别是在护理方面,像克里斯·加斯特曼、彼尔·诺夫特(Per Norvedt)和海伦·科伦

（Helen Kohlen）这样的伦理学家继续发展了这种观点并将之应用于实践。要公正地看待所有护理伦理学家的观点是不可能的，因此我把重点放在两个方面。在讨论特龙托和克里斯·加斯特曼的贡献之前，我们将首先讨论关于基泰观点的一个方面——护理伦理的核心。

护理伦理的核心

在护理伦理方面存在着许多差异，许多观点也在不断发展。很难确定所商定的方法是什么。政治理论家斯蒂芬妮·柯林斯（Stephanie Collins，2015）巧妙地提出了一个护理"口号"和四项主张。"依赖关系产生责任"是其口号，四项主张中"捕捉什么是独特的护理伦理"被详细介绍，并给出一些建议来说明它们与护理伦理和其他伦理学方法的关系：

主张 1 "伦理学理论应该积极支持涉及同情的思考，并直接关注具体细节。"这一主张表明，大多数伦理学理论都符合这一要求，并有可能应用于护理实践。似乎难以想象会有一种伦理学理论对具体细节漠不关心，具有包容人类的同情心和道德生活情感成分的伦理学理论，如德性伦理学，也支持这一主张。

主张 2 "只要它们对所涉及的个人有价值，关系就应该：①被视为道德范式②；②重视、保留或促进（视情况而定）；③被认为是产生重大责任的原因"。③护理伦理的关系焦点不同于大多数其他伦理学理论。例如，它不是四原则方法或功利主义的焦点。但是，它是"关系伦理学"的关键特征［波拉德（Pollard），2015；奥斯汀，2006］。

主张 3 "护理伦理有时要求行为人具有关怀的态度，即：①以利益为目的或影响利益的事物；②对这些利益做出积极回应（如促进、尊重等）；③使行为人的影响、欲望、决定、注意力等受到行为人对利益持有者看法的影响。"在护理实践背景下，护理伦理始终要求行为人采取关怀态度，注重对他人利益的积极回应。这可以说是与美德伦理共有的一个要素④，因此，护理美德是一种道德倾向，有助于护理学研究的蓬勃发展［班克斯（Banks）和安·加拉格尔，2009］。

---

②按照道德范式，斯蒂芬妮·柯林斯（2015）[35] 的意思是护理关系应该延伸到亲属之外，即我们应该对非亲属采取同样的态度。

③从探讨护患关系的视角审视护理实践的道德伦理领域请参阅本书第 1 章的相关内容。

④请查阅本书第 4 章关于美德伦理的介绍。

主张 4 "护理伦理要求行为人：①在其感知到某个有道德的人（接受者）拥有的利益（可能是默认的）意图（或以某种方式实现）下执行行动；②如果需求的强度是意图价值的复杂函数，那么行动将满足利益的可能性及利益被适当描述为需要的程度。"对他人的需求做出回应，尤其是那些被认为是最脆弱和最依赖他人的人的需求，是护理伦理的一个核心特征，并且可以说它是适用于护理的任何伦理观点的焦点所在。伦理的方法可以被描述为目的论，带着目的或目标，尽管期望的目标本质不同，但目的论总是相似的。在护理伦理中，斯蒂芬妮·柯林斯提到了利益和需要。在功利主义的观点中，大多数人的幸福或利益是最终的追求[⑤]；在德性伦理学中，追求的最终目的是人类的繁荣（班克斯和安·加拉格尔，2009）。

斯蒂芬妮·柯林斯接着说，虽然这四项主张抓住了护理伦理的独特性，但它们需要一个整体的统一原则。这被描述为"依赖原则"，它有四个组成部分："有一项重要的利益没有得到满足；行为人有足够强的能力来实现这一利益；行为人所采取的最有效的措施不是太昂贵；与其他行为人相比，实现该利益的成本最低"[97]。

斯蒂芬妮·柯林斯所概述的四项主张体现了护理伦理的核心特征和正当性。当考虑到依赖原则时，它们也可以得到更充分的证实（2015）。然而，作为日常护理实践的规范处方，它们在某种程度上是难以捉摸的，并且与应用于护理的其他伦理学理论没有那么明显的区别。例如，它与德性伦理学和关系伦理学有明显的相似之处，而与以自我为中心的伦理学有所不同。护理伦理中特别有价值的是认识到护理是至关重要的，任何对护理的分析都需要道德和政治方面的见解。最重要的护理伦理学家之一特龙托，将她所掌握的道德和政治方面的专业知识用于向个体、组织和社区分享她对护理的见解和影响。

特龙托的护理伦理观点

2013 年是特龙托的著作《道德边界》（1993）出版的 20 周年。在特龙托的著作中，护理伦理的许多特征对护理和其他护理实践有直接的和明显的影响，并且已在许多地方被讨论，例如，在纪念《道德边界》20 周年的文章中，安·加拉格尔（2014）对特龙托的理论进行了阐述。本章将讨论特龙托理论的三个

---

⑤有关功利主义的介绍，请参阅本书第 3 章的相关内容。

观点：她对护理阶段的描述及与之相伴的伦理态度；她对护理和护士角色的解释；她对不道德行为的解释。首先，让我们了解特龙托和费舍尔提出的"护理"的定义（1991）[40]：

在最普遍的层面上，我们建议把关怀视为一种物种活动，包括我们为维持、延续和修复我们的"世界"所做的一切，以便我们能在其中尽可能更好地生活。这个世界包括我们的身体、我们自己和我们的环境，我们试图将所有这些交织在一张复杂的、维持生命的网络中。

特龙托（1993）指出，他们的定义有意强调了关怀包括对非人类主体的照顾；它不局限于个人或"两两之间"，而是应该被视为更广泛的社会网络的一部分；它是"文化上的定义"并且正在进行中。特龙托（1993）概述了护理的四个阶段及每个阶段应具备的伦理态度（表 5-1）。

表 5-1　特龙托的护理阶段

护理阶段	伦理态度
关心：这涉及对"关怀必要性的认知"，包括关心、担心某人或者某事，还可能包括向有需要的慈善机构捐款	专注：从注意到需要照顾
照顾：照顾过程的下一步包括负责提供照顾和照顾别人。这可能包括安排照顾孩子或年老的亲戚	责任：改善某人的处境
照护："直接满足护理需求"，包括向某人提供护理支持及护士和其他护理人员的活动	能力：拥有满足护理目标所需的知识、技能和价值观
反应：护理对象对护理的不同关注及他们对护理的反应和反馈	回应：说"谢谢"，积极地对护理服务做出反应

人们"关心"许多问题，如个人和艺术品，然而，他们可能只会注意到护理的需要。"照顾"需要更多的投资，需要承担起改善他人处境的责任。这可能涉及向慈善机构捐款，或者就个人而言，安排亲人在住所、住宅或托儿所接受护理。第三阶段，"照护"需要谨慎地直接参与，需要有足够的能力提供适当的护理。护理的第四阶段涉及护理对象的反应能力，即他们能够提供的反应。那些昏迷患者、精神病患者、幼小或患严重痴呆症者可能无法意识到接受护理的经历或认识到护理造成的差异。

关于护理和护士的作用，特龙托（1993）[117] 明确阐述了护理在社会中的重要性和价值。她的观点显然也具有政治维度：

护理是一项困难的工作，但它是维持生命的工作……尽管护士能够看到护理的价值，但这并不能否认在整个社会中护理的重要性被低估这一基本事实。当我们考虑诸如金钱和声望之类奖励的分配时，很明显，我们在此之前还应重视其他更多东西。

认识到护理的价值，就会对我们社会的价值结构提出质疑。护理既不是对妇女的狭隘关注，也不是一种次要的道德问题，更不是社会上最贫穷的人从事的工作。护理是人类生活的中心问题。现在是我们开始改变我们的政治和社会制度以反映这一事实的时候了[179]。

尽管人们认识到护理的重要性，但有时存在护理缺陷，即护理对象被忽视、羞辱和虐待[弗朗西斯，2013；巴布(Bubb)，2014]。根据特龙托的说法，当资源不足或护士自身的需求得不到满足时，就会出现一些违规行为。他们可能会对自己负责的患者产生怨恨。特龙托写到（特龙托，1993）[143]：

护士常常对自己未满足的需求感到愤怒。如果护士无法意识到这种愤怒，则他们可能会怒对自己所护理的患者。也许有些愤怒是合理的，但是当它颠覆了护理过程本身时，就构成了严重的伦理问题。

基泰(2002)也对护理缺陷和虐待的主题进行了研究，特别是对学习障碍患者的公益护理服务。她认为，当护士的地位受到剥削时，患者可能会成为受害者。她写道，"在这样的社会里，关心将是最少的，无情的护理将是不可避免的"[269]。她接着说：

负责提供护理服务的护士的虐待行为，不仅贬低了心智残缺的人的社会地位，而且还贬低了护士本身的地位。如果我们想要消除对智力缺陷者生活的偏见和不理解，我们可以从对待他们的护士开始，就好像他们很重要（因为他们确实重要）。要做到这一点，我们需要为护士提供条件，使他们能够出色地完成工作，并得到与他们劳动强度相匹配的适当补偿，鼓励他们对所护理的对象产生同情和共鸣[270]。

对护士的关爱也是首要的问题。理解护理实践中不道德行为的原因也是如此。鉴于最近备受关注的医疗丑闻，这一点尤为紧迫。特龙托和基泰认为，对事件的理解应从对个体的指责延伸到社会和政治方面。特龙托（2013）在最近的著作中就提及了巴恩斯(Barnes)等(2015)[4] 所介绍的"女权主义美德伦理的政治特征"。接下来将讨论一位以护理伦理学著作闻名的欧洲哲学家和神学家的观点。

克里斯·加斯特曼的护理伦理观点

克里斯·加斯特曼 20 多年来一直积极参与伦理哲学和伦理实践方面的研究，并将其应用于护理。他的研究和学术在解释日常护理实践的伦理要素方面具有影响力，他在 1998 年、1999 年、2011 年和 2013 年的著作中均有阐述。这里将以他的几篇论文为重点，即他与卡斯特雷（de Casterlé）和舒曼（Schotsmans）合作研究的护理作为一种伦理实践和良好护理的概念的文章（克里斯·加斯特曼等，1998），以及最近关于提升护理的文章（克里斯·加斯特曼，2013）。

在 1998 年的文章中，克里斯·加斯特曼，卡斯特雷和舒曼提出了一种模式，即"护理是一种道德实践"，它包括三个主要部分：护理关系（护理实践的条件）、护理行为（"美德与专家活动的融合"）和被描述为"护理实践的最终目标"的"良好护理"。关于护理关系，克里斯·加斯特曼等（1998）讨论了护士作为护理提供者和护理接受者的观点。他们写道：

一般而言，护理可以被认为是一种特殊的方式，即在某一背景下，将自己与他人联系起来，并关注对他人（患者）和自己（护士）的保护与发展[49]。

克里斯·加斯特曼和他的合著者强调了患者与他人之间的差异。认识到患者独特性和价值的重要性，可以帮助他/她成长并最大程度地过好"自己的生活"[49]。讨论的重要观点之一是关注自我护理。有人认为，如果护士要照顾好患者，就必须先照顾好自己。在特龙托（1993）和内尔·诺丁斯（1984）的研究的基础上，他们认为，患者在根据他们的护理需求来解释和判断护理的方式中起着重要作用。根据克里斯·加斯特曼等（1998）的观点，护理行为是美德（护理的利他美德与认知、情感动机的结合）和专家活动（包括技术能力）的融合。

护理可以被定义为：

一种以关系为基础的行为，旨在为（通常是生病的）人类提供良好的护理[52]。

对于克里斯·加斯特曼和他的合著者来说，良好护理是"护理实践的目标和基础"。为了更好地理解和阐明"良好护理"的含义，他们借鉴了欧洲关于"成为人类"的哲学观点[59]。该观点详细阐述了患者的 6 个维度：生理、关系、社会、心理、道德和精神。理解"良好护理"这个概念被认为需要运用心理学、哲学、社会学、护理学和医学的观点。总之，护理被描述为一种包含 3 个组成部分的实践：护理关系、美德与专家活动的融合及"良好护理作为护理实践的目标"。

克里斯·加斯特曼和他的合著者认为，良好护理需要 6 个方面要素的参与：

护理不仅仅是在概念中可以区分的各个方面的总和。对良好护理的全面描述涉及许多维度，而不仅仅是分离属性和思想领域的并置。如果没有从各种人文科学(如哲学、心理学、社会学、护理科学和医学)中借鉴数据,就不可能构建一个诸如"良好护理"这样的伦理学概念。但从伦理学的角度来看,不能将各个组成部分分开考虑,因为他们是相互影响和相互借鉴的(克里斯·加斯特曼等,1998)[66]。

由克里斯·加斯特曼提出的另一个护理伦理概念被描述为"提升尊严的护理"(克里斯·加斯特曼,2013),它以3个核心思想为中心:尊严、关怀和脆弱性。克里斯·加斯特曼写道,医学伦理学的许多学术研究都集中在四项原则上——自主、不伤害、有利和公正。然而,这种方法(原则主义)涉及诸如"要做什么"或"要采取什么行动或决定"等问题。克里斯·加斯特曼认为,护理并不涉及孤立的决定,而是"照顾患者要经过整个护理过程"。他认为,我们需要明确3个部分:生活经历(脆弱性)、解释性对话(护理过程)、规范性标准(尊严)。这3个部分是"伦理学框架的一部分,可以激发我们对护理伦理本质的反思"[146]。我们需要对这些概念进行进一步的探讨,其中一些将在下一节中加以阐述。

实践情境:案例研究

以下是一个关于焦点小组的护理情况的案例,该案例来自一个研究项目(RIPE项目),在该项目中评估了3种不同的住院患者伦理教育方法[加拉格尔等,2016;加拉格尔和考克斯(Cox),2015]。假定住院患者承担被护理者的角色,由护理专业学生进行护理。以用餐时间为背景,一位被护理者试图用一只手吃一片奶酪蛋糕:

我一直想拿起整块奶酪蛋糕,因为它很黏,我想把它拿起来,但是我拿不到。在我意识到这一点之前,她的手已经伸到桌子对面了,她甚至没有看我一眼,她就那样动了一下奶酪蛋糕,然后继续和我说话。仅仅通过一个简单的动作我就吃到了奶酪蛋糕。那太棒了,因为她没有问:"哦,你想得到什么帮助吗?"只是一个温柔的小动作……是的,每个人都知道这只是一只手的滑动,把手指放在上面,然后继续说话……没有人……我甚至没有注意到她做了,直到我吃到奶酪蛋糕。(RIPE项目焦点小组5)

扮演护士的护理专业学生分享了她对相同情况的看法:

我不想剥夺她吃奶酪蛋糕的能力,因为我本可以说:"把奶酪蛋糕给我,我会帮你"或者"让我来帮你舀一勺吧……"我想让(被护理者)自己吃奶酪蛋糕,她有能力用自己完好的手去完成这件事。我认为仅仅通过这么轻微的干预,就能让她有更多的能力自己吃奶酪蛋糕。(RIPE项目焦点小组5)

这两段摘录提供了一个案例，即护士评估被护理者需要什么，并以她准许的方式行事。护士自发地和以非语言的方式回应被护理者的需求。从护理伦理的角度来看，学生护士易受被护理者的脆弱性和潜在的不尊重的影响。正如被护理者所言，她的缺陷没有公开，也没有引起人们的注意，这可能会导致尊严的丧失。关于其他护理伦理概念和维度的相关性，我们可以借鉴特龙托的 4 个护理阶段，重点是与提供护理和接受护理相关的能力和回应态度。

在克里斯·加斯特曼等（1998）列出的良好护理的 6 个维度中，生理、关系和道德似乎是最相关的。他们指出，提供护理以维持和改善患者的身体状况是良好护理的重要组成部分。他们明确地讨论了饭菜的供应问题：

吃饭不仅是为了纯粹的生理目的，而是对食物的功能性消费。医疗卫生机构的膳食服务是一个非常重要的例子，必须超越膳食的营养功能，才能体现出其人文属性……通过谨慎和尊重的方式接近患者的身体，护士可以见证患者获取护理服务和人类为尊严而努力的过程[60]。

该案例还涉及另一个维度，在此维度上需要为发展护理关系提供空间。用餐时，就像此案例中的社会背景下，需要对其他接受护理者如何看待干预措施保持敏感。一种微妙的、非语言的干预似乎符合接受护理者的需要。因为这个案例来自模拟的护理伦理教育干预，所以可能存在实践的真实性问题。然而，案例中接受护理者和护理提供者都表达了"良好护理"的影响。那么，诸如脆弱性、尊严、关怀、能力、关系和回应等概念似乎适用于这个模拟实践案例，并与护理伦理研究文献产生强烈共鸣。如果要通过另一个伦理视角来考虑这一点，如用四原则理论［比彻姆（Beauchamp）和切尔德里斯（Childress），2013］[6]，则可以形成不同的概念。那么，重点也许应该放在尊重自主权、权衡利益与潜在伤害及公正等方面。如果我们要借鉴德性伦理学理论，则除了谨慎外，美德还可以被认为是尊重和善良。

护理伦理的优势和不足

护理伦理在护理实践中的优势似乎很明显，因为它涉及护理的基本伦理方面。很难想象，与护理伦理相关的讨论如何能够在不涉及脆弱性、尊严、接受能力及护理本身的概念和价值的情况下进行。然而，具有挑战性的方面是被讨论的方法。例如，莫琳·桑德·施陶特（Maureen Sander Staudt）对护

---

⑥比彻姆和切尔德里斯的四原则即尊重自主原则、不伤害原则、有利原则和公正原则。

理伦理提出了 6 种潜在的批评：它是一种"奴隶道德"；它在经验上存在缺陷；它"理论上是模糊的"；它是狭隘的；它是本质主义的；它是模棱两可的。

"护理伦理是一种奴隶道德"——桑德·斯托特指出，"奴隶道德"一词是由哲学家尼采提出的，他认为受压迫的人倾向于"发展道德理论，重申屈从的品质是美德"。护理伦理支持女性受压迫的观点值得进一步关注。正如桑德·斯托特所言："这一反对进一步意味着关心的声音可能不是一种真实或授权的表达，而是一种虚假意识的产物，它将道德成熟等同于自我牺牲和自我贬低。"

护理伦理在经验上存在缺陷——这一批判集中在卡罗尔·吉利根研究的可信度上。据称，她的样本过于狭窄和同质化。

护理伦理在理论上是模糊的——有人认为护理伦理与其他伦理学理论没有明显区别，并且具有许多相同的价值观，如平等、自主和公平。尤其是当关怀被看作一种美德时，它与美德伦理有特别的相似之处。

护理伦理是狭隘的——这种批评主要针对内尔·诺丁斯的说法，即护理义务主要是对那些亲近的人，而不是对远方的人。有人担心，"如果没有更广泛的正义感，护理伦理可能会导致任人唯亲和偏袒"。

护理伦理是本质主义的——在护理伦理中，有一种批判倾向是关注一个（给予照顾的）母亲和一个（接受照顾的）孩子的二元模式，这种模式将母亲过度浪漫化，并不能充分地代表个体的丰富经验。性别群体之间的差异往往被忽视，性别认同和性取向的复杂性被淡化。最近关于护理伦理与"交叉性"之间关系的讨论[沃德（Ward），2015]建设性地参与了这一批评。

护理伦理是模棱两可的——对歧义的指责源于这样一种观点，即护理伦理没有提供具体的指导意义。针对这一批评，莫琳·桑德·施陶特指出了一系列对护理伦理至关重要的原则，例如，护理的起源和基本需要、护理关系的性质和"护理分配范围"等。

结　论

护理伦理是一种在哲学家和社会学家的贡献下继续发展的护理伦理理论。虽然一些理论家选择了关注护理伦理的性别方面，但大多数人没有。越来越多的人认识到，接受关怀并不排除对正义的承诺，护理需要在公共领域和私人领域都得到考虑，因此强调护理的道德和政治基础。特龙托确定了护理和陪伴的 4 个阶段，并对护士角色的讨论和不道德行为的解释（基泰，2002）提供了有益的见解。克里斯·加斯特曼对良好护理和提升尊严的护理的讨论也适用于日常护理情况。莫琳·桑德·施陶特关于护理伦理的 6 种批评所讨论的情况需要随着方法的发展而不断被检验。

　　由于护理伦理目前是一系列不同理论解释的保护伞，它似乎不太可能取代已经确立的方法，如四原则理论、义务论、功利主义、基于权利的伦理学或德性伦理学。希望本章的内容能够有助于理解良好护理的概念和要素。

学习要点

　　• 从 19 世纪中期开始，就有了伦理和护理（尤其是护理）相关的学术研究。

　　• 护理伦理又称护理伦理学，是由卡罗尔·吉利根和内尔·诺丁斯在 20 世纪 80 年代初的研究成果演变而来的。

　　• 特龙托和克里斯·加斯特曼的学术研究为护理伦理提供了有益见解，阐明了日常护理的伦理层面的相关问题。

　　• 对莫琳·桑德·施陶特提出的护理伦理的 6 个批评，应该由所有认为护理伦理在日常护理中有应用潜力的人进行反思和讨论。

　　• 在这一点上，护理伦理不应该被视为在护理中应用伦理的其他方法的替代方案，而应该被视为一种丰富的方法，一种可挑战个人主义、性别化和非政治化的方法。

　　• 护理伦理不断发展，并可能持续为我们长期理解良好护理的道德和政治层面作出贡献。

参考文献

AUSTIN W,2006. Engagement in contemporary practice：a relational ethics perspective[J]. Testo Contexto Enferm Florianopolis，15(esp)：135－141.

BANKS S，GALLAGHER A,2009. Ethics in professional life：virtues for health and social care[M]. Palgrave MacMillan，Basingstoke.

BARNES B，BRANNELLY T，WARD L,et al. （eds),2015. Ethics of care：critical advances in interna-tional perspective[M]. Policy Press，Bristol.

BEAUCHAMP T L，CHILDRESS J F,2013. Principles of biomedical ethics，7th edn[M]. Oxford University Press，New York.

BUBB S，2014. Winterbourne view-time for change：transforming the commissioning of services for people with learning disabilities and/or autism [EB/OL]. https://www. england. nhs. uk/wp-content/ uploads / 2014 / 11 /transforming-commissioning-services. pdf. Accessed 1 Oct 2016.

COLLINS S,2015. The core of care ethics[M]. Palgrave MacMillan, Basingstoke.

FOWLER M,2016. Heritage ethics: towards a thicker account of nursing ethics[J]. Nurs Ethics,23(1):4 - 6.

FRANCIS R,2013. The mid-staffordshire NHS foundation trust public inquiry:final report. http://webarchive. nationalarchives. gov. uk / 20150407084003/http://www. midstaffspublicinquiry. com/report. Accessed 1 Oct 2016.

GALLAGHER A,2014.. Moral boundaries and nursing ethics [M]//In: OLTHUIS G, KOHLEN H, HEIER J (eds) .Moral boundaries redrawn: the significance of Joan Tronto's argument for political theory, professional ethics, and care as practice. Peeters, Leuven: 133 - 152.

GALLAGHER A,COX A,2015. The RIPE project protocol: researching interventions that promote ethics in social care working papers in the health sciences spring[EB/OL]. http://www. southampton. ac. uk / assets / centres research/documents /wphs/AGRIPE. pdf.

GALLAGHER A, PEACOCK M, ZASADA M,et al. ,2016. Care-givers' reflections on an ethics education immersive simulation care experience: a series of epiphanous events [EB/OL]. Nursing Inquiry. DOI:10. 1111/nin. 12174.

GASTMANS C,1999. Care as a moral attitude in nursing[J]. Nurs Ethics,6(3):214 - 223.

GASTMANS C,2013. Dignity-enhancing nursing care: a foundational ethical framework[J]. Nurs Ethics 20(2):142 - 149.

GASTMANS C, DIERCKX DE C B, SCHOTSMANS P, 1998. Nursing considered as moralpractice: a philosophical-ethical interpretation of nursing[J]. Kennedy Inst Ethics J, 8(1):42 - 69.

GILLIGAN C, 1982. In a different voice: psychological theory and women's development[M]. Harvard University Press, Cambridge, Massachusetts.

HELD V,1993. Feminist morality: transforming culture, society and politics[M]. University of Chicago Press, Chicago. HELD V,2006. The ethics of care: personal, political and global[M]. Oxford University Press, Oxford.

KITTAY E F, 1999. Love's labour: essays on women, equality and dependency [M]. Routledge, New York.

KITTAY E F,2002. When caring is just and justice is caring: justice and mental retardation [M]//In: KITTAY E F, FEDER E K(eds). The subject of care: feminist perspectives on dependency. Rowman &Littlefield Publishers Inc. , Lanham: 257 - 276.

MAYEROFF M,1971. On caring[M]. Harper Perennial, New York.

NODDINGS N, 1984. Caring: a feminine approach to ethics & moral education [M]. University of California Press, Berkeley.

POLLARD C I,2015. What is the right thing to do: use of a relational ethic framework to guide clinical dcision-making [J/OL]. Int J Caring Sci 8 (2): 362 - 368. http://

www. internationaljournalofcaring- sciences. org/docs/13_pollard. pdf.

RUDDICK S, 1989. Maternal thinking: toward a politics of peace[M]. Bellentine Books, New York.

SANDER-STAUDT M (n. d.). Care ethic Internet encyclopedia of philosophy[EB/OL]. http://www. iep. utm. edu/care-eth/.

SLOTE M, 2007. The ethics of care and empathy[M]. Routledge, Oxon.

TRONTO J C, 1993. Moral boundaries: a political argument for an ethic of care[M]. Routledge, London.

TRONTO J C, 2013. Caring democracy: markets, equality and justice[M]. New York University Press, New York.

TRONTO J C, FISHER B, 1991. Toward a feminist theory of care[M]//In: ABLE E, NELSON M (eds). Circles of care: work and identity in women's lives'. State University of New York Press, Albany: 40.

VANLAERE L, GASTMANS C, 2011. To be is to care: a philosophical-ethical analysis of care with a view from nursing[M]//In: LEGET C, GASTMANS C, VERKERK M (eds). Care, compassion and recognition: an ethical discussion. Peeters, Leuven: 15 - 31.

WARD N, 2015. Care ethics, intersectionality and post structuralism[M]//In: Barnes B, BRANNELLY T, WARD L, WARD N (eds). Ethics of care: critical advances in international perspective. Policy Press, Bristol: 57 - 68.

第 6 章

人的概念

艾伦·J. 卡恩斯①◎著

赵　娟◎译

摘　要　本章概述了人的概念及其对伦理决策的意义。人的概念可以用于讨论复杂的伦理问题，特别是那些出现在生命之初和生命结束时的伦理问题。尽管哲学思考各不相同，但自我意识、理性和道德行为往往是现代话语中定义一个人的主要特征。在审查护理实践和医疗卫生中的一些伦理问题时，明确人的概念可能是有帮助的。然而，使用"人"这个概念造成的一些后果可能与护理职责相悖，尤其是对那些特别脆弱的人。

关键词　人类；人；潜能；道德行为；理性；自我意识；物种主义

引　言

作为一名护士，当你正在执行注射，测量体温、血压，固定静脉输液管

---

①艾伦·J. 卡恩斯，爱尔兰，都柏林，都柏林 9 号，都柏林城市大学神学、哲学与音乐学院伦理学研究所.

电子邮箱：alan. kearns@dcu. ie.

© Springer International Publishing AG 2017.

P. 安妮·斯科特，护理伦理中的主要概念与议题.

DOI 10. 1007/978-3-319-49250-6 _ 6.

路，更换伤口敷料或给患者喂饭时，你是否曾经想过，在你面前的这个人，无论是一个成年人、一个孩子，还是一个新生儿，是不是一个人？把一个人看成一个人和把他看成仅仅是一个人之间有什么区别吗？乍一看，这些问题似乎有些奇怪。然而，以一种系统的方式，批判性地反思我们日常使用的概念，包括那些我们在护理中使用的概念，也是伦理学的一部分。人类的概念指的是那些属于智人物种的实体，而人的概念是一个特殊的类别，通常具有规范的功能。例如，如果个体是一个人，通常意味着他们应该受到尊重，他们的尊严应得到承认，他们的权利应得到维护②。

但什么是"人"？当我们首先考虑一个人是什么时，我们可能会设想一个人是在过去、现在和未来的环境下对自己的身份有所了解的人。他有思考和沟通的能力，他可以通过选择、偏好和价值观来指导自己的生活，他能够从正确和错误、责任和义务、美德和邪恶的角度来评估自己的行为，他能够做出道德选择并采取道德行动。从这一切可以看出，人是有特别之处的。

然而，当我们开始更深入地探究人的概念时，我们会遇到一些长期存在的重要哲学问题：什么构成了一个人？一个人需要具备哪些属性和特质？一个人是一种理性的实体吗？人的概念适用于谁？人是事实上的人吗？有人不是人吗？有一些动物是人吗？我们如何回答这些问题可能会产生重大的道德影响。

研究人的概念的描述性意义和规范性意义的任务可以通过不同的方式来推进强有力的哲学立场和伦理结果③。然而，本章的目标不是主张或支持人是什么的特定观点，而是提供一些当代关于人的概念及其对护理和医疗卫生伦理决策的意义的主要定义要素的概述④。

人的概念的重要性

一般来说，重要的哲学概念的发展是在对人类生存问题的深入研究中逐

---

② 见下文关于人的概念的重要性一节，第 67～69 页。

③ 本章概述的各种人的概念并不代表作者的观点。本章主要是对人的概念的一些主要观点进行分析。

④ 在哲学、神学和生物伦理学领域，有大量的文献研究了这一主题，以及著名学者提出的各种人的概念，与这些概念相关的问题在本章范围内是无法解决的。这是一个十分庞大的话题，有着各不相同的说法。这里的考虑将限于关联性最强的哲学家和他们的观点在这场辩论中的概述，而不是详细分析他们的立场的复杂性。

渐产生的。最初讨论⑤人的概念的目的被认为是必要的和至关重要的，原因有很多。例如，在公元3世纪和公元4世纪CE⑥人的概念被用来解决基督教对上帝作为"三位一体"和耶稣基督作为上帝和人的理解方面的一些令人困惑的问题［扎格泽布斯克（Zagzebski），2001］⁴⁰⁴。公元6世纪的哲学家波爱修斯（Boethius）提出了关于"人"的第一个哲学概念（克拉克，1992）¹⁴。当他在哲学上把人定义为"理性本质的个体物质"［泰希曼（Teichman），1985］¹⁷⁵时，它仍然是出于宗教原因，因为它发生在关于对"三位一体"和耶稣基督化身的理解的讨论中（克拉克，1992）¹⁴。

今天，人的概念不仅与此类神学问题有关，而且可以用来证明可能影响护理实践和医疗卫生的严重伦理问题上的某些立场。医学和技术上的巨大进步为我们提供了许多积极的可能性，包括提高护理和医疗卫生对疾病做出反应的有效性。医学研究的不断突破使人的概念得到了新的重视，并推动了旨在与当代世界接轨的人的概念的发展。举几个例子：我们如何构建一个有用的、适用于激烈争论的人的概念，比如生命之初的研究进展及我们可以在一个培养皿中创造生命的事实？如果一个胚胎被认为不是一个有道德地位和权利的人，那么知道这一点可以做出以下决定：要么对其进行研究，要么在试管受精（体外受精）过程中丢弃多余的胚胎，因为这可能不存在伦理问题。此外，关于堕胎的辩论常常提供了一个背景来研究生命何时开始、生命的早期阶段应如何评估及在生命的早期阶段是否有个体生命等问题。堕胎辩论往往可以引导人们谈论人的概念。例如，一方面，如果一个胚胎被认为不是一个人，那么生命中对这一发展阶段所赋予的价值可能与对儿童或成人所赋予的价值不一样；另一方面，如果一个胚胎被认为是一个人，那么很明显，决定是研究它还是抛弃它将更加困难。人的概念可以用来质疑胚胎科学研究、某些生殖技术和堕胎的合法性⑦。

如果认为早产儿和非常小的婴儿不是人，那么我们可能对他们没有特别的伦理义务，或者我们对他们的伦理义务可能会减少，他们可能没有或仅仅拥有非常少的伦理权利。了解这一点可能会澄清一些关于护理他们的伦理问题，特别是在他们病得很重、没有康复前景的情况下。另外，如果早产儿和非常小的婴儿被认为是人，那么他们将享有与成年人相同的伦理权利和要求。

因脑干死亡标准而出现的生命终结问题，通过人工通气、人工营养和补

⑤关于人的概念演变的一个非常好的历史概述可以在克拉克（Clark，1992）的文章中找到。
⑥CE指共同时代。这是当前日历时间的总称。有时使用CE代替AD，即Anno Domini。
⑦请参阅本书第9章关于生命之初的伦理问题的进一步讨论。

液人为地延长生命，例如持续植物状态，也是个体生命终结时关注的焦点⑧。在其中一些情况下，如果个人被认为不再是一个人，那么这可能会使结束生命的某些决定更加明了，因为这会使伦理问题减少或者消失（尽管我们仍然希望在这些情况下，根据这些人所处的状态很好地对待他们）。另外，如果一个人仍然被认为是一个人，那么我们就会对他们有特殊的伦理义务，这是由他们的伦理权利和要求引起的。

这些伦理问题可以从许多角度来审视，如原则主义和其他现当代的伦理学理论⑨。在这些讨论中还可以使用人的概念，使护士和其他医疗卫生专业人员清楚地认识到这一点，并使他们能够采取措施解决生命之初和生命结束时产生的伦理问题。

区分人与人类

日常交谈中，我们通常不会区分人和人类，或者认为两者一开始就可能存在区别。在日常讨论及小说、报纸等出版物中，这两个术语经常被互换使用。在《牛津英语同义词词典》中，"person"这个词源于拉丁语"persona"，意思是演员戴的面具（2007）[765]。然而，在哲学界，人们普遍承认人与人类之间的区别[卡德拉克（Kadlac），2010][421]。"人类"一词是指属于智人物种的实体，而"人"的概念是一个哲学、伦理和法律的概念⑩。因此，对某些人来说，人类与人的范畴在伦理学上并不等同。承认人类与人之间的区别可以引发一些可能的立场。

首先，人的概念不能缩小或限制于任何特定的物种。原则上，人类可能不是唯一可以成为人的物种。因此，从理论上讲，任何存在于我们广阔的宇宙中具有某些属性和特征的实体都可能是人，他们的表现形式可能是某些特定的动物或其他的生命形式。不将人的概念限定在任何特定物种上，我们就不能被指控为物种主义，换言之，因为人属于同一物种，我们会对同物种的成员给予偏爱（辛格，1993）[88]。如果物种成员资格是人格的基本要求，那么它就像一道防火墙，阻止其他实体获得人格地位。通过将人的概念从"人类"中

---

⑧请参阅本书第 10 章关于生命结束时的伦理问题的进一步讨论。

⑨比彻姆和切尔德里斯（2013）提出的生命伦理学的四原则就是原则主义的一个例子。义务论和功利主义是现代伦理学理论的代表（见本书第 2 章、第 3 章）。护理伦理是当代伦理学理论应用的一个例子（见本书第 5 章）。

⑩根据法律规定，公司可被视为"人"。

剔除，将其他实体的物种作为"人"并因此认可他们作为"人"的尊严的可能性就潜在地增加了。例如，任何致力于动物权利的支持者都会发现人与人类之间的区别，就像某些动物可能是人，或者实际上是人，并且应该被当作人来对待。这对于将动物用于研究或作为食品，以及圈养或将动物用于体力劳动具有重要意义。

其次，人与人类之间的区别可能导致这样一种观点，即一个独立的人，根据其发展和健康阶段，可能尚未成为一个人，或者可能已经不再是一个人⑪。个体不仅可以成为人，而且可以不再是人而仍然生活。换句话说，它们在生物学上是活着的。如果有些人类可能不是人，或者确实不是人，这可能对他们在医学研究、护理和治疗中的应用产生重要影响。这并不一定意味着我们对待"非人类"不好，但我们可能没有义务像对待人一样对待它们。在这种情况下，我们可以参考福利权和自主权（以及由此延伸的义务）之间的区别⑫。换句话说，我们可能要宣称在某些情况下"非人类"可能拥有福利权，但没有自主权。简言之，如哈里斯（2002）[95]所说，福利权关注的是被照顾或被提供，而自主权关注的是做出个人选择和决定的权利。福利权是由国家授予和保护的，例如特定的生活标准（联合国，1948，第 25 条），可以给那些没有自主权的人。而自主权属于那些能够做出自主选择和决定的人。福利权往往是"积极的"（例如，国家为长期患病的人提供福利，防止他们失去就业机会），而不是"消极的"（例如，不被禁止自主决定自己的人生目标）［格里芬（Griffin），2000][28]。那些被认为是"非人类"的人不是具有权利和义务的自主行为人，但是他们可以被赋予福利权。例如，在伦理研究中，当需要弱势群体（如非常年幼的儿童）参与医学研究时，人们都深刻地意识到需要确保他们得到照顾，不受剥削，他们在法律上享有的权利应得到维护。但与此同时，人们普遍认识到，很小的孩子们没有自主权，因此不能行使他们的知情同意权。在这种情况下，通常有效的同意只能由父母或法定监护人批准⑬。

虽然对人的概念的哲学反应各不相同，但自我意识、理性和道德行为往往是现代话语中定义一个人的主要特征。虽然这种关于人的概念的广义看法是普遍共有的，但它无疑是具有挑战性的。

---

⑪下面将通过约翰·洛克的假想案例研究进一步讨论这一点。

⑫请参阅本书第 7 章关于自主权的讨论。

⑬请参阅本书第 14 章对相关伦理原则的讨论与研究。

人的概念

强调自我意识、理性和道德行为的起源可以追溯到哲学家约翰·洛克 (John Locke)和康德[14]。约翰·洛克强调的是自我意识和思维能力，而康德强调的是一个理性、自主和有能力根据道德法则行事的机构[1735]，例如对人格的定义[吉隆(Gillon)，1985；奥特曼，2014][250][15]。

约翰·洛克在《人类理解论》中讨论了身份和人格的问题。约翰·洛克 (1964)[211,§9]认为，人的概念指的是"……一个有思想的聪明人，他具有理性和反思能力，并且能在不同的时间和地点把自己看作是具有同一种思维的人，只有通过与思维不可分割的意识才能做到这一点……"个人身份的起点包括意识的身份，而不是物质的身份(约翰·洛克，1964)[211,213,§9-10]。自我意识和思维是人格的核心。人的概念是"……一个法医学术语，拥有适当的行为及优点，因此只属于有智慧的人，有能力制定法律，有幸福，有痛苦"(约翰·洛克，1964)[220,§26]。

康德强调对人的尊严和价值的基本尊重，这被许多人认为是他在伦理学领域最重要的贡献之一。人是理性的行为人，可以制定道德法则，也可以自行遵守道德法则。因此，人不应该仅仅被用作达到我们"目的"的手段；他们应该被尊重，因为他们有尊严。康德(2002)[46]断言："……理性的人……被称为人，因为它们的本性已经表明它们是其自身的目的，也就是说，它们不仅可以作为手段被使用，而且还可以作为被尊重的对象……"

尽管约翰·洛克和康德并没有在影响护理和医疗卫生的伦理问题的背景下写作，但是他们遗留的著作继续影响着后代。例如，熟悉人的概念讨论的读者必然会读到辛格的著作，他遵循约翰·洛克的思想，并将其应用于今天的医疗卫生实践中。辛格(1993)[87]认为，人是"自我意识的理性存在"。一个人对自己有一种概念，认为自己是一个有过去和未来的独特存在(辛格，1993)[91,131]。根据辛格的观点(1994)[218]，一个人"……随着时间的推移，能意识到他或她自己的存在，并有能力拥有欲望和对未来的计划……"辛格 (1994)[206]认为，从逻辑学上说，并非所有的人都是智人物种的一部分，也不

---

[14]请参阅本书第2章有关康德伦理学的概述。

[15]当然，在诸如希腊哲学家柏拉图和亚里士多德等思想家的观点中，都有关于人的概念的更古老的记载。然而，当代生物伦理学和医学伦理学中关于人的概念的伦理立场受到了约翰·洛克和康德的重要影响。

是所有属于智人物种的都是人。辛格的立场是在理性和自我意识的水平上，胚胎的生命并不比非人类动物的生命更有价值（辛格，1993）[169]。在他看来，胚胎不是人。同样的道理也适用于新生儿，因为他们没有理性和自我意识。辛格（1993）[169]进一步指出："如果胎儿没有像人一样对生命的要求，新生儿也没有，那么新生儿的生命也不比那些非人类的猪、狗或黑猩猩的生命更有价值。"

关于人的概念，迈克尔·托雷（Michael Tooley）提出了另一个重要的观点，他认为人的概念是一个描述性的术语，是以道德关注为指导（托雷，1983）[51]。他从生命权的角度讨论了人格的问题。对他来说，拥有自我意识是必不可少的。他的核心论点是，"除非个人至少有一次拥有持续的自我或精神实体的概念，否则他就没有继续存在的权利"（托雷，1983）[121]。

H. 特里斯特拉姆·恩格哈特（H. Tristram Engelhardt）对严格意义上的人和社会意义上的人进行了区分。严格意义上的人有伦理权利和义务，而社会意义上的人只有伦理权利（H. 特里斯特拉姆·恩格哈特，1988）[177]。一方面，严格意义上的人是指具有自我意识、理性和道德能动性的行为人（H. 特里斯特拉姆·恩格哈特，1988）[175,178]；另一方面，人的概念可以作为一个社会范畴，使我们能够将其应用于那些不是严格意义上的人身上。在严格意义上不符合作为人的资格的实体可以被视为社会意义上的人（H. 特里斯特拉姆·恩格哈特，1988）[175]。H. 特里斯特拉姆·恩格哈特举了一个婴儿的例子，他们不是严格意义上的人，但由于他们的社会角色而被视为人。通常，婴儿是在一个家庭的社会结构中长大的，他们在父母和家庭中扮演着儿童的社会角色（H. 特里斯特拉姆·恩格哈特，1988）[176]。正是由于他们与严格意义上的人的社会关系，我们才有了社会意义上的人。例如，也可以将人的社会意识用来评判那些年老体弱或智力严重丧失的人（H. 特里斯特拉姆·恩格哈特，1988）[176]。

然而，其他人则认为人格始于人的概念。精子和卵子的成功结合不可避免地会产生一个以前不存在的新实体。因此，一旦我们有了受精卵，就有了一个人。例如，乔伊斯（Joyce，1988）[199]认为，受精卵是一个人，但它不太发达。李（Lee）和乔治（George，2005）[15]指出："……人是特定种类的生物。"他们进一步指出："……人是一个独特的主体，具有自然推理能力和自由选择能力。这一主体与人类有机体是相同的，因此，当人类有机体出现时，这一主体就出现了，尽管他或她需要几个月甚至几年才能体现出自然推理和自由选择的能力，即从一开始就已经具备的能力"（李和乔治，2005）[16]。

然而，这与文献中倾向于认为胚胎不是人的主流观点相去甚远。甚至早在约瑟夫·弗莱彻(Joseph Fletcher，1974)[5] 的开创性标准中，实体就需要表现出某些特征。约瑟夫·弗莱彻列举了 15 个积极的特征，其中新皮质功能是首要特征。

- 新皮质功能
- 自我意识
- 自我控制
- 对时间的感觉
- 对未来的感觉
- 对过去的感觉
- 与他人交往的能力
- 关心他人
- 沟通交流
- 对存在的控制
- 好奇
- 变化和可变性
- 理性与感性的平衡
- 气质
- 最小的智力

潜在的人

有时有人会争辩，虽然胚胎可能不是一个人，但它是一个潜在的人。因此，它应该被赋予一个人的权利和地位(尽管它不是一个有能力做出道德选择或有道德责任的道德行为人)。然而，人们经常会提出反对意见，认为声称胚胎是一个潜在的人从而给予它具有基本生命权的人的地位，提出这种主张可能有些为时过早。我们通常不认为护理专业学生有合格护士应有的全部权利与义务，尽管我们可以说护理专业学生是一名潜在的护士。乔尔·费恩伯格(Joel Feinberg，1984)[147,148] 用下面的比喻很好地说明了这一点："1930 年，吉米·卡特(Jimmy Carter)6 岁的时候，他并不知道自己有成为美国总统的潜质。这使他当时没有哪怕一点小的权利来向美国陆军和海军发号施令。"因此，仅仅成为一个有潜力的人是不够的，个体需要成为一个真正的人。

伯吉斯(Burgess，2010)[141] 指出了潜在性的 3 种类型。首先是"被动接受"[16]。

如果人们认为一个胚胎有成为一个人的积极潜力，那么这种潜力不是外在的，而是内在的。这意味着，声称胚胎是一个潜在的人与声称它是一个潜在的护士是不一样的，因为护理对个体来说是外在事物，没有定义他/她的本质；任何一位潜在的总统也是同样的道理。

还有更进一步关于胚胎是一个潜在的人的讨论。正如乔伊斯(1988)[199] 所

---

[16]首先，伯吉斯的例子还包括黏土需要雕塑家的加工才能成为雕像；黏土需要外部的东西才能成为雕像。其次是"互动效力"的例子，精子和卵子本身都没有成为胚胎的潜力，即精子和卵子是受到受孕的互动力量的影响才受孕。同样，它们都不是一个潜在的胚胎。最后是"活性效力"，伯吉斯给出了一个胚胎具有成为孩子的积极潜力的例子。

主张的，作为一个整体，每一个具有自然潜能的个体都是一个人，具有认知、意愿、欲望，并以自我反思的方式与他人建立联系。但人类受精卵是一个活生生的个体（或不止一个这样的个体），作为一个整体，具有以这些方式行事的自然潜力。因此，人类受精卵是一个具有巨大潜力的人。

将人的概念应用于护理实践（包括个案研究）

虽然对一些人来说，人的概念可能在关于生命之初和生命结束问题的辩论中非常有用，但它可能会对其他的护理情况造成一些困难。现在让我们用人的概念来考虑下面这个案例。

约翰·奥布赖恩的案例

约翰·奥布赖恩是一位81岁的老人。他因为遭受严重的中风而入院，此后作为住院患者一直留在医院。他有两个儿子和一个女儿，但他们没有就他今后的命运达成一致。约翰·奥布赖恩现在出现了严重的认知能力下降、记忆力减退，并且认知非常混乱……尽管他的妻子两年前就去世了，但他经常谈论她，好像她还活着。有时他想去多年前退休的工厂工作。每天都有越来越多的证据表明他的认知能力在下降。他似乎记不起今天是星期几了。有一天，人们发现他盯着镜子里的自己——似乎他没有认出那个在看他的人。有时他好像认不出自己的女儿了，有时又认得出。女儿说他已经不一样了。他通常在晚上9点左右被要求上床睡觉，但他不想上床，他宁愿去散步。当他尝试下床时，他会被轻轻地要求回去。因为他总是试图下床，所以他被安排到有床栏的床上。现在他变得越来越糊涂了，即使在白天，他的照护者也不希望他一个人去散步，这导致他不得不长时间坐在椅子上。照护者在他面前放一个托盘，以阻止他出去。有一天，没有任何明显的原因，他开始用言语和身体攻击照护者。现在，照护者已经开始给他使用镇静剂了，而这种镇静剂的副作用会使他糊涂、焦躁、嗜睡得更厉害，并且还会流口水。

约翰·奥布赖恩案例分析

上述的场景描绘了那些认知能力和一般能力逐渐退化的人可能发生的情况。在从人的概念的角度来看这个案例前，我们应考虑以下问题：约翰·奥布赖恩晚上想出去散步，或者想从床上（或椅子上）起来，这有什么不对吗？照护者们对约翰·奥布赖恩行为的反应完全合理吗？还是他们使用不合理的制度和惯例来应对那些认知能力逐渐退化的人？照护者们的行为是否侵犯了约翰·奥布赖恩的自主权？约翰·奥布赖恩还有自主权吗？或者更确切地说，约翰·奥布赖恩还是一个人吗？正如我们所见，对于是什么使一个实体成为一个人并没有真正统一的观点。然而，如果我们接受自我意识、理性和道德行为这些广泛的共同特征作为一个人的概念特征，那么就引出了一个重要的问题：约翰·奥布赖恩是否开始失去他的人格，或者约翰·奥布赖恩实际上是否是一个人。

我们看到哲学家约翰·洛克强调自我意识、思考和反思是定义一个人的特征。约翰·奥布赖恩的自我意识和思考能力正在逐渐恶化，我们还会认为约翰·奥布赖恩是一个拥有完全思考能力的人吗？约翰·奥布赖恩继续表现出理性和反思能力了吗？约翰·奥布赖恩真的能做出基于理解和认知的理性决定吗？也许约翰·奥布赖恩能做出一些理性的决定（例如是否出去散步），但他的认知能力是否受到了一定程度的损害，以至于我们仍然乐于宣称他是一个理性的、有思想的人？

约翰·奥布赖恩还是 10 年前的那个人吗？他女儿似乎不这么认为。约翰·奥布赖恩还认为自己是自己吗？他自己对自己生活在过去、现在和未来的叙述肯定产生了偏差。根据辛格的观点，我们能不能把约翰·奥布赖恩看作是一个意识到自己的存在，并且随着时间的推移，有能力、有希望计划未来的人呢？虽然约翰·奥布赖恩似乎倾向于晚上去散步，但很难确定这是他的实际愿望。约翰·奥布赖恩似乎再也没有能力对未来有希望和计划了。关于这个问题，辛格(1994)[197] 的主张是："只有人才想要继续生活下去或者对未来充满计划，因为只有人能够理解自己和自己未来存在的可能性。"很难想象约翰·奥布赖恩有任何对未来的计划，也不清楚他是否可以考虑自己未来存在的可能性。

我们看到康德强调的是一个理性、自主和有能力根据道德法则行事的机构。约翰·奥布赖恩能辨别道德法则并在康德的意义上对它们采取行动吗？约翰·奥布赖恩能做出道德上的决定，并采取表现出意图和同意的行动吗？我们会追究约翰·奥布赖恩对照护者的责任吗？可能不会。此外，虽然这种猛烈抨击可以解释为约翰·奥布赖恩认知障碍的结果，但也可能不是。即使约翰·奥布赖恩在这里证明了他有认知障碍，但这并不意味着他因此就不能进行伦理层面的思考、行动或决策。

总的来说，约翰·奥布赖恩的自我意识水平、理性能力和道德行为能力是否足以让他被认为是一个人？或者约翰·奥布赖恩现在是不是因为他的状况而变得低人一等？虽然约翰·奥布赖恩可能（很快）不再是一个严格意义上的人，使用 H. 特里斯特拉姆·恩格哈特的术语，有些人可能希望将他包括在社会意义上的人中。在这种情况下，可以声称约翰·奥布赖恩没有伦理义务，但他有伦理权利。也有些人可能想声称约翰·奥布赖恩有福利权，他仍然有权得到照顾，他需要在体质、营养和卫生方面得到照顾。

然而，声称像约翰·奥布赖恩这样的人不再是真正的人（或低人一等的人），似乎与护士努力为患者和弱者提供关怀的行为是相悖的。约翰·奥布赖恩的例子揭示了使用"人"这个概念的一个问题是它可能会产生一个具有讽刺意味的结果，将很多我们通常认为应该包括在内的实体从这个伦理领域中排除出去。

我自己的论点是，应该把亨利·伯格森（Henri Bergson，1991）关于静态道德和动态道德的观点放在人的概念上，以推动辩论向前发展（艾伦·J. 卡恩斯，2007）。静态道德和动态道德产生了两种不同类型的社会组织：封闭社会和开放社会。封闭社会的特征是其紧密的社会关系，其成员关心自己的群体，排斥自己群体之外的人。具有动态道德开放社会的特征是全体人类的普遍团结，超越了对任何一个社会群体的直接关注。动态道德通过对全人类无边界的爱的体验，可为社会单位以外的人维护团结感。有人认为，某些将实体排除在伦理领域之外的人的概念，可能会无意中反映或成为封闭社会的静态道德，而不是开放社会的动态道德。

护理伦理是否应该把人的概念限定在一个开放社会的动态道德中？如果是这样，那么人的概念会是什么样子呢？一个争论是动态道德将要求人们普遍团结所有人，包括那些在健康阶段、发展阶段和衰退阶段最脆弱的人。这将要求确定人的概念的特征时，必须能够做到足够广泛，以包括那些可能无法照顾或为自己辩护的弱势群体。人的概念可能需要从那些最脆弱的人的角度来阐述，而不是从完全发展的有表达能力的成年人的角度来阐述。这可能会导致一个更富有同情心的看法，而不是通常看来的临床上的对人格的看法。

结　论

在研究护理和医疗卫生实践中的一些伦理问题时，可以使用人的概念。然而，人们对人的概念并未普遍达成一致意见，并将继续进行无数争论。

人的概念在护理和医疗卫生实践的目的及其范围方面对我们提出了挑战；医疗卫生是为谁而设置？护理和一般医疗卫生应该只为严格定义的人而设吗？护理和一般医疗卫生也应该为社会人士服务吗？随着医学的不断发展和满足人们期望的资源的紧缺，这些问题对护理工作来说可能会越来越紧迫。理解人的概念和他们的伦理含义的差异对于护士在与他人就此类问题进行讨论和辩论时非常重要。然而，如果人的概念是用来提供一个简单的框架而决定护理伦理问题时，我们需要对此保持警惕并铭记 H. L. 门肯（H. L. Menckent）的名言："对于人类的每一个问题，都有一个简单、灵活、错误的解决方案"［休伯特（Huberts）等，2008］57。

学习要点

• 人类的概念是指属于智人物种的实体。而人的概念是道德的（形而上的）类别。因此，人的概念可以适用于人类及具有某些特征的其他实体。

• 人的概念有时被用在关于生命之初和生命结束的伦理辩论中。例如，支持使用胚胎进行研究的论点是声称胚胎不是人；反对使用胚胎进行研究的观点是声称胚胎是人或潜在的人。

• 人的概念的一些要点：

（1）波爱修斯：个体（实体）的理性本质。

（2）约翰·洛克：自我意识和思考能力。

（3）康德：能够制定道德法则并自主遵守这些道德法则的理性行为人。

（4）约瑟夫·弗莱彻：有 15 个积极的特征，新皮质功能是首要的。

（5）辛格：有自我意识，能理性地为未来制订计划。

（6）迈克尔·托雷：拥有持续自我的概念。

（7）H. 特里斯特拉姆·恩格哈特：两种人的感觉——严格意义上的人（拥有自我意识、理性和道德行为）和社会意义上的人（适用于那些不是严格意义上的人）。

参考文献

ALTMAN M C, 2014. Kant and applied ethics: the uses and limits of Kant's practical philosophy[M]. Wiley Blackwell, Malden.

BEAUCHAMP T L, CHILDRESS J F, 2013. Principles of biomedical ethics, 7th edn[M]. Oxford University Press, New York.

BERGSON H, 1991. The two sources of morality and religion[M]. University of Notre Dame Press, Notre Dame, Indiana.

BURGESS J A, 2010. Potential and foetal value[J]. J Appl Philos, 27(2):140 - 153.

CLARK M T, 1992. An inquiry into personhood[J]. Rev Metaphys, 46(1):3 - 28.

ENGELHARDT H T J R, 1988. Medicine and the concept of person[M]//In: GOODMAN M F (ed) What is a person? . Humana Press, Clifton: 169 - 184.

FEINBERG J, 1984. Potentiality, development, and rights[M]//In: FEINBERG J(ed)The problem of abortion. Wadsworth, Belmont: 145 - 150.

FLETCHER J F, 1974. Four indicators of humanhood: the enquiry matures[J]. Hastings

Cent Rep，4(6)：4 - 7.

GILLON R，1985. To what do we have moral obligations and why? [J]. II. Br Med J (Clin Res Ed)，290(6483)：1734 - 1736.

GRIFFIN J，2000. Welfare rights[J]. J Ethics，4(1/2)：27 - 43.

HARRIS L J，2002. Children's rights[M]//In：HALL K L，CLARK D S，ELY J W，et al. (eds). The oxford companion to American law. Oxford University Press，Oxford：95 - 97.

HUBERTS L W J C，MAESSCHALCK J，JURKIEWICZ C L，2008. Ethics and integrity of governance：perspec-tives across frontiers[M]. Edward Elgar，Cheltenham.

JOTCE R E，1988. Personhood and the conception event[M]//In：GOODMAN M F(ed). What is a person? . Humana Press，Clifton：199 - 211.

KADLAC A，2010. Humanizing personhood[J]. Ethical Theory Moral Pract，13(4)：421 - 437.

KANT I，2002. Groundwork for the metaphysics of morals[M]. Wood AW(ed and trans). Yale University Press，New Haven.

KRARNS A J，2007. The concept of person in a world mediated by meaning and constituted by significance[M]. Pneuma Springs，Kent.

LEE P，GEORGE R P，2005. The wrong of abortion[M]//In：COHEN A I，WELLMAN C H (eds). Contemporary debates in applied ethics. Blackwell，Malden：13 - 26.

LOCKE J，1964. An essay concerning human understanding，Woozley AD (ed)[M]. Collins，Glasgow.

WAITE M(ed)，2007. Oxford dictionary & thesaurus[M]. Oxford University Press，Oxford.

SINGER P，1993. Practical ethics，2nd edn[M]. Cambridge University Press，Cambridge.

SINGER P，1994. Rethinking life and death：the collapse of our traditional ethics[M]. Oxford University Press，Oxford.

TEICHMAN J，1985. The definition of person[J]. Philosophy，60 (232)：175 - 185.

TOOLEY M，1983. Abortion and infanticide[M]. Clarendon Press，Oxford.

United Nations (UN)，1948. The universal declaration of human rights [R/OL]. Available via. http://www. un. org/en/universal-declaration-human-rights/. Accessed 4 Aug 2016.

ZAGZEBSKI L，2001. The uniqueness of persons[J]. J Relig Ethics，29(3)：401 - 423.

第7章

护理与医疗卫生中患者的自主权

安娜-玛丽·格雷尼，多纳尔·P. 奥马图纳①◎著

赵　娟◎译

摘　要　近年来，自主权及对患者自主权的尊重在护理和医疗卫生实践中得到了越来越多的重视。人们日益认识到患者有权自主选择他们所接受的护理、支持和治疗。目前这项权利已得到医疗卫生政策的支持，并由国家和国际立法强制要求写入专业行为守则。然而，尽管尊重患者的自主权和相关的患者选择权被认为是专业实践的核心原则，但事实上，尊重患者的自主权可能会给护士和其他医务人员带来风险。当患者的选择与专业建议、政策和最佳临床证据发生冲突时，这种风险就会存在。有时，尊重自主权会引起关于专业责任和患者福利权的关注。本章旨在探讨关于"现实世界"的护理和医疗卫生实践中尊重患者自主权的复杂现实。通过一位患者的案例解释关于理论和专业的考虑，从而突出患者自主权的复杂性。本章探讨了与选择、自由、决策、拥护、专业责任和立法指导等概念有关的自主权。文章最后提出了一些建议，

---

①安娜-玛丽·格雷尼，爱尔兰，特拉利，特拉利理工学院护理与保健学系.
　电子邮箱：anna. marie. greaney@staff. ittralee. ie.
　多纳尔·P. 奥马图纳，爱尔兰，都柏林，都柏林城市大学护理与人文科学学院.
　电子邮箱：Donal. omathuna@dcu. ie.
　© Springer International Publishing AG 2017.
　P. 安妮·斯科特，护理伦理中的主要概念与议题.
　DOI 10. 1007/978 - 3 - 319 - 49250 - 6 _ 7.

以调和专业问责制与患者自主权的关系。这些建议借鉴了最近的研究，包括当代健康和社会护理指南等，使其更立体、更相关，而非脱离实际、孤立地去理解自主权。

关键词　自主权；专业责任；护理；选择；脆弱性；人权

引言：自主权与"患者"

　　本章概述了自主权这一概念，并探讨了在护理和医疗环境中尊重自主权的现实情况。虽然本章的大部分内容将探讨对自主权的不同理解，但首先需要对这一概念进行一些"可操作性"的解释。自主权通常被称为自我决定权，指的是对人类值得尊重的理解。它意味着一个人按照他或她自己的价值观和愿望生活。为了说明自主权的实际维度，本章提供了一个案例，其中包括患者劳拉表达的自主意愿与护士和其他人认为最有利的行动方针之间发生的冲突。本案例促进了对根植于实践中的自主权的讨论，并使我们能够探索在真实、"阴暗"的日常生活中，患者与医疗卫生专业人员在互动中的各种关于自主权的哲学解释。

　　本章的标题值得被特别关注，因为我们认为"患者"一词需要反对者为其辩护。随着卫生和社会护理系统的发展，对"患者"的理解以及该术语的含义也得到了发展。术语"人""客户"和"服务-用户"现在经常被用来表示接受卫生和社会护理专业人员的护理、支持或治疗的个体。有些人可能会说，"患者"这个词直接限制了一个人的意志，使其受制于预先设定好的权力失衡状态中。承认这一立场在某些情况下有益的同时，我们亦提出了 3 个简短的、相互关联的主张，以支持在医疗卫生环境中使用"患者"一词。

　　首先，我们认为"患者"这个词最传统的、最有价值的理解是德里克·塞尔曼（2011）[51] 认为的一个"异常脆弱"而需要照顾的人。德里克·塞尔曼解释说，这种脆弱程度是每个人作为生物实体所经历的脆弱性的延伸。在照顾"异常脆弱"的人时，护理有一个明确的目标，以帮助人类承认和解决这种脆弱性。其次，"患者"一词抵消了"服务-用户"和"客户"所推广的以消费者为导向的关系。在商业世界中，客户可以被视为需要得到满足的个体，但同时，在一个以市场为基础的资本主义社会中，客户是需要管理的，有时甚至超过管理他们的企业。在支持个人-被照顾者关系的商业模式中，权力不平衡的威胁可能被隐藏起来，但其他诸如护理、同情、拥护和专业责任等职业理想也可能会丢失。最后，我们认为，将我们护理的人描述为"患者"不会造成权力不平衡，但有助于提醒每个人潜在的权力不平衡。当涉及的人不适当地使用他们的权力或认识不到权力不平衡可能造成的潜在问题时，权力滥用就会出现。我们的患者是知情的、参与的、自主的，但他们需要被照顾，他们比一般人更脆弱，需要考虑到他们的脆弱程度。在许多方面，这种对护理和医疗环境中患者的理解是本章对自主权理解的基础。如果医疗卫生专业人员要以负责任的方式尊重自主权，则必定涉及对脆弱性的认知。随着本章的展开，我们将回到这一点。

对护理和医疗卫生背景下的自主权的界定

自主权（autonomy）这个词来源于希腊语的"autos"（指的是自我）和"nomos"（指的是法律）。古希腊的一个城市在人民建立自己的法律时就拥有了"自主权"[德沃金（Dworkin），1988]。个体自主权的出现是一个较新的现象，这常被归因于康德哲学。对康德来说，自主权是与作为人性特征的自由意志和理性概念联系在一起的（1998）。然而，康德对自主权的理解并不像人们通常认为的那样，是对孤立自由选择的辩护。它不是个人的愿望，而是一种以责任和理性为基础的生活方式②。相反，约翰·斯图亚特·密尔（1859）对自主权的描述表明，一个人的自由或选择自由是至高无上的，除非他或她的自主选择对他人造成伤害。根据约翰·斯图亚特·密尔的立场，我们不能仅仅因为我们觉得这些选择是不明智的而干涉别人的选择。

违背文明社会任何成员的意愿，对其正确行使权力的唯一目的是防止对他人造成伤害。患者本人自身的好处，无论是在身体上，还是在道德上，都不足以作为充分的理由（约翰·斯图亚特·密尔，1859）[22]。

虽然对自主权的哲学解释往往呈现不同的观点，但其中有一种更普遍的理解，即"自主权"与"自我管理""自我统治""自我决定"等有关。简而言之，即"我决定发生在我身上的事情。"

护理和医疗环境中的自主权在很大程度上与自由选择有关。爱尔兰最新的护士和助产士道德准则将自主权概括为"自决：一个人根据自己的价值观做出选择的能力"（爱尔兰护理和助产委员会，2014）。这与国际护士守则理事会道德守则概述的"选择权"（2012）及其他国家对护理行业自主权的理解（美国护士协会，2015）相一致。在这个意义上，注册护士有义务尊重患者的自主权和

---

②关于康德伦理学的进一步讨论，请参阅本书第 2 章的相关内容。

尊重他们在护理环境中的选择。有趣的是，最近更新的英国护士道德守则（NMC，2015）概述了专业实践和行为标准，但没有包含"自主权"一词，而是在提醒护士重视个人选择的同时，提出了一种更加通用的决策方法。对这一点我们将在本章的后面部分再次讨论。

对患者自主权的普遍重视反映了世界范围内偏离传统的"医生知道最好"的方法，这一点与家长式的医疗模式有关。医学的主导地位现在很大程度上已经被患者的自主权取代。自主权的增强，在一定程度上是复杂社会变化的结果，但也在很大程度上要归功于医学伦理四原则理论的引入（比彻姆和切尔德里斯，2013）。自主、有利（行善）、不伤害（避免不必要的伤害）和公正（公平对待人）是生物伦理学的四大原则。这些原则共同代表了伦理决策的中层理论。这一理论表明，如果行为符合原则，则是合乎伦理的。尽管关于这种方法优点的争论还在继续，而且优先级往往归因于自主权，但在一些国家的语境中，这些原则一直是生物伦理学的核心基础。在最新的第 7 版中，比彻姆和切尔德里斯（2013）[101] 对自主权的定义如下。

至少，个人自主权包括不受他人干涉和妨碍而进行有意义的选择的自由，比如充分的理解。

遵守这种患者自主权观点的职业道德准则，要求只要患者有能力做出这些选择，就应尊重其选择。然而，康德（1998）、约翰·斯图亚特·密尔（1859）、比彻姆和切尔德里斯（2013）提出了一些新的观点，尽管其中部分方法是相互冲突的，但我们仍应理解和尊重护理和医疗卫生自主权的替代方法。我们是否应该像康德建议的那样，尊重所有基于自由意志和理性的选择？我们是否应该不管约翰·斯图亚特·密尔的观点而尊重任何不会对他人造成伤害的选择，那么这种选择是否明智？是否会导致自己受到伤害呢？医疗卫生专业人员是否应该像比彻姆和切尔德里斯所建议的那样，不干预患者的选择？

与自主权和选择相关的困难的伦理决策不能脱离产生选择问题的复杂医疗环境。下面劳拉的案例，讲述了患者在"真实世界"中的选择。

情境中的自主权：劳拉的案例

劳拉是一位被诊断为阿尔茨海默病的 80 岁妇女，她和 75 岁的妹妹安住在家里。在过去的几个月里，她的痴呆症状明显加重，相关的日常活动能力明显退化，她的认知能力也不稳定。有时，她很迷糊，但在其他时候，她能够轻松交谈，能够计划和参与各种活动。劳拉在家中试图爬楼梯时摔倒，目前正在医院接受治疗，虽然不需要手术干预，但她的面部有一些损伤和严重的淤青。劳拉最近还受了其他伤，包括烧伤。另外，有一次她在去楼下浴室的路上摔倒了，第二天早上被她妹妹发现时体温过低。当地一家社区医院为劳拉预留了一个床位，但她拒绝转到那里，并声称她宁愿死也不离开自己的家。安也喜欢和她姐姐住在一起，并乐意在必要时照顾她。然而，让安感到沮丧的是，劳拉不同意搬到楼下套房的卧室里，而安也不准备经受深夜的急救电话和潜在的致命事故的惊吓。

劳拉和安住在一个拥有良好精神风貌的小村庄，但附近没有大量的家庭居住。病房的护士长大卫正在与劳拉、安、老年顾问、医务社工和当地公共卫生护士合作，一起计划出院事宜。大卫知道，所有的护理指导都建议尊重个人自主权（劳拉希望待在家中楼上的卧室里），但考虑到一系列的相关因素，他不确定该怎么做。

- 大卫该怎么办？
- 在这种复杂的情境中，我们应如何理解自主权？
- 有可行的解决方案吗？

自主权和干涉：它们是否兼容？

考虑到上面讨论的关于自主权的各种观点，我们首先质疑这样一种假设，即尊重劳拉的自主权意味着只要她的选择是在充分了解的情况下做出的，医疗卫生专业人员就不会干涉她。我们理解的干涉是否涉及质疑选择？是否涉及评估理解？它与说服有关吗？另外，"干涉"一词是否仅限于涉及胁迫的情况？比彻姆和切尔德里斯所谓的"控制干涉"是什么意思？最近的实证研究表明，虽然患者重视尊重他们在决策中的自主权，但他们也更喜欢在与护士的信任关系中对决策采取更共享的方式［席尔德曼（Schildmann），2013］。有人对过分强调以权利为基础的自主原则表示关切，在这种原则下，自由和独立的概念优先于护理环境下照护、信任和人的连通性［摩尔（Mol），2008；哈内特（Harnett）和安娜·玛丽·格雷尼，2008；安娜·玛丽·格雷尼，2012］。

杜利（Dooley）和麦卡锡（McCarthy）（2012）支持在医疗决策中采用相互依存的方法。他们认为，在与患者建立的医疗服务关系中说服是合法的，但胁迫和操纵是不合法的。他们推荐一种基于共享沟通和专业参与的对话方法。这一方法也被最近的研究所提倡，该研究在使用自我检测技术的患者中探索了患者的自主权（安娜·玛丽·格雷尼，2014）。虽然"说服"这个词有些不合适，但我们认为，一旦任何个体承认了他或她之前拒绝的某种行为，就会发生某种程度的说服。这不一定是强迫或操纵，而是在医疗卫生团队和其他重要人员的参与支持下改变了想法。例如，促进健康涉及一系列活动，主要是寻求教育、授权、鼓励并最终说服人们改变他们的行为。劳拉可能愿意与护士长大卫、更广泛的医疗团队和她的妹妹进一步接触。一旦劳拉意识到这对她妹妹很重要，并且意识到这是支持她在自己的家中接受长期护理的重要一步，她可能会在本质上同意搬到楼下的卧室。劳拉可能很高兴大卫和其他人通过进一步的接触、解释和考虑来干预她最初的选择。相反，劳拉也可能不会接受进一步的接触、任何形式的对话或劝说。她选择拒绝参与还是同意建议，必须根据她的精神状态和提出的医疗需求来决定。当劳拉有受到伤害的风险时，这一点尤为重要。也就是说，劳拉要明白，这对她自己的幸福，对她的妹妹、大卫和其他因为她的决定而受到影响的人十分重要。归根结底，当所有对话结束后，一旦医疗团队确信劳拉充分理解她所做决定的后果，就不能强迫她做违背自己意愿的事（下文法律部分将探讨能力确定的问题）。无论结果如何，大卫和其他医疗卫生专业人员都必须继续与劳拉接触，评估她的护理方案和支持水平。

因此，我们建议采取一种"中间立场"的方法，使某些对个体选择的干预合法化，但应避免胁迫。以中间立场尊重他人的选择自主权，但承认其他的道德原则和义务也同样发挥作用。从中间立场的角度可以找到尊重自主权和坚持专业问责制的解决办法。在某种程度上，爱尔兰同意相关政策（卫生服务执行局，2013）就是这种中间立场的一个例子。这项政策承认个体拥有根据自主权同意或拒绝治疗的法律和伦理权利。这在医疗卫生专业人员看来可能会认为是不明智的决定。但是，该政策[20]提出，尊重自主权并不是绝对的。

虽然尊重自主权是非常重要的，但这并不是与自主权有关的唯一道德原则。医疗卫生专业人员也有责任努力使服务使用者和其他人的健康和福祉最大化，并将伤害降到最小。

这表明，医疗卫生专业人员的伦理义务超出了在个人选择不受挑战的情况下绝对坚持患者的自主权。这与职业行为守则中护士的竞争性职责一致，即尊重自主选择的义务与提供安全、循证护理的要求共存。这反映了对瑟伦·霍尔姆（1997）概述的"患者-医疗卫生专业人员"关系的理解。瑟伦·霍尔姆对护士和医生在实践中遇到的伦理问题进行了扎根理论分析。他创造了"保护性责任"一词，以涵盖医疗卫生专业人员在涉及伦理考量时所表达的职业责任感（1997）[127]。"保护性责任"涉及医疗卫生专业人员对患者脆弱性的认识，原因在于他们的健康状况不佳及非恶意在伦理决策过程中具有相关性。医疗卫生专业人员概述了他们在决策过程中作为合作伙伴所扮演的重要角色。

基奥维蒂（Chiovitti，2008）通过研究在精神病科从事护理工作的17名护士来探讨护理的意义。基奥维蒂的结论与瑟伦·霍尔姆的相似，即护理是通过"保护性赋权"的心理过程来表达的。"保护性赋权"涉及一系列护理干预措施。虽然护士试图增强患者的权能，使其更积极地参与到他们的康复中来，但对患者安全的考虑也很重要③。"保护性责任"和"保护性赋权"的概念是这种调和尊重自主权和其他职业责任的中间立场方法的核心特征。我们认为，这种"保护"的意识是大卫在护理劳拉的过程中犹豫不决的原因。仅使劳拉的自主权得到尊重对大卫来说是不够的。他对劳拉的了解、她具体的健康问题及她的选择可能产生的后果促使他做出进一步的思考和行动。

如前所述，英国的护士职业守则比美国或爱尔兰的护士职业守则在更大程度上反映了这种中间立场。英国的护士职业守则（NMC，2015）支持的是共享决策，而不是自主决策。该守则指导护士"授权人们分享关于其治疗和护理的决定"[5]。该守则也承认，并非每位患者都在决策中争取自主权和独立性。它概述了有必要"尊重接受护理的人希望在自己的健康、福利和护理方面参与决策的程度"[5]。

陶伯（Tauber）在 2005 年就意识到医疗卫生专业人员在促进患者自主选择时所面临的挑战。在"患者自主"和"伦理责任"中，陶伯呼吁提供一种"人道医学"[43]，从而对患者的情况有更多的社会心理学意义上的理解。陶伯敦促医疗卫生专业人员回到与患者的契约模式，在这种模式中，自主和仁慈是相互支持的，而不是相互对抗。与传统的契约模式相比，这种模式促进了"与自主主张一致的"责任[19]，并避免了更多的商业关系。从这个意义上说，职业责任、对患者福利的责任和对自主权的尊重可以在一个共享的模式中共存。

这种方法符合护理的哲学基础和护理作为护士工作的核心组成部分的重要性。护理理论家可能会对护理的组成部分进行争论，但护理的概念仍然是护患关系最主要的特征。从伦理学理论的角度来看，卡罗尔·吉利根（1982）等所表达的护理伦理④呼应了超越与责任和结果有关的公正的道德法则，并理解了人类状况的细微差别的必要性。与基于规则的伦理学理论相比，护理伦理植根于相关性和连通性。摩尔（2008）[43] 明确指出了在医疗卫生领域关注个体自主权和选择权时可能存在的困难。摩尔的中心论点是：如果"选择的逻辑"与"护理的逻辑"不一致，那么可能会导致"糟糕"的护理。对于摩尔来说，"选择的逻辑"是把患者作为顾客和独立自主的个体，而"护理的逻辑"则暗示

---

③关于在心理护理背景下此类伦理问题的进一步讨论，请参阅本书第 11 章的相关内容。
④有关护理伦理的介绍，请参阅本书第 5 章的相关内容。

了一个更加混乱的场景。根据摩尔的分析[62]，"'护理的逻辑'适用于那些优先的和最重要的当事人"。作为劳拉的护士，大卫并没有完全专注于尊重劳拉的自主权。他知道自己与劳拉的关系、他对劳拉的福利负有责任和义务及对他的角色至关重要的护理哲学。我们之前已经阐明了护理、关系和责任在自由主义者关注个体选择和独立决策替代方案时的重要性（安娜·玛丽·格雷尼，2012）。我们并不建议以另一种方式回归家长式管理，而是建议医疗伦理学不应沦为对自主权的不容置疑的坚持，从而损害其他道德法则和更广泛的职业规范。

自主权、能力和法律

在很大程度上，国际上的许多法律尊重个体在医疗卫生决策方面的自主权。有能力的个体有权接受或拒绝治疗，即使拒绝治疗会导致死亡。

这项权利在人权层面具有独特意义，在许多司法管辖区的《宪法》和《判例法》中都有明文规定。《联合国残疾人权利公约》（简称《公约》）（UNCRPD，2006）主张残疾人在与他人平等的基础上具有法律行为能力的具体权利，以及做出反映其个人意愿和偏好决定的相关权利。会员国有义务提供必要的支持，使残疾人能够做出自己的决定。不能根据特定的诊断或残疾就认为一个人缺乏做出决定的能力。根据《公约》，以前确立的以个体的最大利益为基础的替代决策方案现在已被对个体意愿和偏好的呼吁所取代。从本质上来说，国际法已不再支持家长式的决定方式。在爱尔兰，最近颁布的《协助决策（能力）法》（爱尔兰政府，2015）使本《公约》得以正式批准，并为执行该《公约》提供了切实可行的实施步骤。虽然英国的《精神健全法》（DoH，2005）与爱尔兰的立法有许多相似之处，但也存在明显的不同。这与英国的《精神健全法》早于《公约》这一事实有关[5]。

《协助决策（能力）法》（爱尔兰政府，2015）在许多方面坚持了《公约》提出的原则。立法改革了法律，使需要援助或可能需要援助的人能够自己做出决定。它强调人们做出其他人可能认为不明智的决定的精神能力和权利的推定。该法案列举了一系列的支持性措施，以协助个体做出自己的决定，并对能力进行功能性评估，以确定人们是否有能力做出自己的决定。根据法律规定，

---

⑤对立法差异的更详细的阐述超出了本章的范围。关于英国《精神健全法》与《公约》（2006）兼容性争论的综述，见埃塞克斯的自主立场文件——实现对《公约》的遵守（2014）。

劳拉有权取得法律行为能力(做出法律决定的权利)和推定精神行为能力(做出决定的能力),哪怕她被诊断为阿尔茨海默病。这对于大卫和医疗团队的其他成员如何与劳拉互动来说至关重要。除非已尽一切必要的努力来促进她的理解,否则不能认为她无法做出自己的决定。根据法律规定,劳拉可以指定某人协助她决策或出具一份长期委托书。这个人可能是她的妹妹、另一位亲戚或其他人,但需要确定她以前是否委托过这样一个人。

劳拉案例中的一个核心问题是她有能力做出待在家里的决定。对能力的功能性评估(爱尔兰和联合王国都遵守)是由时间和具体内容决定的。根据爱尔兰的法律,如果劳拉了解与决定有关的信息,而且能够保留这一信息,从而权衡相关问题(包括待在家里或待在楼上卧室的风险),并传达她的决定,那么就认定她有做出决定的能力。

总而言之,《公约》(2006)非常重视劳拉的个人意愿和偏好,即使医疗团队认为她待在家里的决定是不明智的,可能会对她造成伤害。就当代行为能力立法而言,功能性评估可以确定劳拉在此时是否有做出这种特定决定的心智能力。如果劳拉被认为缺乏心智能力,那么可以依法采取措施来确保她的安全,包括可能违反她的意愿将她"拘留"在养老院的情况。如果劳拉被认定拥有心智能力,那么她留在家里的决定就应该受到尊重。然而,根据《公约》(2006)的全部精神,医疗卫生专业人员不应急于进行功能性评估,试图"强迫"患者遵守医疗团队认为的最佳行动方针。该《公约》要求医疗卫生专业人员与患者合作并支持他们的决策,即使这些决策会引起一些不安。我们并不是说所有的个体偏好都可以得到支持。然而,我们确实认为,真正尊重他人的选择并将精力投入创造性的、更安全的方面去实现这些选择是很重要的,而不是挑战它们。

理想状况下,某种形式的预先护理计划将是存在的,这可能表明劳拉对生活安排的偏好。这种方法在面对阿尔茨海默病患者的情况下特别重要,因为他们的心智能力会随着时间的推移而退化。尽管本案中出现了一些法律问题,以及如何通过功能性评估甚至法院来解决这些问题,但大卫仍然面临一些专业问题和伦理问题。尽管可以根据法律达成协议(限制性或允许性),大卫对劳拉福利的承诺和他的职业义务感可能会导致他经历道德上的痛苦。当我们的行为或周围人的普遍行为不符合我们的道德信念时,道德上的痛苦就会产生。根据中间立场,我们建议,可能有一些方法可以实现劳拉的偏好——待在家里,她的安全都可以通过一个接触和协商的过程来实现。我们将在下面进一步讨论这些问题。这种工作方式更有吸引力,我们建议更合乎道德,而不是在尊重自主权的幌子下"放弃"人们自己选择的危险或者采用限制性做法,即使得到了法律的支持。

自主权和其他：关系自主

除了在本章前面概述的康德和约翰·斯图亚特·密尔对自主权的观点之外，另一种理解体现了我们已经阐明的护理、关系和责任的概念，这就是关系自主理论。关系自主是被描述为重视"社会关系在发展和行使自主权中发挥的作用"的方法的总括性术语[阿什利（Ashley），2012][19]。关系自主理论认为，我们并不是孤立地生活，我们的决定反映了我们与他人的互动及对他人的义务。在制订周末计划时，如果只考虑我们的自主选择、意愿和偏好，结果可能是在家中火炉边看我们最喜欢的电视连续剧。这种情况多久出现一次？根据我们的情况，可能还有许多其他活动和义务需要我们注意。在现实生活中，我们在忙碌生活中履行着义务，需要在我们想做的、他人的需要和我们实际做的事情之间摸索出一条道路。这就提出了一个问题：在多大程度上行使我们的自主权能够反映我们做自己想做的事情（可能是待在家里"冬眠"）的基本愿望，或者我们想要成为的人的类型（致力于帮助他人的个体）？这涉及自由（或自由权）与自主之间的哲学区别。

德沃金（1988）对此做了区分，他解释说，自主有时被误解为自由的同义词。对德沃金来说，"自主是一个比自由更丰富的概念"，它涉及的"不仅仅是一个被动地观察自己欲望和感情的人"[107]。我们可以将对自主的理解扩展到无法自由饮食以实现更广泛目标的节食者，他们被认为是更自主地去减肥。自主不是指以满足我们自身欲望的方式独立行动的自由。关系自主反映了这样一个事实，即我们与他人生活在同一个世界中，并在这个环境下做出决定。在德沃金的分析中，对自主的孤立的、独立的理解"使自主与忠诚、客观、承诺、仁慈和爱不一致"[21]。关系自主理论认为，个体自主未能捕捉到我们生活中相互依存的性质，它往往与女权主义联系在一起，但也得到了社群主义者的认同。自由主义者对自主的理解植根于个人主义，这在很大程度上是一种西方化的现象。无论是在医疗卫生领域，还是在其他领域，在不同文化决策的过程中都会向他人寻求帮助。

这种对关系自主理论的理解体现了大卫对不加干涉地接受劳拉的选择的不安。正是这种关系自主性，巩固了大卫对劳拉福利的关注，使他试图影响劳拉来重新审视她的决定。然而，关系自主理论也建议劳拉考虑或鼓励她考虑自己的决定对她的妹妹安的影响。如果劳拉受了伤，就会叫安来帮忙。安晚上睡不着，想着劳拉是否会摔倒，如果劳拉受伤，她必须联系急救服务部门。大卫应该把安的观点纳入他与劳拉的交流中。这应该成为关于劳拉的选择对他人影响的公开谈话的一部分。此外，大卫需要从更广泛的角度考虑劳拉的要求，而不仅仅是安全问题，各方都有必要进行一些协商。

当代医疗实践中的自主权问题解决方案

回到我们最初的问题，我们需要采取实际行动解决劳拉的问题。大卫作为一名注册护士和护士长需要做什么？在劳拉的案例中所呈现的这些复杂因素范围内，我们如何理解自主权问题？有可行的解决方案吗？我们认为，这3个问题的答案在于对自主权的一种相互关系和相互依赖的理解，这要求在出现分歧时不仅仅依靠功能性评估。当代的医疗卫生实践正在提高人们对于护理环境中尊重自主权所涉及的复杂性的认识。这在一定程度上是由上文所述的个人自主权在法律中变得日益重要所致。最近的经验证据表明，日常实践的细微差别反映了一个更复杂的自主权问题现实，而不是对能力的功能性评估所能提供的。自主权，如前一节所解释的那样，超越了"我决定发生在我身上的事情"，还包括我们与他人的关系和对他人的义务。在本章中，我们提倡这种对自主权的更多以自由主义观点来理解的中间立场的做法。最近的一些案例解释了这种方法在实践中的意义。

最近的一项现象学研究探讨了使用自我检测设备测量血糖水平的人的自主权的意义（安娜·玛丽·格雷尼，2014）。参与者对自主权的体验揭示了一种理解：自主权是一种相互依存的、与环境相关的过程，即"活着"的自主权。这一过程包括患者和医疗卫生专业人员之间的相互尊重和理解，而不仅仅局限于个别的选择时刻。对于这项研究的参与者来说，他们日常生活中的自主权取决于个人问题：他们疾病轨迹的总体阶段；他们慢性病的经历；他们愿意在管理自己的健康方面发挥积极作用及他们理解和掌握技术设备使用方法的能力。现象学研究揭示了"约束下的自主权"这一子课题，以表明长期患病的人所经历的自主感是有所减弱的。

在参与者讲述他们的糖尿病生活和自我测试的过程中，非常明显地体现了相互依赖性。来自他人的参与、干涉和影响，往往被自由主义者、孤立的自主意识拒绝，这被视为不仅是可以接受的，而且是使更自主的生活成为可能的必要条件。正如之前在本章中解释的那样，"活着"的自主权反映了对自主权的理解，这与德里克·塞尔曼（2011）对患者的理解是一致的，即他们比普通人更脆弱，在这方面值得考虑。这种情境化的、相互依赖的对自主权的理解已经在老年护理情境的现象学研究中得到了阐述［阿吉奇（Agich），2003］。

安娜·玛丽·格雷尼（2014）提出了协商自主（图7-1），用以解决医疗卫生情境中个体选择与医疗卫生专业人员提供安全、循证护理的道德直觉与职业责任相冲突时所经历的紧张关系。协商自主承认自主权的相关性，即在现实世界中，实际的自主权可能与理想的自主权是不同的(阿吉奇，2003)。它倾向于对自主权的更多实质性描述，认为尽管患者的决定可能是理性的，但这并不意味着可以毫无理由地接受它们。它支持"护理逻辑"，反对盲目地遵循"选择逻辑"(摩尔，2008)。它与本章中建议的中间立场的观点是一致的。协商自主并不是胁迫，而是以相互尊重和理解为基础，从而使关怀、责任和关系的概念得以实现。在图7-1中，以逆时针方向呈现的自主权的各种要素包括开放性协商、尊重自主权、尊重他人、接受个体责任并致力于对话实践。当一个人保留他或她的自主权时，在决策过程中协商就会发生。

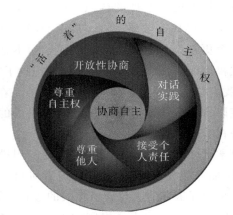

图 7-1　协商自主

　　协商必须是开放性的，所有的利益相关者都要对这场协商持开放态度，这是最重要的。如果没有，这个过程就变成了迫使患者顺从的一种隐性手段。在劳拉的案例中，协商可能的结果是劳拉同意搬到楼下的卧室，而不是社区医院的病房。在协商过程中，大卫、医疗团队的其他成员及劳拉的妹妹安应该接受由此带来的风险。这种方法与积极的风险评估是一致的，即承认风险在现实生活中的作用。积极的风险管理旨在识别风险，并将风险最小化，以最大程度地发挥相关人员的潜力和优先权[摩根(Morgan)，2010]。从这个意义上讲，医疗卫生专业人员从事的是积极的风险评估，而不是消极的风险规避。这与将"非虐待"定义为避免不必要的伤害是一致的，而不是完全的伤害。比彻姆和切尔德里斯(2013)探讨了伤害的概念，并指出非恶意行为迫使我们为有害行为辩护。在这种情况下，同意劳拉的意愿，让其留在家中对其生活质量的相关影响可以通过可能在社区医院缺乏进一步监督时产生的伤害而抵消。因此，可以通过使用传感器垫来减轻危害，即如果劳拉在晚上离开她的床，该垫将发出警报提醒安。尊重自主权指尊重他人就影响到他们对相关事项做出决定的权利，这些决定应受到尊重。这种对自主权的尊重可能涉及奥尔森（Olsen，2003）所提到的道德影响力，以鼓励人们做出更健康、更安全的选择。对奥尔森来说，影响力是患者与医疗卫生专业人员之间的互动。它涉及一种相互关联的方法，通过这种方法，每一个有影响的行为，不管其规模有多大，都要根据其伦理适用性进行评估。这种评估可以通过自我反省的过程进行，在这个过程中，医疗卫生专业人员探索他或她的行为并强调动机。大卫可以尊重劳拉的自主权，但也会设法改变她最初在楼上睡觉的决定，促使她理解其中的风险及对她和她妹妹的影响。

尊重他人指的是患者和医疗卫生专业人员相互欣赏对方的观点。在劳拉的案例中，不仅大卫和其他专业人员尊重劳拉选择留在自己家里的决定，而且劳拉也理解她妹妹的困境、医疗卫生专业人员的担忧及他们促进她的健康的职业责任。承担个体责任也是相互的，即大卫承认他有责任照顾劳拉并给予她足够的支持，而只要劳拉的能力允许，她也愿意为她的健康和幸福承担个体责任。对话实践指的是超越关怀关系，以个人叙述的方式［布罗迪（Brody），2002］来促进语言、知识和信仰的真正分享。从这个意义上来说，即大卫会与劳拉接触，以理解她的选择和相关动机，并寻求在不过度危及她的安全的情况下实现她的意愿的方式。

爱尔兰卫生信息和质量管理局（HIQA，2016）在最新的指南中找到了一种类似的分阶段方法，这种方法可以在尊重自主权和专业问责制之间取得平衡。该指南认为自主权是灵活的（安娜·玛丽·格雷尼，2014），类似于相互自主和积极的风险评估策略，即以可问责的方式促进患者自主权的实现。该指南在医疗卫生和社会护理服务方面为促进人们的自主权提供了一个良好的实践框架（图7-2）。该框架的形成、使用与行为主要利益相关者有关，其反映了客观现实。该框架与支持相关决策的人权做法相一致（2006年联合国人权理事会），其出发点是尊重个体的法律和精神能力，以及他们对影响其对自身事项做出决定的权利。避免对自主权的预判是该框架的核心要素，即不论诊断如何，都应尊重患者的自主权。该框架还鼓励以人为本的沟通方式，并根据积极的风险评估来平衡权利、风险和责任。该框架还强调了支持自主权的重要性及评估其效果的必要性。该指南[59]中有一份自我反省清单，供医疗卫生专业人员评估其在日常活动中支持自主权的程度。这将使医疗卫生专业人员确定他们是否采用了上述的"道德影响力"（奥尔森，2003）或更具强制性的策略。

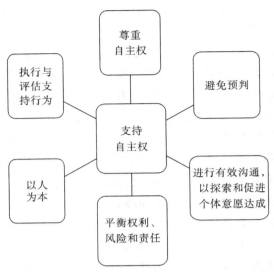

图 7-2 在提供医疗卫生和社会服务时促进人们自主的良好做法框架

转载自 HIQA（爱尔兰，2016）。

结论：自主权、责任和劳拉

通过对自主权的理解，劳拉的案例可能会引出一个有利的结论，即它反映了在我们生活中相互关联的本质。一种重视个体自主权、以人为本的沟通和支持性实践的方法可以在劳拉的意愿和大卫对她的职业责任之间取得平衡。通过对话和协商，可能会使劳拉同意搬到楼下。对话和协商不应将个体意愿和偏爱放在次要位置，而应根据其所带来的风险及其对他人的影响，方便她做出选择。搬到楼下的卧室并不能完全消除风险。我们已经认识到风险在人类蓬勃发展中的重要性，并意识到生活质量所涉及的不仅仅是确保人们的安全。一系列以人为本的支持措施可以最大程度地降低发生伤害的风险。这种方法可以减少为行为提供法律基础的功能性评估的必要性，但如果"有超乎寻常的脆弱"（德里克·塞尔曼，2011）的人受到法律约束而必须服从对他的限制，则可能会引起恐惧和不信任。

我们认为，这里提出的方法更符合人权议程和《公约》的精神，因为它寻求的是最少的约束方式。通过真实参与的过程，大卫可以担任劳拉的辩护律师，并履行其作为注册护士的职业责任。

学习要点

- 自主权涉及对人的尊重、价值观、意愿和选择。

- 在护理和治疗方面，患者享有自主权，并有权根据其个人价值观做出相应的选择。

- 当患者的选择与现有的促进其健康、安全和幸福的最佳证据相冲突时，尊重患者的自主权会给医疗卫生专业人员带来挑战。

- 除了自主权，一种重视关怀、关系和责任等概念的中间立场可以提供一些解决方案。

- 本章概述了一些当代关于自主权的完美做法，这些做法通过参与和协商，调和了自主原则与其他伦理和职业原则之间的矛盾。这种中间立场的方法不仅重视自主权，而且也考虑到护理情境中患者的脆弱性。

参考文献

AGICH G J，2003. Dependency and autonomy in old age［M］. Cambridge University Press，Cambridge.

American Nurses Assocition（ANA），2015. Code of ethics for nurses［M］. ANA，Silver Springs.

ASHLEY V，2012. Philosophical models of autonomy［M/OL］. Essex Autonomy Project，Essex. Available via http：//autonomy. essex. ac. uk/philosophical-models-of-autonomy. Accessed 14 June 2016.

BEAUCHAMP T，CHILDRESS J，2013. Principles of biomedical ethics，7th edn［M］. Oxford University Press，New York.

BRODY H（2002）. My story is broken：can you help me fix it［M］//In：FULFORD K W M，DICKENSONDL，MURRAY T H（eds）. Healthcare ethics and human values：an introductory text with readings and values. Blackwell publishers，Oxford，pp 133 − 140.

CHIOVITTI R F，2008. Nurses' meaning of caring with patients in acute psychiatric hospital settings：a grounded theory study［J］. Int J Nurs Stud，45(2)：203 − 223.

Department of Health，2005. Mental capacity act［M］. HMSO，London.

DOOLEY D，MCCARTHY J，2012. Nursing Ethics：Irish cases and concerns，2nd edn［M］. Gill and Macmillan，Dublin.

DWORKIN G，1988. The theory and practice of autonomy［M］. Cambridge University Press，Cambridge.

GILLIGAN C，1982. In a Different Voice：psychological theory and women's development ［M］. Harvard University Press，Boston.

Government of Ireland，2015. Assisted decision-making（capacity）act［M］. The Stationery

Office, Dublin.

GREANEY A M,2014. Autonomy as lived: An empirical-ethical analysis of patient autonomy in the clinical context of individuals engaged with self-testing technology[D]. PhD Dissertation. Dublin City University. Available via http://doras. dcu. ie/20159. Accessed 25 May 2016.

GREANEY A M, O'MATHUNA D, SCOTT P,2012. Patient autonomy and choice in healthcare: self testing devices as a case in point[J]. Med Health Care Philos, 15(4):383 - 395.

HARNETT P J, GREANEY A M, 2008. Operationalizing autonomy: solutions for mental health nursing practice[J]. J Psychiatr Ment Health Nurs, 1(15):2 - 9.

Health Information and Quality Authority(Ireland), 2016. Supporting people's autonomy: a guidance document[R]. Health Information and Quality Authority, Dublin.

Health Service Executive (HSE),2013. National consent policy[R]. HSE, Dublin.

HOLM S, 1997. Ethical problems in clinical practice[M]. Manchester University Press, Manchester.

International Council of Nurses (ICN),2012. The ICN code of ethics[M]. ICN, Geneva.

KANT I, 1998. Groundwork of the metaphysics of morals. Translation by M. Gregor and Introduction and Commentary by C[M]. Korsgaard. Cambridge University Press, Cambridge.

MILL J S,1859. On liberty[M]. J. W. Parker and Son, London.

MOL A M,2008. The logic of care: health and the problem of patient choice[M]. Routledge, London.

MORGAN S,2010. Making good risk decisions in mental health and social care[J]. Health Care Risk Rep, 5(2010):16 - 17.

Nursing and Midwifery Board of Ireland (NMBI), 2014. Code of professional conduct and ethics for registered nurses and registered midwives[R]. NMBI, Dublin.

Nursing and Midwifery Council (UK) (NMC), 2015. The code: professional standards of practice and behaviour for nurses and midwives[R]. NMC, London.

OLSEN D P,2003. Influence and coercion: relational and rights-based ethical approaches to psychiatric treatment[J]. J Psychiatr Ment Health Nurs, 10:705 - 712 .

SCHILDMANN J, RITTER P, SALLOCH S, et al. ,2013. 'One also needs a bit of trust in the doctor…' a qualitative interview study with pancreatic cancer patients about their perceptions and views on information and treatment decision-making[J]. Ann Oncol, 24:2444 - 2449.

SELLMAN D,2011. What makes a good nurse[M]. Jessica Kingsley Publishers, London.

TAUBER A I, 2005. Patient autonomy and the ethics of responsibility[M]. MIT Press, Cambridge.

United Nations (UN), Convention on the Rights of Persons with Disabilities (CRPD), 2006. General comment No. 1. Article 12: Equal recognition before the law [C]. Committee on the Rights of Persons with Disabilities: Eleventh session.

第8章

护士是患者权益维护者？

P. 安妮·斯科特[①]◎著

董　玥◎译

摘　要　护士需要成为患者权益维护者，作为21世纪护士角色的重要组成部分，似乎是理所当然的，在护理文献及英国、爱尔兰和国际护理实践中尤其如此。虽然一些护理学学者、护理注册机构、专业组织和许多执业护士似乎对"护士作为患者权益维护者"的说法感到满意，但这并非没有争议。许多学者已经质疑"护士应该成为患者权益维护者"的主张的基础，以及护士扮演这种角色的可能性。

　　鉴于护士作为患者权益维护者角色的主张不断出现在我们的文学作品和实践规范中，似乎有必要探讨护士作为患者权益维护者的概念，以及支持和反对护士作为患者权益维护者的相关优点和弊端。

关键词　维护者；护理维护者；护理角色；行为守则；患者权益维护者

---

①P. 安妮·斯科特，爱尔兰，高威，爱尔兰国立高威大学.
　电子邮箱：anne. scott@nuigalway. ie.
　© Springer International Publishing AG 2017.
　P. 安妮·斯科特，护理伦理中的主要概念与议题.
　DOI 10. 1007/978-3-319-49250-6_8.

两个案例研究

爱丽丝

爱丽丝，一个 12 岁的女孩，因手脚发麻，她的右手和右腿失去力量，被送进了当地的儿童医院。医务人员发现她的右手和手臂明显丧失肌力和感觉。她右腿的肌力和感觉也明显减退，当被鼓励行走时，她倾向于"拖"着腿。

经过专家一系列的血液检验、X 线检查和超声波检查后，初步排除了伴随多种中枢神经系统疾病的多发性硬化。"不明来源的功能障碍"是现在的诊断。

爱丽丝的直系亲属——14 岁的哥哥和父母一直非常关心她，并定期看望爱丽丝。爱丽丝被吓坏了。她不知道自己怎么了，也不知道发生了什么事。护士们每天都会来她的房间几次，给她铺床，给她测量体温等；医生们在她的房间来来回回走动；理疗师也一直来看望她。医院里唯一真正和她说话的人是给她送食物的女士。这位女士很快就知道爱丽丝不喜欢吃什么，并给爱丽丝留下她喜欢吃的零食和桃子酸奶。爱丽丝想家了，但似乎没有人知道她什么时候能够回家。

S 先生

一名中年人（S 先生）因严重的呼吸困难、咳嗽和不适而由急诊科转入内科病房。

他在转诊后 6 d 接受尿道前列腺切除术。因手术进展和术后病情平稳，故 S 先生在术后第 3 天就出院了。在接下来的日子里，他变得越来越气喘吁吁，并接受家庭医生的建议去 A&E 看急诊，家庭医生怀疑 S 先生患上了肺栓塞。

在急诊科进行初步评估后，医生给 S 先生静脉注射抗生素，并给予鼻导管吸氧，最终转移到内科病房等待检查，以确认肺栓塞的初步诊断。S 先生由妻子陪同。到达病房后不久，他被一位友善的护士接待。这位护士告诉他医生一会儿会来看他。因为现在是晚上 9：30，所以直到第 2 天（星期六），他都不会有外出检查。

大约 30 min 后，住院医师来到病房与 S 先生进行简短对话并大致"查看"了 S 先生。住院医师说，在 S 先生的肺上可能有"栓子"，他将"给"S 先生服用华法林。S 先生年迈的叔叔住在苏格兰，他已经服用华法林多年，刚停止服用华法林并换上了一种新药，他的医生说这种药更有效并且副作用少。因此，针对住院医师建议 S 先生服用华法林的情况，S 先生和他的妻子询问华法林到底是干什么用的，是否有副作用少的新药作为替代药？住院医师再次指出，S先生的肺血管内可能有一个栓子，需要对此进行治疗。S先生和他的妻子解释说，他们只想了解更多有关华法林的信息以及该药的替代药。医生说这很好，他将与助理交谈，并安排他的助理来和S先生解释。

过了一会，夜班护士在进行夜间查房时，向S先生说她在进行夜间查房。她说："我听说您拒绝服药。"S先生试图解释他没有拒绝服药，他只是询问华法林的相关信息及其替代药。第2天早上，住院医师的助理来拜访S先生。她说自己被告知S先生拒绝了住院医师的药物治疗。

引 言

25 年前，奥马克（Allmark）和克拉津斯基（Klarzynski）（1992）[33] 提出："护士要么是或应该是患者权益维护者的概念，现在似乎已经成为护理的一部分。"虽然有些护理学学者，如托马舍夫斯基·巴勒姆（Tomaschewski Barlem）等（2015），护理注册机构（NMBI，2014），专业组织（ANA，2015），许多执业护士似乎对"护士作为患者权益维护者"这并非毫无争议的立场很是赞同，但是仍有许多学者既质疑护士应是患者权益维护者的依据，也质疑护士扮演这种角色的可能性[奥马克和克拉津斯基，1992；希德豪斯（Seedhouse），2000；内加拉德（Negarandeh）等，2006]。

维护者：多种概念

为了开始探索护士作为患者权益维护者的这一观念，并评估论点的相对优势和弊端，查看"维护者"一词如何在护理文献中使用是非常有必要的。

在一篇关于护理维护者的开创性文章[科顿（Curtain），1979][2] 中，作者对律师的概念和护理维护者的概念进行了区分。

这里的维护者概念不是患者权利转移所暗示的概念，也不是法律层面的维护者，而是在更为简单、更为根本的前提下进行的更为根本的维护者……符合我们共同的人性。

班南（Bandman，2002）[23] 描述护理维护者为：理解维护者角色的护士会促进、保护并支持患者的利益和权利，以使其整体健康。

这种说法并没有让我们理解在护患情境中"维护者"的真正意义。它还提出了一个问题："对护士角色而言，这有什么特别的吗？"

希德豪斯（2000）区分了"常规意义的维护者"和"护理理论中的维护者"。

希德豪斯声称，在日常情境中使用的"维护者"是一个简单的概念。一个维护者为他人（或他们）代言……从这个意义上说，维护者直接站在所维护的人的那一边。

常规意义上的维护者不是不偏不倚的。她必须扮演她所维护的那个人的角色。如果她试图找到一个平衡点，或维护她所认为的，而不是她的客户想要什么，那么她就不是常规意义上的维护者……护理理论中的维护者比常规意义上的维护者的覆盖范围要广泛得多……

与常规意义相反，护理理论专家的理解是，维护者通过提供或帮助人们获得一些基本的人类需求来维护他们。常规意义上的普通人和护理理论专家都同意维护者去维护其他人，但这种维护者的本质是不同的。

常规意义上的维护者会说："你没有得到你想要的，你想让我维护你，你试图得到它。"……但是在护理理论的角度，维护者会说："你有一些基本的问题，让我尽可能地支持你。"（希德豪斯，2000）[16,17]。

希德豪斯有关"护理理论中的维护者"的描述似乎与理论家科顿（1979），以及 NMC（2015）、NMBI（2014）和 ANA（2015）等机构所表达的维护者的概念相一致。而希德豪斯有关"常规意义的维护者"与许多专家所倡导的概念是一致的，如奥马克、克拉津斯基（1992）和 CIB（2015）所倡导的维护者的概念。

维护是一种赋予人们权力的手段，通过维护者他们表达自己的观点、主张自己的权利，并在必要时代表他们发言和谈判（CIB，2015）[1]。

我们似乎在这里表达了两种不同的维护者的概念。为了明确其中哪一种是最合理的，人们可能会问："'维护者'概念的核心含义是什么?"正如佩利（1996）所说，如果我们在特定的理论（例如，这可能是一个有关护理干预、照护或患者需求的理论）中看待这个术语，那么我们对"维护者"意味着什么的认识只能达到一个合理清晰的水平。如果我们接受护理的基础之一是要求为我们的患者提供安全、人道、全面、高质量的护理（斯科特等，2014），那么重要的是，我们的患者需要从护理他们的护士那里得到些什么。

患者体验

就本章而言，"患者"是指因精神或身体疾病住院或接受医疗机构护理的个体，如在本章开头的案例研究中描述的像爱丽丝和 S 先生这样的人。有人可能通常会问："为什么这类人需要权益维护者?"为什么这样的患者需要支持、告知或有人来为他或她发声？

住院患者至少有两个原因需要他人履行权益维护者的角色。

1. 疾病可能导致个人痛苦、脆弱性及依赖性增强。知识缺乏和(或)体制结构和过程也可能意味着个体就适当治疗做出知情决定的能力被削弱或破坏。当人们考虑到爱丽丝和 S 先生的情况类型时,这些问题显然在起作用。

2. 患者被认为需要患者权益维护者来维护其的第二个原因是医患关系内部的权力失衡,并且担心这种失衡会导致患者自主权的削弱。越权威的临床医生越遵循有利原则(做好事/为患者的最大利益努力),可能无法认识到"好"的本质和内容从医生和患者的角度来看会有不同的理解。越来越多的证据表明,患者和医生可能对患者护理的优先事项的看法有所不同[帕帕斯塔夫鲁(Papastavrou)等,2011]。临床医生从健康的角度所感知的患者的最大利益可能不会被患者接受,也可能并不符合他/她的整体最大利益,例如,一位吸烟者或登山者可能会欣然接受的东西是不同的。但是,由于权力失衡,患者的心声可能不会被发现或聆听。因此,患者几乎没有能力影响他/她的护理或治疗过程,除非他/她可以求助于一个患者权益维护者。同样,这种权力失衡似乎再次是描述爱丽丝和 S 先生的住院经历的场景中的一个因素。爱丽丝被孤立,她孤独、想家。在案例研究中没有迹象表明,是否有护士与爱丽丝建立了关系,或帮助她了解她的护理、出院事宜等。S 先生和他的妻子只想要一个信息和一个明确的解释,说明为什么华法林是首选药。但是他们完全合理的担忧没有得到解决,反而被误解了。S 先生被贴上"拒绝治疗"的标签,无意中的恐吓可能是医疗卫生专业人员或患者遭遇的结果。即使是最直言不讳的和受过良好教育的人也会受到"专家"的影响。考虑到在急诊科的许多患者往往年龄较大、受教育程度较低的情况,他们显然有失去发言权的风险。

爱丽丝和 S 先生对关于他们的治疗和护理信息的需要和权利都被忽略了,而他们参与护理决策的需要和权利也被忽略了。信息和能够参与有关他/她的护理的选择和决定都是尊重患者自主权②的关键要素。

在上述案例中,似乎缺乏对患者自主权的认识和支持在一定程度上引起了人们的关注。同时,英格兰和威尔士 DoH 的最新调查和报告(弗朗西斯,2010)以及爱尔兰卫生信息与质量局(HIQA,2015)等权威机构也给出了充分的理由来接受对患者代表的需求可能是现实的,至少对医疗卫生环境中的某些患者而言是这样。

随之而来的问题是:"谁将成为有效的患者权益维护者?"进一步的问题是:"为什么许多护士和护理机构建议将患者权益维护者作为护士角色的一个方面?"

---

② 对患者自主权的详细探讨,请参阅本书第 7 章的相关内容。

一些主张护士担任患者权益维护者角色的观点

文献中有赞成和反对护士作为患者权益维护者的观点。支持护士作为患者权益维护者的观点如下。

1. 患者的权利需要保护。护理工作的一部分是支持、维护和保护患者。因此，护士是患者权利的自然保护者。例如，班南（2002）[25]认为："患者的权利需要受保护；护士与患者有着天然的联系。"但是，即使人们接受患者权利需要保护，从护理角色的一部分就是支持和保护患者这一立场出发，这也是一个巨大的飞跃（大概是在某些情况下，出于特定原因并且针对特定情况），因此，护士在所有情况下都是患者的天然保护者。班南认为，护士"与患者有天生的联盟"也值得仔细研究。拉蒂默（Latimer，2000）提供的图形证据证明事实并非如此。基于实证研究结果，拉蒂默认为，作为组织文化，护理的重要功能是保护现代医学的形象，即使这有损于对患者的护理和患者的自主权的行使。类似地，康伦（Conlon，2013）认为，为了维持病房的现状，许多护士既不赞成为患者提供足够的疼痛缓解措施，也不赞成持续使用止痛药，以确保最佳的止痛效果。

2. 医生并非总是以负责任、耐心的方式对待患者。患者需要知识渊博的支持者来代表他们与医务人员进行协调。由于护士的角色及其与患者的关系，他们是搭建患者需求和医生行为之间桥梁的最合适人选。班南（2002）[25,26]指出：

医疗卫生系统的"制衡"需要资源、技能和能力，旨在保护患者的权利，而这些资源并不总是由医生保障或支配的。此外，越来越多的证据表明，接受高等教育的护士在日趋复杂的护理中能够提供有效的权益维护形式。医疗中心高质量护理判断的证据表明，这类护士是天然的患者权益维护者。

在考察有关护士权益维护者角色的特定观点时，可以总结为以下几点：(a)并非所有医生都以负责任的方式行事，就像爱尔兰和英国的许多医疗丑闻一样（克拉克，2006；弗朗西斯，2010）；(b)同样地，护士经常在病例讨论和医生查房时感知到他们所知道的与患者密切相关的信息、愿望和家庭情况等（托马舍夫斯基·巴勒姆等，2015）。但是，要从接受上述(a)和(b)两点到护士是合适的患者权益维护者这一结论还存在困难。

第一个明显的困难是不负责任的、不适当的患者护理显然不是医学的"专利"，正如药品质保委员会（2011）和弗朗西斯（2010）所报告的事实那样，HIQA（2015）在爱尔兰的医疗卫生环境中也证明了这一事实。这表明，护士可能并不比医生更适合作为患者权益维护者，因为有些护士就像医生一样，可能会滥用他们的权力。他们可能会损害患者的权利并为患者提供不适当的或有害的护理。因此，如果患者权利和患者护理标准有被专业人员破坏的危险，那么患者确实需要权益维护者。但是，在参与医疗卫生的专业人员中，似乎无法找到可靠的权益维护者来为相关的特定患者提供护理。

第二个困难是接受从上面的（a）和（b）到护士是合适的患者权益维护者的结论，原因如下：一些护士确实参加了医生的巡诊和案例讨论会议，这可能被认为与患者权益维护者有关，但是，目前几乎没有证据表明所有的护士都会这么做，或者所有的护士都会一致地去参加医生的巡诊和案例讨论会议。事实上，有证据表明，某些护士在某些情况下根本不这样做，即使他们强烈感觉到患者正在接受不适当的治疗（托马舍夫斯基·巴勒姆等，2012）。

这些证据似乎表明，在护士角色中建立权益维护功能的基础可能确实建立在非常不稳定的基础上。康伦（2013）对 PRN 镇痛的治疗的文章就支持这一观点。康伦探讨了在为儿童提供镇痛方面的护理观念和实践。她发现实践变化很大，而且几乎没有以儿童为中心的护理的证据。

3. 支持护士作为患者权益维护者角色的第三个观点认为，护士是与患者建立最持久关系的专业人员，他们通常会在 8～12 h 的轮班中照护患者，护士在患者的整个住院治疗中，持续 24 h 与患者保持联系。因此，护士比任何其他医疗卫生专业人员都更了解患者并理解患者的想法。这一观点似乎在支持护士的权益维护者角色方面确实有一定分量。从综合医院到一般社区医院的巨大差异进一步支持了对护士的合法权益维护者角色的主张。在心理健康环境中，护士与患者的接触及随后对患者知识增长的促进，可能会持续数月甚至数年。

这种持续的和长时间的与患者的接触为护士对患者的真实了解和向患者传递知识提供了潜在的可能性。在一项社区研究中，研究人员探讨了公共卫生护士（public health nurse，PHN）在医疗卫生委员会中的作用。爱尔兰地区的贝格利（Begley）等（2004）报告了以下内容：

一些受访者指出，这种多重角色包括担任患者权益维护者。其中，一位受访者说她的职责包括关于社会问题的报告，如在住房问题（住房质量差）方面与环境卫生官员斗争，与房屋管理部门斗争，试图为残疾人延长住房期限等。

另一位受访者讲述了她是如何为旅行者获得服务而斗争的：不，没有社会工作者与旅行者打交道，但是……在我所在的地区，我与他们打交道，而作为旅行者的他们自身则有特定的需求。很多时候，你在为他们的事业而斗争，你正在为他们寻找设备，为他们提供更多服务的建议，写信给市政委员会，以争取给他们提供住房。

这种权益维护方式最终使受访者将自己的责任视为赋权。她说："我认为我们应该赋予他们权力，我更愿意赋予他们权力并鼓励他们去做"（贝格利等，2004)[42]。

但是，在急诊医疗领域护士与患者的接触时间比在社区精神卫生或公共卫生护理中与患者接触的时间要短得多。正因如此，到轮班结束时，护士才有可能深入了解患者的想法，而医生则不太可能做到这一点。医生可能花大约 30 min 来"接收"患者，可能还要花 10 min 对患者进行检查、治疗或询问。护士在患者监测、观察及对患者和患者反应的了解方面的重要性，从弗洛伦斯·南丁格尔时期起就已经确立，这一主题在护理研究文献中经常出现（斯科特等，2014)。

同样，护士是医疗团队中可能看到完整的患者护理图景的成员之一，而患者处于该护理图景的中心。护士需要帮助患者体验和接受医疗卫生环境。护士不仅是为患者提供护理服务的执业者，而且是医疗团队中所有其他执业医生工作的见证者，是协助和支持向患者提供护理和治疗的执业者，这不同于医疗团队中所有其他从业人员。然而，需要认识到，护士在急诊护理中的角色变化可能会影响这种了解患者的能力，进而会影响自己成为一名有效的患者权益维护者。我们与患者的许多联系来自为他们提供基础护理时，如给患者喂食和为患者擦浴。现在，这些基础护理工作主要由护理员承担。在某些情况下，例如在爱尔兰的重症医疗部门，护士轮岗模式会减小护士成为有效的患者权益维护者的可能性。护士可能要连续进行 3 个 12 h 轮班，然后休息一个星期。随着住院时间的减少，这可能意味着作为最了解患者情况的护士在关键会议上及患者出院等重要时刻不在场。这强调了护士的权益维护者角色在重症医疗和社区护理环境下的差异。尽管如此，护士的协调功能仍然是患者护理功能的一个重要组成部分。

贝格利等关于 PHN 的角色也有类似的争论：

……因为 PHN 具有丰富的知识和能力，是社区护理的关键力量，所以他们有能力看到"大局"。PHN 通常是患者在社区中遇到的第一位专业人员，他们经常向 PHN 求助"并向 PHN 靠拢"（贝格利等，2004)[94]。

因此，这可能意味着护士比医疗卫生团队的其他成员能够更好地理解和代表患者的想法。

斯科特等（2006）在德尔菲护理实践关键要素的调查研究中已经证实了在爱尔兰重症护理的背景下护理协调角色的重要性。这似乎表明执业护士角色中的"维护者"元素对患者护理有着特殊、独特的贡献。

有趣的是，这种"维护者"的元素既包括"常规意义上的维护者"，又包括希德豪斯（2000）所描述的"护理理论中的权益维护者"。这表明希德豪斯对这两种维护者概念的区分太明显了。这种区别在临床实践中似乎是少见的。文献和一些经验证据表明，执业护士对患者的权益维护是一个连续的过程，这个过程包括从代表患者辩护案件到帮助垂死者在他们的经历中找到安慰和意义的连续过程。伍德罗（Woodrow，1997）[229] 曾说：

……在重大危机情况下，"权益维护"不一定是一个被动的过程，但对于不太引人注目的质量问题，"权益维护者"则可以发挥积极的作用，例如：

- 鼓励患者参与护理计划。
- 提供信息，以使患者能够做出明智的决策。
- 消除任何机构设置的对探访时间的限制。
- 避免在清晨例行打扰患者。

例如，上述清单中的前两个元素可以缓解爱丽丝和 S 先生的情况，并使他们在医院的经历不再那么可怕和令人沮丧。回到佩利（1996）的观点，权益维护者意味着不同的事情取决于由特定理论推动的正在考虑的特定干预措施。从患者整体护理理论角度看，护士的患者权益维护者角色的概念是完全连贯的。

反对护士承担权益维护者角色的一些常见观点

反对护士承担权益维护者角色的一个普遍观点是，护士在医疗卫生系统内没有足够的权力来为患者辩护。在卫生服务组织等级严明的背景下，护士作为等级较低的一部分，没有足够的权力来挑战医疗权威。要求护士这样做可能会使护士处于站不住脚的位置，在这种情况下，为患者站出来或进行适当的患者护理会导致护士受到纪律处分和伤害，并最终可能会失业（内加拉德等，2006）。

但是，这里至少要考虑两个相关的问题。如果正如我建议的那样，权益维护者应该被视为一个连续统一体，那么假设为患者辩护将总是或不可避免地使护士与强大的医务人员发生冲突。作为患者权益维护者可能只是意味着将问题指出来以引起医疗团队重视（这将帮助 S 先生搜索有关处方药的更多信息和可用的替代方案），并在适当的时候或情境下，强调患者相关问题的重要性或相关性（康伦，2013；托马舍夫斯基·巴勒姆等，2015）。尽管医疗团队的所有成员之间都会存在冲突或潜在冲突，但有时在患者护理的问题上，有专注于共同的"敌人"的优势。班南(2002)[24,25]对此问题的评论具体如下：

护士、患者与医生之间存在或应该建立一种天然的联盟，而不是在专业方面的冲突，以对抗健康状况不佳和疾病……权益维护者服务对象的需求就是成为医疗卫生团队的一员，与其他人一起为患者的健康工作。

因此，重要的是不要通过以护理与医学之间的优劣之争形容患者权益维护者，进而轻视我们的患者可能面临的潜在的多方面的权益维护需求。对患者进行权益维护的尝试有时可能会演变为一场无谓的争论，这一事实不代表从患者的角度没有真正的权益维护需求，也不代表护士至少在某些情况下不是非常有效的患者权益维护者。

因为对患者权益维护者可能偶尔会对护士提出极端的要求，所以在此值得关注的第二个问题是："这意味着什么?"这些极端要求的现实是否意味着护士不应该为患者发声? 或者相反，护士面临的这种极端风险是否意味着护士、卫生服务管理人员和(或)整个社会的医疗机构应该更加认真地承担其自身的责任? 是否应该有措施确保为给患者提供适当权益维护的护士提供某些保护，以确保他们免受不公正待遇? 后一种立场似乎是爱尔兰和英国卫生系统所表现出的立场(HSE，2011; NHS，2015)。

反对护士担任权益维护者角色的第二个观点是，患者通常不会选择他们的护士，而护士通常不会选择他们的患者，他们更有可能被分配给患者。从代表的法律意义来看，选择一个人的权益维护者是"维护者"这个角色中不可或缺的部分。患者缺乏选择权，这意味着从法律意义上来看，护士不能成为患者权益维护者。

的确，在选择自己权益维护者的问题上，患者通常会选择自己的全科医生，而在选择哪个特定的护士方面，则更多的要看运气或机会。无论是急诊医院环境中的初级护士，还是社区精神卫生护理中或公共卫生护理中的护士，都属于这种情况。因此，护士在某种意义上是"强加"在患者身上的，而不是被选择的。但是，这种区分，即使是相关的，也只能做到目前这样。例如，在寻找律师时，我的选择可能会受到下列限制：我的经济条件；我是否需要出差去寻找律师；律师的地理位置；有执业中是否有多名律师可供选择；这些律师的案件量等。对于我选择的全科医生来说也是如此。因此，尽管护士是被"强加"在患者身上，全科医生和律师是"被选择"，但一个人的选择能力可能受到许多因素的限制。同样，在大多数提供护理服务的组织中，患者仍有选择与一位护士(而不是另一位护士)建立信任关系的可能性。无论患者发现自己被拥有20位护士的护理病房的护士照护，还是由精神保健家庭护士在家中照护，患者均可以将某些相关信息透露给一位护士(而不是另一位护士)，并寻求这位护士（而不是另一位护士）的帮助和支持。

反对护士承担权益维护者角色的第三个观点是，护士作为系统的一部分，从定义上来说也是问题的一部分。不幸的是，有明确的证据表明，护士确实可能是导致患者权益维护者不可或缺的问题的一个原因。拉蒂默（2000）、弗朗西斯（2010）、康伦（2013）和 HIQA（2015）清楚地表明了这一点。如果真是这样，那么这样的护士似乎无法成为所护理的患者的有效权益维护者，这样就需要求助于另一种形式的权益维护者。在某些系统中，医疗卫生专业人员专门聘请了非专业的权益维护者来应对这种情况。在许多爱尔兰的医院中，与患者沟通的投诉官常常扮演着这一角色。

但是，需要再次强调的是，正如我们的两个患者案例研究中所指出的那样，系统问题不是患者在卫生服务机构中遇到的唯一类型的问题，也不是唯一需要权益维护者的实例。患者遇到的许多问题都是护士和其他医务人员可以轻松解决的问题；医护人员可通过尝试对患者的背景、患者的经验及患者的需求（不是医护人员认为的那些需求）有更深入的了解。这些问题在许多方面反映的是护理从业者面临的核心问题——护患关系③。

结　论

当前的卫生服务是复杂的。由于卫生服务的复杂性和对从业者的众多要求，我们的医疗服务机构中的患者似乎可能需要不止一种形式的权益维护者。护士也由于其在提供卫生服务中所处的独特的组织、协调、相互联系的位置而可以有效地维护患者的权益。在某些情况下，护士可能是唯一对患者的愿望有充分了解、可以有效地维护患者权益的人员。因此，护士应在适当的时候为患者提供代表的服务。当然，这一观点并不支持护士发挥独特的权益维护者作用。许多医疗卫生工作者可能具有这样的作用。重要的是患者可以与护士建立联系，并且该护士具有在患者需要时进行权益维护的技能、信心和权力。这不是谁更适合作为患者权益维护者的问题，而是如何确保患者权益维护者的功能能够得到发挥的问题。

学习重点

• 护士作为患者权益维护者的角色在国际护理实践背景和护理研究文献

---

③有关护患关系的详细讨论，请参阅本书第1章的相关内容。

中都被广泛接受。

• 护士可作为患者权益维护者的原因有很多，如生病时患者的脆弱性增强，医患关系中的自然力量失衡，患者可能需要权益维护者的原因等。

• 在实践中，护士的权益维护者角色并非毫无争议，对护士的这种角色既有人赞成，也有人反对。

• 对护理实践和护士职能的分析确实支持了护士的权益维护者角色；但是，在医疗卫生领域，这种角色并非为护士所独有。

• 最重要的是，患者应该得到他们需要的支持，以参与和理解对他们的护理工作，而不是由谁来提供此类支持。

参考文献

ALLMARK P，KLARZYNSKI R，1992. The case against nurse advocacy[J]. Br J Nurs, 2(1)：33 - 36.

American Nurses Association (ANA)，2015. Code of ethics for nurses with interpretive statements［R/OL］. Silver Spring. http://www. nursingworld. org/codeofethics. Accessed 7 July 2016.

BANDMAN E，BANDMAN B，2002. Nursing ethics through the life-span[J]. Prentice Hall, Englewood Cliffs.

BARLEM ELD，LUNARD VL，LUNARD GL，et al.，2012. The expereince of moral distress in nursing：the nurses' perception[J/OL]. Rev Esc Enferm USP J School Nurs USP 46(3)：678 - 685. http://www. scielo. br/pdf/reeusp/v46n3/en_21. pdf. Accessed 19 July 2016.

BEGLEY C M，BRADY A M，BYRNE G，et al.，2004. A study of the role and workload of the public health nurse in the Galway community care area[D]. School of Nursing and Midwifery Studies. Trinity College，Dublin.

Care Quality Commission，2011. Dignity and nutrition inspection programme：national overview ［EB/OL］. www. cqc. org. uk. http://www. cqc. org. uk/sites/default/files/media/documents/20111007_dignity_and_nutrition_inspection_report_final_update. pdf. Accessed 2 Aug 2012.

Citizens Information Board，2015. Advocacy services guide［EB/OL］. CIB，Dublin. http://www. citizensin formationboard. ie/en/publications/advocacy/. Accessed 7 July 2016.

CONLON J，2013. Children in pain："subjects" of the system[D]. PhD thesis，Dublin City University，Dublin.

CURTAIN L，1979. The nurse as patient advocate：a philosophical foundation for nursing[J]. ANS Adv Nurs Scim, 1(3)：1 - 10.

FRANCIS R，2010. Independent inquiry into care provided by Mid Staffordshire NHS

Foundation Trust January 2005 – March 2009,(Vol 1)[R]. Chaired by Robert Francis QC. Stationary Office,London.

HARDING CLARK M,2006. The Lourdes Hospital inquiry:an inquiry into peripartum hysterectomy at Our Lady of Lourdes Hospital, Drogheda[R/OL]. Report of Judge Maureen Harding Clark S. C. , The Stationary Office,Dublin. http://health. gov. ie/wp-content/uploads/2014/05/ lourdes. pdf. Accessed 19 July 2016.

Health Information and Quality Authority (HIQA),2015. Compliance Monitoring Inspection report Designated Centres under Health Act 2007, as amended[R/OL]. HIQA, Dublin. https://static. rasset. ie/documents/news/4910-14-january-2015. pdf. Accessed, 7 July 2016.

Health Service Executive,2011. Good faith reporting policy[R/OL]. https://www. hse. ie/ eng/staff/Resources/hrppg/Good_ Faith _ Reporting _ Policy _ 2011. pdf. Accessed 18 July 2016.

LATIMER J,2000. The conduct of care:understanding nursing practice[J/OL]. Blackwell Science,Oxford.

National Health Service, 2015. NHS constitution [EB/OL] . https://www. gov. uk/ government/publications/the-nhs-constitution-for-england. Accessed 18 July 2016.

NEGARANDEH R, OSKOUIE F, AHMADI F,et al. ,2006. Patient advocacy:barriers and facilitators[J/OL]. BMC Nurs 5(3). Doi:10. 1186/1472-6955-5-3.

Nursing and Midwifery Board of Ireland (NMBI),2014. Code of professional practice and ethics for registered nurses and midwives[R/OL]. Nursing and Midwifery Board of Ireland, Blackrock,Dublin. http://www. nmbi. ie/Standards-Guidance/Code Accessed, 7 July 2016.

Nursing and Midwifery Council,2015. The Code:professional standards of practice and behaviour for nurses and midwives[R/OL]. Nursing and Midwifery Council,Portland Place, London. https://www. nmc. org. uk/standards/code/. Accessed 7 July 2016.

PALEY J,1996. How not to clarify concepts in nursing[J]. J Adv Nurs, 24(3):572－578.

PAPASTAVROU E, EFSTATHIOU G,CHARALAMBOUS A,2011. Nurses and patients' perceptions of caring behaviours:quantitative systematic review of comparative studies [J]. J Adv Nurs, 67(6):1191－1205.

SCOTT P A,TREACY M P,MACNEELA P,et al. ,2006. Report of a Delphi study of Irish nurses to articulate the core elements of nursing care in Ireland[D]. Dublin City University, Dublin.

SCOTT P A, MATTHEWS A, KIRWAN M P,2014. What is nursing in the 21st century and what does the 21st century health service require from nurses? [J]. Nurs Philos, 15:23－34.

SEEDOUSE D, 2000. Practical nursing philosophy:the universal ethical code[M]. Wiley, London,Chapter Two.

TOMASCHEWSKI-BARLEM J G, LUNARDI V L, BARLEM E L D,et al. ,2015. Nursing
   beliefs and actions in exercising patient advocacy in a hospital context[M/OL]. Rev Esc
   Enferm USP J School Nurs USP. Doi:10. 1590/S0080-623420150000500015.

WOODROW P,1997. Nurse advocacy:is it in the patient's best interest? [J]. Br J Nurs, 6
   (4):225 - 229.

第 9 章

生命之初的伦理问题

珍妮特·霍尔特[①]◎著

董 玥◎译

摘　要　本章探讨了在照顾孕妇时所面临的伦理、法律问题。本章的基础是一个涉及 4 名已经使用或正在考虑使用生殖技术的妇女的案例研究,以说明和讨论所提出的问题。争论的核心问题是,生命何时开始,我们应该给予这个从受精卵发育到完全成型的婴儿什么样的地位。首先,我们从探索生命何时开始并变得重要这一概念出发,讨论了辅助受孕、代孕和产前诊断等问题。其次,我们讨论了选择孩子的概念,其中包括救世主兄弟姐妹的诞生。在本章的最后一节,我们探讨了堕胎(特别是因为胎儿畸形而堕胎)的伦理问题。我们探讨了人们对胚胎伦理地位的不同看法,以及为堕胎辩护的常见原因。本章以对未来的展望作为结尾并介绍了新兴技术。

关键词　辅助受孕;堕胎;产前诊断;救世主兄弟姐妹

---

①珍妮特·霍尔特,英国,利兹,巴恩维尔,利兹大学卫生保健学院.
　电子邮箱:hcsjh@leeds.ac.uk.
　© Springer International Publishing AG 2017.
　P. 安妮·斯科特,护理伦理中的主要概念与议题.
　DOI 10.1007/978-3-319-49250-6 _ 9.

引言(包括案例研究)

在过去的50年里,在孕妇护理方面的技术取得了进步,新的治疗方法得到了发展。法律也有所改变,允许在某些情况下堕胎,允许对不孕症患者进行复杂的治疗,所有这些都引发了对人类生命本质的伦理问题的关注。从讨论生命何时开始入手,本章将探讨当代医疗卫生中的一些伦理问题,包括辅助受孕、代孕、产前诊断、救世主兄弟姐妹的诞生及有争议的堕胎问题。我们将利用一项涉及4名处于不同生育阶段的妇女的个案研究来说明和推进这场争论。本章的结尾讨论了生殖医学中出现的新技术和可能引起争议的技术。

克莱尔、萨迪亚、露西和莉斯是10多年前一起上中学的好朋友。她们现在住在这个国家的不同地区,但每年会聚会一次。在她们最近一次见面时,其中的两个朋友都怀孕了,克莱尔怀了她的第1个孩子,萨迪亚怀了她的第2个孩子。萨迪亚知道这个孩子是个男孩,他们打算给他起名叫阿米尔。萨迪亚的第1个孩子优素福今年4岁,他一出生就患有β地中海贫血(一种遗传病),意味着他必须定期输血。萨迪亚解释说,她在怀孕期间做了试管受精,以确保她的孩子的组织与优素福的匹配。这个孩子一出生,医生就会从其脐带中抽取一些血液和细胞来治疗优素福的病。萨迪亚希望这种方法能治愈优素福的病。

克莱尔正处于怀孕初期,她告诉她的朋友们,她对最近进行的排除胎儿异常的检查感到担心。克莱尔有一个患有唐氏综合征的哥哥,她知道父母照顾一个残疾儿童有多困难。但她对终止妊娠的想法感到很不舒服,她说,如果有人告诉她孩子有问题,她将不知道该怎么办。莉斯在6年里生了4个孩子,她坚定地表示她不想再生孩子,说她无法应付。虽然她理解克莱尔的想法,但她说她根本不会关注是否要终止妊娠,她认为作为一个女人,这样的选择是她的权利。

露西告诉她的朋友们,她并没有打算再生育孩子,因为她觉得自己的家庭已经有了2个孩子。但最近,她的妹妹接受了乳腺癌治疗,医生建议她冷冻一些卵子,因为治疗可能会影响她的生育能力。露西问她的朋友们对代孕的看法,她想知道她是否应该为自己的妹妹生一个孩子。

在这种情况下,妇女面临着许多挑战,包括她们如何看待胎儿的伦理地位、辅助受孕和产前诊断的使用、救世主兄弟姐妹的诞生及堕胎的伦理困境。生殖技术中所有这些和其他伦理问题的核心是生命何时开始的最基本问题,我们将从这里开始探索。

生命何时开始？

关于人类生命何时开始有几种不同的说法，这些说法很重要，因为它们涉及应给予人类胚胎何种地位以及最终可以对其采取何种措施的问题。对某些人来说，生命始于受孕，也就是说，生命始于精子与成熟的卵子融合形成早期胚胎时。在许多方面，这是最明显的一点，可以确定为生命的开始，因为每个精子含有 23 条染色体，使卵子受精后，可导致一个新生命的诞生。对一些人来说，这意味着胚胎从受孕的那一刻起，就应该得到与其他任何人类同等程度的保护。

但是受精并不总是会产生一个胚胎，在极少数情况下（每年 700～800 次怀孕中有 1 次），受精卵不能正常发育，虽然有大量快速生长的细胞被称为葡萄胎，但没有胚胎发育。因为葡萄胎妊娠很可能发展成绒毛膜癌②，所以通常一旦确诊，就应被立即切除。认为不应该摘除葡萄胎的观点很难站得住脚。首先，因为没有胚胎；其次，因为不摘除就有潜在的危险。我们甚至不能将一个受精卵描述为一个独特的新生命的开始，因为在受孕后 2 周内仍有可能由单个受精卵形成双胞胎。然而，持有所谓反对堕胎观点的人［如保护未出生儿童协会（the Society for the Protection of Unborn Children，SPUC）的会员］明确指出，生命始于受孕，因为在这一点上，"一个人的基因是完整的，毫无疑问是人，与母亲和父亲不同，是活着的，有能力成长并发展到成熟"（SPUC，2016）。

在超声技术出现前，妇女第一次感觉到胎儿运动（通常在 16～20 周）是很重要的。有关胎动的记载可在《圣经·路加福音》中找到。《圣经·路加福音》中描述了怀上耶稣的玛利亚（Mary）和怀上施洗者约翰（John）的伊丽莎白（Elizabeth）间的一次会面。听见玛利亚的声音后，伊丽莎白说："宝贝在子宫里跳了起来。"［卢克（Luke）]41。毫无疑问，这与生命的开始有关，因为一个移动的胎儿清楚地表明一个"活的"胎儿的存在。在传统的罗马天主教神学中，第一次胎动具有重要意义，因为它们预示着灵魂在胚胎中被创造的时刻。亚里士多德认为，男性的身体是在 40 d 时形成，而女性的身体需要 90 d 才能形成。13 世纪的神学家托马斯·阿奎那（Thomas Aquinas）进一步发展了亚里士多德的理论，他提出，上帝在胚胎中创造灵魂的时间为男性 40 d，女性 90 d

---

② 绒毛膜癌是一种在子宫内生长迅速的恶性肿瘤，通常起源于形成胎盘的组织。

（吉隆，2001）。由此我们可以得出结论，对托马斯·阿奎那来说，男性胎儿在早期阶段比女性胎儿更有"价值"。移动的胎儿无疑是"活的"胎儿，但现代超声技术显示，胎儿在怀孕期间运动的时间比妇女感觉到的时间要早得多，也比历史记载中提到的时间要早得多。

1984年，一个由玛丽·沃诺克（Mary Warnock）夫人主持的有影响力的委员会就第一个"试管婴儿"出生后不孕症治疗和胚胎研究的伦理和社会影响进行了探讨（DHSS，1984）。出现的一个重要的点是原条的重要性，即胚胎个体生物学发育的开始和孪生能够发生的最后一点。原条代表了将发展成神经组织的细胞的早期发育，这是神经系统的最初阶段，因此是意识的根源。因为原条在第15天开始发育，所以委员会的建议之一是胚胎研究应只允许在受精后的14 d内进行。虽然确保实验将只在任何神经组织出现前的胚胎上进行，但这可以解释为，到目前为止，14 d内的胚胎被认为不如那些超过14 d的胚胎有价值。

即使我们无法证明生命一定是从受孕开始且在受孕时创造了一个新的个体，但仍然可以认识到受孕的重要性。根据这一观点，我们可以说，虽然人类的发育是连续的，但胚胎甚至在最早期阶段就具有了人类的遗传物质，并且在适当的条件下将发展成为一个人。因此，胚胎应该得到与任何人一样的权利并被保护，这叫作潜在性论证。

哈里斯（1985）对此提出了两个问题。第一个问题为将成为X的事实并不是现在将其视为X的一个很好的理由。例如，一颗橡子，在适当的条件下有可能成长为一棵橡树，但这是否意味着我们应该像对待一棵橡树一样对待一颗橡子？或者换句话说，你认为压碎一颗橡子和砍倒一棵100岁的橡树是一样的吗？即使是用橡子和橡树作为例子，也有伦理上的细微差别。我们可能会对无缘无故砍倒一棵古树有更多的保留意见，而不是对偶然或不小心踩到橡子。第二个问题与卵子和精子分别有关，因为它们显然也有成为人类的潜力。一般来说，我们不太关心"不想要的"卵子或精子的命运。然而，根据潜在性论证的观点，破坏卵子和（或）精子的避孕方法在伦理上可能被认为是错误的，一些人正是基于这个观点而禁止使用避孕措施。

生命何时开始变得重要？

受精卵发育成胚胎、胎儿，最终成为婴儿的过程，可以被认为是一个各阶段相互融合的连续统一体。因此，与其试图回答"生命何时开始"这个问题，不如问"生命何时开始变得重要"。我们已经看到，原条的出现是一个生物学事件，它标志着神经组织的发育，有情众生③的出现与这个概念有关。辛格（2012）认为，如果一个有知觉的生物，无论是人类还是非人类，都能感受到痛苦或快乐，那么它的利益就应该像其他任何人类的利益一样被考虑。因此，如果伤害、毁灭有知觉的生物是错误的，那么有知觉的生物就不应该被伤害。然而，对无知觉的生物的毁灭不会伤害它们，因为它们没有感受快乐或痛苦的能力，所以不会被伤害。从知觉的角度来看，如果胚胎感觉不到任何疼痛，那么堕胎和胚胎研究都是合法的；因为来自知觉的论证只禁止伤害有知觉的生物，而不提供绝对的保护。

把生物学定义和知觉放在一边，这是一个更为复杂的问题，也是关于生命何时开始变得重要的最具影响力的哲学论点之一，那就是对自我或人格的认识。人格的确切含义很难定义，但它本质上是使我们成为人的事物，或者是信念、欲望、个性的组合造就了我们。早在 17 世纪，人格就被描述为理性和自我意识的结合（约翰·洛克，1997）。最近，与堕胎和杀婴直接相关的是迈克尔·托雷将人格的标准定义为一种有机体，"拥有自我的概念，作为经验和其他精神状态的持续主体，并相信自我本身就是这样一个持续的实体"（迈克尔·托雷，1972）[29]。所以对迈克尔·托雷来说，为了拥有生命权，人必须能够认识到，随着时间的推移，他们自己是同样的存在。因此，杀害一个人是错误的，因为这样做从个体身上剥夺了他们能够珍惜的东西，但根据这一区别，无法珍惜自己存在的个体被杀害就不是错误的，因为他们没有被剥夺他们能够珍惜的东西。虽然这可能是一个有说服力的观点，但将人格定义为理性和自我意识结合的一个关键问题是，胎儿、婴儿、一些有学习障碍的成年人、那些处于永久植物人状态的人，甚至一些痴呆症患者，将不能被归类为人④。

在探讨了关于生命何时开始以及何时开始变得重要的一些不同观点后，我们将关注生殖技术的一些当代应用以及克莱尔、萨迪亚、露西和莉斯面临的伦理问题。为了确保与患有 β 地中海贫血的儿子的组织匹配，萨迪亚已经通过试管受精怀孕，而露西正在考虑为她妹妹的孩子做代孕妈妈。

人工辅助受孕

自 1978 年第一个试管婴儿路易斯·布朗（Louise Brown）诞生以来，越来

---

③有情众生是指能感觉到快乐或痛苦的人。
④有关人的概念和相关讨论的详细介绍，请参阅本书第 6 章的相关内容。

越复杂的辅助受孕技术被开发出来。某些治疗形式，如那些只使用药物的治疗形式，通常是没有争议的。然而，其他技术，如使用捐赠的精子和（或）卵子进行体外受精和代孕，确实引发了伦理问题。关于辅助受孕伦理的观点取决于个体对胚胎伦理地位的看法。在体外创造生命的想法被认为是不自然的，毫不奇怪，持反对堕胎观点的人通常都反对试管受精。这场争论的核心是，不孕症是否是一种与其他任何疾病一样被同等对待的疾病。至少，不孕症和糖尿病一样，是身体某一部分的功能失调。用胰岛素治疗糖尿病，就像许多其他药物一样，也可能被认为是非自然的；然而，我们不会认为这是拒绝某人服用胰岛素的充分理由。尽管不孕症可能被认为是一种身体功能失调，但与糖尿病不同的是，对其的治疗并不能挽救生命。尽管不孕症是那些无法拥有想要的孩子的人遭受痛苦和不幸的原因，但还有一个新的问题是，这种治疗涉及创造胚胎，同时并不是所有的胚胎都将被使用，那些不合格的胚胎将被丢弃或用于研究。尽管有一些伦理上的反对意见，但辅助受孕过程还是被广泛使用。最新的数据显示，2013 年有 49636 名女性接受了体外受精治疗，英国 2012 年出生的婴儿中有 2.2% 是试管婴儿（HFEA，2014a）。

在这种情况下，露西的妹妹因为癌症治疗而面临不孕症，露西想知道自己是否应该为妹妹生一个孩子。在英国，如果通过体外受精且胚胎是用受胎父母的卵子和精子产生的，那么代孕就是合法的。露西的妹妹将冷冻她的部分卵子，这是他们最有可能使用的方法。因此，露西将把由她妹妹的卵子和她妹妹伴侣的精子创造的胚胎植入她的子宫。代孕也可以发生在捐献的卵子与受赠父亲的精子受精的情况下，使用捐献的卵子和精子创造的胚胎，或者当代孕的卵子与受赠父亲的精子受精的情况下，通常采用更直接的人工授精方法。在英国，代孕受到 1985 年颁布的《代孕安排法》的监管，虽然代孕人可以获得合理的费用，但从事商业代孕安排且代孕人获得服务费用，则是一种犯罪行为[霍佩（Hoppe）和米奥拉（Miola），2014]。

虽然露西可以成为她妹妹的代孕母亲，但她需要清楚的是，并不是所有的代孕过程都具有法律效力。露西是生母，如果她结婚了，她的丈夫就会被认为是孩子的父亲。而且，露西有权改变主意，在孩子出生后不把孩子给她妹妹。同样地，她的妹妹可能决定她根本不想要这个孩子，而露西将不得不留下这个孩子。在某个阶段，露西和她的妹妹将不得不决定要告诉孩子他是怎么来的，所有的家庭成员都需要理解并同意这一点。露西可能会对孩子产生一种强烈的依恋，并且仍然让孩子以某种方式归属于她，所有这些都可能破坏家庭关系。相反，露西、她的妹妹和孩子之间的关联可能会增强他们之间的关系。因此，露西和她的妹妹会签订协议，其中大部分条款都是基于信任。在家庭中进行代孕安排可能有助于建立信任关系，但这种行为是利他主义的，并非没有复杂性。

露西也将可能会和她的妹妹一起做决定，如果她愿意接受胎儿异常的筛查测试，以及如果测试显示婴儿有问题，他们将采取什么措施。克莱尔已经接受了一系列检查，现在正焦急地等待结果。下一节我们将讨论像露西和克莱尔这样的妇女在产前诊断时所面临的伦理问题。

产前诊断

爱尔兰和英国的所有妇女都在孕期接受胎儿筛查测试，以检测胎儿是否异常。这些筛查通常采取血液测试和超声扫描的形式。因此，妇女可以选择她们想要的检查。如果她们愿意，可以拒绝任何检查。直到现在，用于检测胎儿异常（如唐氏综合征）的血液检查还不是非常准确，而且只能告诉妇女胎儿受影响的概率。任何被认为有风险的妇女都会接受羊膜穿刺术。这是一种侵入性手术，即从胎儿周围的羊膜囊中提取液体，检查其中的细胞。但是现在，早在怀孕 10 周就可以使用非侵入性产前血液检测（non-invasive prenatal blood test，NIPT）来检测遗传状况。这些检查更加准确，并且大大减少了需要进行羊膜穿刺术的妇女的人数，同时也降低了随之而来的流产风险。2016 年 1 月，英国国家筛查委员会建议英国妇女也可以接受这项检测。2016 年 4 月发表的关于收益和成本的研究［奇蒂（Chitty）等，2016］声称，该测试具有成本效益，并能为妇女提供更好的护理质量和护理选择。

然而，提供更简单和非侵入性的检查确实会引发伦理问题。一些妇女的产前检查不可避免地会导致检测到异常时做出艰难决定的情况。子宫内的胎儿通常没有治疗方法，妇女面临着继续妊娠或堕胎的选择。这就是案例中克莱尔所面临的困境。如果克莱尔是英格兰、苏格兰或威尔士的公民，并被告知她的孩子有唐氏综合征等异常，她将做出继续妊娠或终止妊娠的选择。给予妇女选择权是对其自主权的尊重，假设克莱尔有能力这样做却没有这样做，则在法律上和伦理上都站不住脚。然而这是一个非常困难的决定，两个选择都有相关的问题。克莱尔可以决定堕胎，但有证据表明，虽然终止意外的或计划外的妊娠很少伴有心理问题和社会问题，但以胎儿畸形为由终止妊娠的情况却有所不同。这些通常是计划的和想要的妊娠。胎儿畸形通常在怀孕后期发现，此时终止妊娠更难处理，而且对家人和朋友来说也很难接受［唐纳（Donnai）等，1981］。如果克莱尔决定继续妊娠，那么她将面临一个不确定的未来，因为她亲身经历了照顾一个残疾儿童是多么困难。

妇女在没有充分考虑潜在结果的情况下，可能会同意进行检查（特别是那些非侵入性的检查），如血液检查和超声扫描，这是合理的。诺顿（Norton）等（2014）指出了妇女和提供者之间关于产前检测性质的差异。他们得出的结论是，虽然妇女想要确保胎儿发育正常，但医疗卫生专业人员通常认为检测是一种手段，可以确定妇女是否有需要选择终止妊娠的异常情况。因此，虽然决定是否继续妊娠被描述为一种"选择"，但像克莱尔这样的妇女可能根本不愿意做出这样的选择。也许选择终止妊娠的概念是错误的，在进行任何测试之前，最好先考虑一下。这样，妇女就可以自由地进入检查过程，而且清楚地知道她们不仅可以选择是否进行检查，还可以根据检查结果选择检查的决定。这是特别重要的，因为国家计划通过卫生服务系统向所有妇女免费提供NIPTs。

对于许多妇女来说，不生育残疾孩子的想法是有好处的，但是其他妇女则对产前检查计划的"寻求、摧毁"作用和作为优生学的一种形式表示担忧。因为优生学的历史，即从基因上改良人类的实践，通常被认为是一件坏事。塞尔盖利德（Selgelid，2014）认为，虽然产前检查在某些方面确实符合优生学的标准，但对于那些不以伦理为由反对堕胎的人来说，优生学本身并不一定是一件坏事。塞尔盖利德倡导一种与过去的国家控制政策相去甚远的方法，他描述了一个新遗传学时代，在这个时代，个体可以自由选择进行产前诊断，并根据检测所获得的信息采取行动。他认为这一立场与过去的强制做法（如国家资助对有不良基因特征的人进行绝育）完全不同。然而，尽管立法确保了我们社会的平等，但仍然有人担心，更广泛地使用和提供产前基因检测可能会给残疾人的生活带来困难。人们认为，产前检查后的堕胎不仅表达了对疾病的歧视，而且表达了对患者的歧视［帕伦斯（Parens）和阿什（Asch），2012］。因此，虽然以胎儿畸形为理由的堕胎可能会导致残疾人出生率的降低，但是那些本来可以通过产前检查和选择性堕胎的人被认为价值较低，更容易受到偏见和歧视。

救世主兄弟姐妹

如果存在已知的基因或遗传情况，除了产前检查和终止妊娠外，还有一种选择，即向妇女提供体外受精和植入前基因检测，以便将健康的胚胎植入子宫。萨迪亚做了这个手术，以确保她的第2个孩子不仅没有遗传病，而且组织结构与优素福的匹配。这就是所谓的救世主兄弟姐妹的诞生。英国的《人类受精与胚胎法（2008）》允许选择救世主兄弟姐妹，只要接受者患有严重疾病，就可以通过脐带血、骨髓或其他组织进行治疗（HFEA，2014b）。

对萨迪亚来说，这样做的好处是不会对她的孩子造成伤害，而含有干细胞的脐带血可能是治愈优素福的唯一希望。另一个优势是胚胎选择在着床前就开始了。因为用于测试的细胞在受孕后两三天被取出，所以胚胎处于非常早期的发育阶段。如上所述，对某些人来说，这个阶段的胚胎价值较低，因此这个过程在伦理上比在怀孕后期堕胎更可取。当然，对于那些相信生命始于受孕的人来说，情况并非如此，他们会反对这一过程，认为这在伦理上与堕胎没有区别。

萨迪拉很幸运，一个与优素福匹配的胚胎已经成功培育出来。但这种情况并不总会发生。在有些情况下，尽管反复尝试，组织结构的匹配仍然难以实现。还有一个问题是，如何告诉阿米尔他出生的方式和原因。救世主兄弟姐妹的反对者认为，这一过程使儿童沦为一种商品，因此他们本身并没有被视为目的[5]。阿米尔可能觉得他的父母要他不是为了他自己，但考虑到他的父母所做的一切，这可能表明他们是忠诚的父母。因此，似乎没有理由怀疑阿米尔不会像优素福那样受人宠爱。事实上，可以认为，因为他在治疗他的兄弟方面发挥了如此重要的作用，所以他可能觉得自己特别有价值且会受到宠爱。但也有可能治疗不起作用，阿米尔无法拯救优素福。或者他感到有压力，不得不在以后进行更多、更复杂的捐赠，比如骨髓，这可能会对他造成心理伤害。到目前为止，还没有发表关于救世主兄弟姐妹心理影响的研究，因此我们只能进行推测。但应该指出的是，以潜在的心理伤害为由反对救世主兄弟姐妹与反对堕胎的观点是不同的。

选择孩子

允许胚胎植入前基因检测（preimplantation genetic testing，PGD）存在的一个问题是，它不会仅局限于避免疾病，而且还允许个体选择孩子的其他特征，如性别、智商或头发颜色。随着人类基因组图谱的绘制，将来我们有可能通过检测胚胎的一些特征来提高我们未来孩子的能力。例如，萨武列斯库（2001）没有在疾病治疗和能力增强之间做出区分，并认为如果一种是伦理允许的，那么另一种也应该是。萨武列斯库进一步发展了他的观点，认为在未

---

[5]将人视为"自身目的"的要求作为尊重人的基本原则，是康德伦理学的重要组成部分，请
　参阅第 2 章的讨论。

来这是可能的，即遗传学测试应该只用于选择那些被期望拥有最好生活的孩子，可能包括高智商、有乐器演奏天赋或有体育运动天赋。然而，以这种方式给予人们选择孩子的自由可能会导致进一步的伦理问题。例如，如果一对夫妇决定故意制造一个像 1996 年发生在美国的那样一个有残疾的孩子怎么办？在这个案例中，一对失聪的女同性恋夫妇想要一个失聪的孩子，所以选择了一个先天失聪的男性作为精子捐献者，以最大程度地增加他们成功的概率[威尔金森（Wilkinson），2010]。在这里，这对夫妇自己动手，在没有使用医疗服务的情况下怀孕了。但假设一对夫妇要求医疗卫生专业人员通过体外受精和 PGD 来完成这项工作，为了尊重他们的选择自由，医疗卫生专业人员是否必须遵守他们的意愿？当然，通过立法来防止无限制的选择是可能的，但即使在现有技术的限制下，个体也没有绝对的自由。例如，使用试管受精和 PGD 的父母可以检测胚胎的性别，但不能仅凭性别选择胚胎。

对于选择孩子的做法有许多反对意见，其中最重要的是可能在社会上发生的不平等。孩子可以被创造出来，他们会比其他人有更大的受到不公平对待的可能性。此外，在一个公共资助的医疗体系中，不太可能所有人都能接受毫无疑问是昂贵的手术。因此，只有有钱的人才有能力选择自己的孩子，从而创造出一个精英的、可能完全不同的物种，穷人家的孩子无法与富人家的优秀孩子竞争（博斯特罗姆，2012）。虽然我们只能推测科学技术改进的后果可能是什么，但我们可以肯定的是，这将在未来引起许多伦理问题。

萨迪拉所做的体外受精和 PGD 的过程产生了积极的结果，创造了一个组织与优素福匹配的胎儿。但对克莱尔和莉斯来说，情况可能完全不同。如果检查表明胎儿出现某种形式的异常，他们将面临艰难的选择，要么继续妊娠并可能生下一个残疾婴儿，要么以人工流产的方式结束妊娠。

堕　胎

堕胎是最深刻和最具争议性的伦理困境之一。在英国的四个地区，堕胎是由不同的立法管理的；在英格兰、苏格兰和威尔士，除非根据 1967 年颁布的《堕胎法案》（1990 年修订为《人类受精和胚胎法案》）（霍佩和米奥拉，2014）的规定堕胎，否则堕胎就是一种犯罪行为。在英格兰、苏格兰和威尔士这样考虑堕胎是很重要的事情，因为妇女不能按照需要堕胎。如果胎儿出生时存在身体或精神异常的重大风险，则终止妊娠是合法的，而其他条款有 24 周的妊娠期限，如果胎儿出现异常则没有时间限制（霍佩和米奥拉，2014）。该立法没有延伸到北爱尔兰，在那里，只有在妇女的生命面临危险或有可能对其身心健康造成严重不利影响的情况下，才被允许堕胎。堕胎在爱尔兰共和国是非法的，但怀孕对母亲的生命构成实际重大危险的情况（包括自杀的风险）除外。

尽管有法律规定，但关于堕胎的伦理观点仍存在在严重的分歧，分别被描述为反对堕胎和支持堕胎。在一项具有全国代表性的普通公众抽样调查中，可能很少有人认为在任何情况下都不应该进行堕胎，或者在妊娠的任何阶段都可以自由地要求堕胎。但可能还有很多人持更微妙的观点。例如，一个人可能认为自己在很大程度上是反对堕胎的，但也同意在强奸或胎儿畸形的情况下应该允许堕胎。其他人可能更倾向于支持堕胎的立场，但他们认为应该有一个妊娠时间上限，超过了这个上限就不应该允许堕胎。从本质上说，这些观点的基础在于本章开头所讨论的关于胚胎和胎儿伦理地位的争论；那些相信生命始于受孕的人通常反对在妊娠的任何时候堕胎。然而，对堕胎持有更细致入微的观点可能会非常复杂。例如，如果一个人相信生命始于受孕，那么他们就需要能够论证为什么受孕的方式（即强奸）是相关的，并可以用来证明杀死胎儿的正当性。借助现代可视化技术，胚胎和胎儿的外观和运动可以很容易地显示出来，毫无疑问，堕胎确实意味着杀死这个"实体"。然而，对那些支持堕胎的人来说，关键的问题是能够在伦理上证明这是一种更可取的行动方案。

一些支持堕胎和反对堕胎的观点是基于权利的，即妇女选择权与胎儿的生命权的对立。这里的争论集中在伦理权利上，因为在法律上，胎儿在子宫内时不能享有任何权利。在这个场景中，莉斯对堕胎没有任何保留意见，她说她相信作为一个女人有选择的权利。莉斯可能认为胎儿不是一个独立的实体，只是妇女身体的一部分，因此她有权对它发生了什么做出任何决定。这是汤姆森（Thomson）1971 年发表的一篇著名论文《为堕胎辩护》中的一句话。通过一系列的思维实验，汤姆森让读者想象一觉醒来发现一位著名的小提琴家被植入了你的子宫，与你维持了 9 个月的生命（汤姆森，1971）。汤姆森得出的结论是，胎儿的生命权并不会凌驾于孕妇控制自己身体的权利之上，因此，堕胎是允许的。

克莱尔对堕胎的想法感到焦虑·虽然她承认胎儿没有法律权利，但她认为它是一个逐渐发展的实体，无法区分它发展的一个阶段和下一个阶段。克莱尔认为，她所怀的胎儿已经是一个婴儿了，她和自己拥有同样的伦理地位和受保护的权利。虽然产前检查的结果使她的情况变得复杂，但问题的核心仍然是一样的。如果克莱尔坚信一个胎儿无论有什么残疾都有生存的权利，那么她就不太可能改变她的想法，即使检查证明是阳性的。这就是堕胎这个问题复杂的根源，人们在堕胎是否是一个妇女自己的选择上存在分歧，或者胎儿作为潜在的人有生命权，不应在任何情况下被杀死。尽管有大量关于这一主题的哲学、神学和临床文献，但似乎不可能找到一个明确的解决方案，让堕胎的支持者和反对者都满意。

未 来

这是一个快速发展的领域，科学家和临床医生正在研究新的和改进的技术，如 NIPTs 和早期胚胎的基因编辑。这项技术于 2016 年 2 月获得人类受精与胚胎管理局（Human fertilization and embryo authority，HFEA）的批准，其目的是通过对早期胚胎发育的更深入了解来防止流产和提高体外受精的成功率。绝经后妇女通过体外受精怀孕的案例虽然罕见，但在年龄高达 72 岁的妇女中也有报道［马尔扎尔（Marszal），2016］，而据 HFEA 报道，有越来越多的妇女因非医学原因冷冻卵子以推迟生育（HFEA，2014a）。2016 年，英国成为第一个允许对患有线粒体疾病的妇女进行三人试管受精的国家。这项技术可以将来自女性捐赠者的健康线粒体与父母的 DNA 结合。随后产生的新的遗传物质将传给后代，也有一些关于辅助受孕的有争议的法律判决的案例。其中一个案例是 2016 年 7 月判决的一个案件，涉及一名 60 岁的妇女被允许使用试管受精技术来实现受孕，试管受精使用的是她死于肠癌的女儿生前冷冻的卵子（BBC，2016）。这些案例都存在伦理和法律争议，与上面讨论的问题类似，一些人会认为研究产生的新方法（特别是带来治疗可能性的方法）是积极的，在伦理上是正当的。但对其他人来说，干涉可能被认为是生命本质的东西在伦理上仍然是错误的。

结 论

总的来说，生殖技术的使用有着值得称赞的目标，这些目标在于要么帮助那些无法生育的人生育孩子，创造没有疾病、残疾的孩子，或通过组织匹配来治疗患病的兄弟姐妹，要么为妇女提供继续妊娠或终止妊娠的选择。然而，正如讨论中所显示的那样，这些技术引发了无数的伦理问题，并伴随着对使用这些技术的伦理问题的各种不同意见。这场争论的核心是生命何时开始的根本问题，以及我们应该给予从受精卵经过胚胎和胎儿阶段发展成一个完全成型的婴儿的实体什么样的地位的问题。现代可视化技术显示了这一发展过程，特别是在最早期阶段，带来了详细的图像，使用该技术可以毫无疑问地看到作为一个有人类特征的生物实体。所有这些都增加了妇女面临的伦理问题的复杂性，例如上述情况。这些问题没有简单的答案。国家机构（如HFEA）和立法机关可通过制定法律来管理程序的使用或解决法院收到的案件，但这只能在法律层面解决问题，而核心伦理问题没有得到解答。

学习重点

- 关于生命何时开始以及生命何时开始变得重要，人们有着不同的观点。
- 基于知觉的观点允许进行早期流产和胚胎研究，因为胚胎没有受到伤害。
- 将人格定义为理性和自我意识的结合，对缺乏能力的个体有负面影响。
- 在英国，如果使用了准父母的卵子和精子或者使用了捐赠者的精子或卵子，则代孕是合法的。
- HFEA 不允许父母选择孩子的特征，但是如果家庭中有遗传病，则可以创造救世主兄弟姐妹。
- 支持堕胎和反对堕胎的观点表明，妇女选择身体状况的权利与胎儿免受伤害的权利之间存在冲突。

参考文献

BBC, 2016. Woman wins appeal to use dead daughter's eggs[N/OL]. Available via http://www. bbc. co. uk/news/health-36675521. Accessed 19th Aug 2016.

BOSTRO N, 2012. Human genetic enhancements: a transhumanist perspective[M]//In: Holland S(ed) Arguing about bioethics. Routledge, Abingdon.

CHITTY L S, WRIGHT D, HILL M, et al., 2016. Uptake, outcomes, and costs of implementing non-invasive prenatal testing for Down's syndrome into NHS maternity care: prospective cohort study in eight diverse maternity units[J/OL]. Br Med J, 345: i3426. doi:10. 1136/bmj. i3426.

Department of Health & Social Security (DHSS), 1984. The warnock report[M]. HMSO, London.

DONNAI P, CHARLES N, HARRIS R, 1981. Attitudes of patients after 'genetic' termination of pregnancy[J/OL]. Br Med J, 282:621 - 622.

GILLON R, 2001. Is there a new ethics of abortion[J]? J Med Ethics, 27(suppl. II):ii5 - ii9.

HARRIS J, 1985. The value of life[M]. Routledge, London.

HOPPE N, MIOLA J, 2014. Medical Law and Medical Ethics[M]. Cambridge University Press, Cambridge.

Human Fertilisation and Embryology Authority (HFEA),2014a. Fertility treatment in 2013: trends and figures[R/OL]. Available via http:// www. hfea. gov. uk/docs/HFEA_ Fertility_Trends_and_Figures_2013. pdf. Accessed 4th Aug 2016.

Human Fertilisation and Embryology Authority (HFEA), 2014b. Pre-implantation tissue typing ('saviour siblings') [R/OL]. Available via http://www. hfea. gov. uk/ preimplantation-tissue-typing. html. Accessed 19th Aug 2016.

LOCKE J,1997. An essay an essay concerning human understanding[J/OL]. Penguin, London Luke 1:41 Holy Bible. King James Version available via https://www. kingjamesbibleonline. org/ Luke-1-41/. Accessed 19th Aug 2016.

MARSZAL A,2016. Indian woman gives birth at 70 with help of IVF. The telegraph[J/OL]. Available via http://www. telegraph. co. uk/news/2016/05/10/indian-woman-gives-birth-at-70-with-help-of-ivf/. Accessed 19th Aug 2016.

NORTON M, NAKAGAWA S, KUPPERMANN M, 2014. Women's attitudes regarding prenatal testing for a range of congenital disorders of varying severity[J]. J Clin Forensic Med, 3(1):144 – 152.

PARENS E, ASCH A, 2012. The disability rights critique of prenatal genetic testing: reflections and recommendations[M]//In: HOLLAND S (ed) Arguing about bioethics. Routledge, Abingdon.

SAVULESCU J,2001. Procreative beneficence: why we should select the best children[J]. Bioethics, 15:413 – 426.

Society for the Protection of Unborn Children,2016. Available via https://www. spuc. org. uk/abortion/right-to-life[EB/OL]. Accessed 4th Aug 2016.

SINGER P,2012. The Metaphysical status of the embryo: some arguments revisited[M]// In: HOLLAND S(ed) Arguing about bioethics. Routledge, Abingdon.

SELGELID M, 2014. Moderate eugenics and human enhancement [J]. Med Health Care Philos, 17(3):2 – 12.

THOMSON J J,1971. A defense of abortion[J]. Philos Public Aff, 1(1):47 – 66.

TOOLEY M,1972. Abortion and infanticide[J]. Philos Public Aff, 2(1):37 – 65.

WILKINSON S,2010. Choosing tomorrow's children[M]. Oxford University Press, Oxfo.

第 10 章

生命结束时的伦理问题

珍妮特·霍尔特[①]◎著

董　玥◎译

摘　要　本章探讨了医疗卫生专业人员照顾临终患者时所面临的伦理、法律和专业问题。本章将借鉴当代的指导方针，以及不断演变的案例研究和法律判决，来说明和讨论所提出的问题。本章首先探讨了自然死亡的概念及姑息治疗在善终中的作用，然后讨论了预定临终护理计划和做出高级决策的过程。接下来是对延迟治疗的考虑，并利用英国和爱尔兰的案例来说明法律和伦理方面的无效治疗。本章还考虑了人工营养和补液的分类以及围绕利物浦护理路径(Liverpool Care Pathway, LCP)使用的争议。本章的最后几节讨论了协助死亡、自杀和医生协助自杀这一难题。讨论参考了英格兰和爱尔兰法院的案例以及英国试图改变立法的情况。安乐死可以说是辅助死亡中最具争议的方面，来自荷兰等国的观点为这场争论提供了依据。在荷兰，主动、自愿的安乐死是合法的。

关键词　自然死亡；姑息治疗；放弃治疗；协助死亡；安乐死

---

①珍妮特·霍尔特，英国，利兹，巴恩维尔，利兹大学卫生保健学院.

　　电子邮箱：hcsjh@leeds.ac.uk.

　　© Springer International Publishing AG 2017.

　　P. 安妮·斯科特，护理伦理中的主要概念与议题.

　　DOI 10.1007/978-3-319-49250-6_10.

引 言

在危重症护理、急症护理和延续护理中，以及在社区、医院和其他机构中，对临终患者的护理是护理的一个基本的和重要的组成部分。虽然死亡和死亡过程对每个人都很重要，但医疗卫生专业人员在确保根据患者的意愿和他们的最大利益提供高质量的护理方面面临着特殊挑战。其中一些挑战具有实际意义，但另一些挑战则对努力为患者做到最好且要考虑自身法律和专业职责的医疗卫生专业人员造成了重大的伦理困境。本章从对善终概念的检验开始，探讨了放弃治疗（包括给予人工营养和补液、协助自杀、医生协助自杀和安乐死）的伦理问题。本章将利用当代的指导方针与不断演变的案例研究和法律判决来说明和讨论所提出的问题。

善终的概念（包括案例研究）

虽然死亡可能是一个事件，但由于技术的进步，濒临死亡则是一个过程，它使患者可能会复苏、接受新的治疗并使用人工手段维持生命。在某些情况下，与其问"我们能治疗患者吗"？更合适的问题可能是"我们应该治疗这个患者吗"？几个世纪以来，善终的概念一直是一个争论不休的问题。对这一主题的讨论可以在一些古代著作（如公元前 5 世纪的《柏拉图对话录》）中找到。例如，在《斐多篇》中，柏拉图叙述了苏格拉底的"善终"，苏格拉底在被判犯有渎神和腐化年轻人的罪名后，没有逃离他的牢房，而是选择服食毒芹而死[柏拉图（Plato），1969]。对一些人来说，迅速而又相对没有痛苦的死亡，比如由灾难性的脑损伤导致的死亡，可能被认为是善终；而对另一些人来说，有更长的过程，能让当事人有时间见见朋友、亲戚，与他们说"再见"，或"把房子整理好"的死亡，才被认为是善终。因此，寻求对"善终"的普适概念似乎是徒劳的，相反，善终或许应该由个体偏好和文化来决定[戈德斯坦（Goldsteen）等，2006]。

临近生命结束时，许多人会接受姑息治疗。世界卫生组织（2002）[84] 将姑息治疗定义为"一种改善面临生命相关问题的患者及其家属的生活质量的方法，可通过早期识别和无可挑剔的评估和治疗疼痛和生理、心理及精神的其他问题来预防和缓解痛苦"。英国被认为是发展姑息治疗的领导者，特别是通过塞西利·桑德斯（Cecily Saunders）夫人的工作和 1967 年临终关怀运动的介绍。英国目前已有一些专门针对临终关怀的政策和指导文件。其中两个典型的案例是国家保健与护理卓越研究所（National Institute for Health and Care Excellence，NICE）的质量标准《成人终身护理》（NICE，2011）和《终身护理策略：新志向》（英国国家姑息治疗委员会，2014），其中《成人终身护理》包括 16 个质量标准，用于确保最好的护理质量可以通过 NHS 提供给患者。虽然患者可能更愿意在自己家里或在临终关怀医院里死去，但就死亡地点进行选择的机会是很有限的。例如，在英格兰，大约一半的死亡发生在医院（英国国家统计局，2015），那里的姑息治疗并不总是由姑息治疗专家提供。因此，一些患者可能得不到高质量的护理，这一问题在围绕使用 LCP 的负面宣传中凸显了出来。这将在本章后面的部分讨论。考克斯等（2013）对英国公众面对死亡和死亡的态度进行了研究，发现不同环境下个体对护理质量的看法是基于参与者对家人、朋友和同事死亡的经历。因此，个体经验可能会对形成关于现有护理质量的看法产生影响。

尽管在临终关怀方面有了明显的改善，但在获得高质量的护理和支持方面仍存在不平等（临终关怀领导联盟，2014）。例如，在英国，对临终关怀的资金安排的复杂性进一步加剧了这一问题。英国的临终关怀只有部分资金来自 NHS，而大量资金由慈善组织提供。根据英国的政策文件，无论死亡地点在哪里，确保患者对其死亡地点有选择权并能够获得专家护理的机会，是英国的一个关键优先事项。然而，这意味着需要提供足够的资源来支持家庭和医疗卫生专业人员实施这一计划。下面的简短案例研究可以帮助我们识别并解决这里的一些相关问题。

苏珊是一位 58 岁的单身女性，患有晚期卵巢癌。她独自生活。她有一个 30 岁的儿子彼得（住在 200 英里外），还有一个 35 岁的女儿克莱尔（与她的家人一起住在澳大利亚）。苏珊清楚她的病情，并知道她将在几个月后死去。她宁愿选择待在家里，不去依靠她的孩子来养活自己。由于在罗马天主教的信仰中长大，苏珊不再有任何宗教信仰，并称呼自己为不可知论者。苏珊很重视她的独立性，直到最近在当地社区一直非常积极。她曾担任过市议员、学校校长和当地食品银行的志愿者。通过这些活动，苏珊享受了良好的社交生活并结交了大量的朋友。

苏珊的情况很复杂，因为她独自生活，而她的两个孩子都不能在她自己的家里帮忙照顾她。因此，她需要社区护理服务的支持，可能还需要像"玛丽·居里（Marie Curie）"这样的项目的支持，她可能有幸接触到这些项目。但是，在有公共资助的医疗体系中，尽管出于最好的意图，但是在患者选择的组织实现高质量的医疗服务的目标，很可能仍然是一种愿景。

推进护理计划

每个接受医疗卫生专业人员治疗和护理的人都有权决定他们应该做什么，不应该做什么，个体期望自己做出的决定得到尊重。自主原则解释了这种现象的伦理理由，自主做出决定的自由是伦理上的一个重要原则，也是法律上有效同意的基础。然而，要做出自主决定，一个人必须能够理解现有的选择，不受任何控制因素的影响，并根据准确的信息做出决定②。根据 2005 年《心理能力法》(DoH，2005)的规定，能力是假定的，需要通过使用能力测试来证明能力的丧失[帕廷森(Pattinson)，2011]。《心理能力法》于 2007 年在英格兰和威尔士生效，它为那些不能自己做决定的人提供了一个决策框架。该法的职权范围很广，但其基本原则在照顾临终患者时尤其重要。例如，一个人不应该仅仅因为他做出了被认为是不明智的决定就被视为缺乏能力。人们可以合法地拒绝治疗或治疗程序，这在其他人看来可能是一个非理性的决定。这方面的一个例子就是一个耶和华见证人拒绝输血以挽救自己的生命。对于一个没有信仰的人来说，宁愿死也不愿做一个相对简单的手术似乎是不理性的，但只要这个人有能力，而且他的决定毫无疑问是自主的，那么他就有道德和法律上的权利使他们的决定得到尊重。

自主权和能力之间的联系很重要，因为只有拥有能力，一个人才能做出自主决定，从而使他人有义务尊重个人的选择自由。在她生病的这个阶段，苏珊是有能力的，因为死亡是可以预见的，所以她有机会为她的偏好制订一些计划。例如，她可以提前准备一份书面声明，列出她的偏好、愿望、信仰和价值观。任何人都可以在任何时候写下这样的声明。虽然事先声明没有法律约束力，但其目的是确保任何偏好都能被记录下来，因此，如果未来丧失了这种能力，预先声明可以帮助其他人(比如苏珊的家人)代表她做决定。在声明中，苏珊可以让她的家人知道她的偏好，如她希望死在哪里，她希望谁在场，或者她是否希望牧师来拜访她。

预先声明与预先决定不同。预先决定是一种方式，如果一个人失去能力并且无法表达他们的意愿，他们就可以通过这种方式对他们不想接受的治疗做出决定。通常，这包括维持生命的治疗，如机械通气或心肺复苏。预先决定有时可以用其他术语来表示，如拒绝心肺复苏术、拒绝治疗的预先决定或

---

② 关于自主权的概念和自主原则的讨论见本书第 7 章的相关内容。

生前遗嘱。根据《精神能力法》(DoH，2005)的规定，这种预先决定在英格兰和威尔士具有法律约束力。《精神能力法》还通过持久授权书为代理人决策做出规定。这意味着患者一旦失去能力，就可以任命自己选择的某人做出他们认为最符合其自身利益的治疗决策(帕延森，2011)。持久授权书要合法存在，就必须满足许多条件，但即使满足了这些条件，也不意味着它们在实践中没有问题。

假设苏珊在她生病的时候，提前决定不做心肺复苏术。后来，苏珊的病情开始恶化，她的女儿克莱尔从澳大利亚回来，并发现了预先决定。克莱尔对此非常不满，并告诉照顾她母亲的医疗卫生专业人员，希望为她母亲做一切可能的事情。如果苏珊仍然有能力，她当然能够亲自向克莱尔解释她的决定，建议家人或照顾者参与或至少提前了解她的决定。但如果苏珊不能够再与人交流，那就得由医疗卫生专业人员来解释。如果苏珊在心肺复苏术的问题上完全自主地做出了决定，那么就没有伦理理由为了安抚女儿而推翻她的意愿。毫无疑问，这将导致医疗卫生专业人员和克莱尔之间的对话困难重重，但这更多的是有效沟通技巧的问题，而不是伦理问题。在英格兰和威尔士，拒绝治疗的预先决定如果有效和适用，则被认为具有同样的法律效力，就像苏珊所做出的决定。

放弃治疗

在某些情况下，患者不顾医疗卫生专业人员的建议，坚持接受治疗，而不是决定拒绝治疗。患者可能知道成功的概率很小，但还是决定接受治疗。例如，假设苏珊决定不顾医嘱继续她的癌症治疗，因为她想活到克莱尔和她的家人能够从澳大利亚回来。即使她明白，如果继续治疗，并不能保证这种情况一定会发生，但她认为值得冒险。如果苏珊的意愿得到尊重，那么治疗就应该继续，但如果治疗苏珊的医疗卫生专业人员认为治疗不会带来任何好处，也不符合苏珊的最佳利益，那么这可能就是一个伦理问题。如果尊重患者的自主权是保护苏珊最大利益的最佳方式，那么在伦理上给予治疗就是合理的。但也可能存在其他相互竞争的利益或要求，例如适当利用资源和根据最佳证据进行实践，这些也需要加以考虑。在公共资助的医疗体系中，重要的是要确保最好地利用现有资源。NICE提供国家指导和建议，以最好地利用现有的资源来改善医疗卫生状况。

姑息治疗的目标是通过诊断、治疗和治愈的过程，或如果不能治愈，通过疾病的持续，帮助患者和他们的家庭实现最好的生活质量(英国国家姑息治疗委员会，2015）。对像苏珊这样的患者来说，进行昂贵又无效的治疗不可能从个体层面带来好处，也不可能实现对整个社会资源的良好利用。虽然在生命接近尾声时停止治疗可能是有道理的，但对于什么才是真正的治疗以及给予人工营养和补液是否属于这一概念的范畴还存在一些分歧。对人工营养和补液的法律解释可以在国家卫生信托公司（Airedale NHS Trust）诉托尼·布兰德（Tony Bland）一案中找到。托尼·布兰德是一个在1989年希尔斯堡足球事故中受重伤的年轻人。他陷入了永久的植物人状态，没有任何康复的希望，尽管他可以自主呼吸，但还是需要通过鼻饲管进食。托尼·布兰德先生的父母和主治医生认为，停止治疗符合他的最大利益，因此向法院申请取消所有治疗方案，包括人工给予的营养和补液。1993年，经过漫长的法庭审理，5名大法官最后裁定，人工营养和补液可以被合法移除。上议院没有区分通过人工方式提供营养和补液与医疗之间的区别，因此认为，管饲是治疗和护理规范的一部分（帕廷森，2011）。

1995年，爱尔兰最高法院审理了一个类似的案件，即沃德案。该案件涉及一名被描述为近乎持续处于植物人状态23年以上的妇女沃德。1972年，她在接受妇科手术麻醉时经历了3次心搏骤停并出现了脑损伤，至今未康复。她无法交流、移动或吞咽，最初通过鼻饲管喂养，后来通过胃造瘘术喂养。她的家人要求法庭判决撤掉胃造瘘管，但她所在的医院反对这样做，他们认为这样做会加速沃德的死亡。沃德得到了很好的护理，她的任何感染都被用抗生素进行治疗。护士们在法庭上描述，他们与沃德之间建立了特殊关系。然而，最高法院最终做出了支持停止喂养的裁决，考虑到沃德缺乏行为能力，这个决定是基于利益最大化考虑。最高法院认为，通过胃造瘘管进行营养和补液是一种医疗手段，这与托尼·布兰德案件类似，并可能受到了此案的影响。由于这种治疗对沃德没有净效益，因此可以被合法撤销（杜利和麦卡锡，2005）。

从这两种情况可以看出，通过人工手段提供的营养和补液在法律上被列为在某些情况下可以撤销的医疗手段。但是，这种将喂养作为医疗手段的做法并非没有批评者，对一些人来说，食物和液体构成了常规护理，不应该被撤除。基青格（Kitzinger，2015）在一项研究中采访了51位有亲属处于植物人状态或意识减退的人，发现即使被采访者认为他们的亲属不想再活着时，他们也会"对因饥饿和脱水而死亡的念头感到震惊"[157]，有些人甚至认为，进行致死性注射比死于疏忽更人道、更有尊严。

营养和水分的供给通常被认为是护理的一个基本方面，尽管营养和水分的供给是生命所必需的，但他们也是舒适死亡的必要条件的证据却不是很明确。在这里，需要对取消营养和液体供给的合法性和这样做的要求进行明确区分。如果所有参与治疗的人（包括患者自己）都认为通过临床辅助手段停止营养和水分供给不符合患者的最大利益，那么就有法律和伦理的理由支持将其撤掉。然而，这并不意味着必须这样做。全科医学委员会（2013）的指导意见专门讨论了这一点，建议医生与患者和对他们重要的人进行对话，考虑他们的想法，并解释为个体提供营养和（或）水分的好处、风险和负担。尽管如此，取消临床辅助的营养和水分供给仍然存在争议，正如萨瓦尔斯基（Szawarski）和卡卡尔（Kakar）（2012）所指出的那样，它可能被反对协助死亡的人定义为一种杀戮形式，或至少是一种务实但不人道的做法。

有时，如果对患者没有净效益，则合适的做法是退出或停止包括营养或液体供给在内的治疗流程。但人们可能会质疑是否有可能客观地看待治疗的无效性。这种判断可能是有价值的，因为患者、家属和医疗卫生专业人员不一定对无效的概念有共同的理解。因此，虽然对患者利益最大化的判断是从患者的角度出发的，但关于无效性的判断本质上假定存在一个确定利益和负担的客观标准。但事实并非如此，这不仅是因为价值观方面的差异，还因为临床结果概率上的差异。正如威尔逊（Wilson）和萨武列斯库（2011）指出的那样，即使医疗卫生专业人员认为治疗无效，因为康复的概率非常小（如只有0.5％），一些患者仍然认为，如果替代方案是死亡的话，这是一个值得尝试的机会。

放弃治疗最近一直是围绕着 LCP 争论的主题。LCP 发展于 20 世纪 90 年代，是基于临终关怀而发展出来的生命终结护理方法，旨在作为一种机制，将良好的实践经验分享给其他姑息治疗机构。因此，LCP 被认为是临终关怀的"金标准"。但是，在家属对 LCP 的不当使用提出了一系列投诉后，一项单中心的综述得出的结论是，尽管有很好的实际案例，但在多数情况下，LCP 已成为通用协议，经常在没有认识到患者的个性化护理需求的情况下被使用，即让患者通过勾选框来完成［纽伯格（Neuberger），2013］。实施 LCP 的一个关键问题是，不能准确地认识到一些患者接近生命最后几天或几小时的时间点，这意味着 LCP 所规定的护理程序可能开始得太早，导致了对治疗（包括营养和液体供给）被太早撤掉的指控，以及对过度使用镇静剂的指控。随后，由 21 个对临终关怀感兴趣的国家组织组成的临终关怀领导联盟采纳了纽伯格评估的建议，并发布了《一次机会做对》这个新的指南。该指导意见详细介绍了 5 个优先事项，重点关注个性化护理和患者、对他们重要的人以及医疗卫生专业人员之间在临终决策方面的良好沟通（临终关怀领导联盟，2014）。LCP 问题的出现是由于一些医疗卫生专业人员无法准确评估患者距离死亡的时间。这导致过早启动护理程序，而没有提供足够的个性化护理或对护理程序进行调整的空间。这不是 LCP 本身的失败。因此，至关重要的是，在顶层设计上做出承诺并提供资源，以确保医疗卫生专业人员在实施新指南前接受全面的教育和培训，特别是对那些未参与专业姑息治疗服务（如临终关怀）的人员。

在英国的四个地区中，相关报告和建议中都有对姑息治疗服务重要性的认识的证据，但不同地区对姑息治疗服务的资助存在很大差异。大量的姑息治疗服务是通过慈善组织提供的。从概念上讲，这引起了在提供护理方面的不平等及相关伦理问题。因此，苏珊可能很幸运地生活在一个有足够资金用于姑息治疗的地区，这样她就可以在社区服务机构的支持下在家中死去。或者，她可能不这样做，那么照顾她的负担就会落在她的家人身上。如果她的家人不能提供这些，那么苏珊除了在养老院接受护理外就别无选择。因此，出现的伦理问题并不一定是对按照患者意愿进行个性化护理的认可，而可能是如何落实相关指导意见和恰当地分配资源，以确保提供个性化护理。

安乐死：自杀和医生协助自杀

让我们进一步描述一下苏珊和她的病情。

随着苏珊癌症病情的恶化，她对自己能否在家中死去感到悲观，并担心需要相关机构提供护理。她不太担心疼痛或其他症状，因为这些都在很大程度上得到了控制。让她担心的是她可能会失去独立生活能力，她的基本需求将不得不由护士来照顾。苏珊和她的儿子彼得讨论了结束自己生命的可能性，并问他是否愿意帮助她服用一些会导致她死亡的药物。

虽然选择很重要，但自主权不能被认为是在任何情况下都优先的绝对伦理原则。一个人的自主选择可以合法地受到他人权利的限制，正如协助死亡讨论中所证明的那样。协助死亡讨论的关键问题之一是术语使用方式的混乱。协助死亡是指一个身患绝症的人在有能力的情况下，从第三方获得帮助，以帮助他们死亡。如果协助者是医生，那么就是医生协助死亡。根据 1961 年英格兰和威尔士的《自杀法案》的条款，自杀的合法权利得到了承认。然而，通过协助、教唆、劝告或促成他人自杀以帮助他人结束自己的生命在英国是一种犯罪，因而是违法的（帕廷森，2011）。因此，尽管苏珊可以结束自己的生命，但她的医生不能合法地给她开药，也没有人可以合法地给她用药以帮助她自杀。

假设彼得理解苏珊的选择，并认为这是一个理性的、自主的决定。这并不一定意味着他必须尊重她的意愿，协助她自杀。苏珊可能有一个经过深思熟虑的计划，她想要采取行动，但她这样做是在要求彼得采取非法的行动，他也必须做出自主的决定。当然，他可能会同意这样做并接受自己行为的后果，也可能选择不这样做。无论他选择什么行动路线，都应该基于他自己的自主决定，而不仅仅是因为他觉得有义务按照他母亲的意愿行事。因此，尊重自主权并不是一个绝对的原则，而是一个表面上的原则。这是一个必须满足的要求，除非它与同等或更强有力的要求相冲突。即使他在原则上同意他母亲的决定，彼得也可能会认为，有必要在法律上提出比苏珊尊重自己的自主权更有必要的观点。

医生协助自杀

在英国，已经有很多所谓的"死亡权"案件被提交到法院，比如托尼·布兰德案、黛安娜·普雷蒂案及最近的托尼·尼克林森（Tony Nicklinson）案（托尼·尼克林森是一名 58 岁的男子，患有闭锁综合征，2005 年中风后颈部以下瘫痪）。

2012 年，托尼·尼克林森允许医生在不担心被起诉的情况下结束他的生命的案件被爱尔兰高等法院驳回。这起案件不被认为是协助自杀，因为托尼·尼克林森无法服用致死性药物，即使这些药物是由别人准备的。大法官图尔森（Toulson）表示，允许此案的决定将产生深远的影响，而执行托尼·尼克林森的请求意味着最高法院将对法律进行重大修改。他补充说："法院无权决定有关协助死亡的法律是否应该修改，以及如果修改，应该采取什么样的保障措施。这不是由法院决定的。在我们的政府体制下，这些问题由议会决定。"（托尼·尼克林森诉司法部，2012）。托尼·尼克林森随后拒绝进食和输液，并在判决后两周死于肺炎。虽然这无疑是一个正确的法律判决，但萨武列斯库（2014）等研究者对这种行动过程的伦理性提出了质疑，认为如果像托尼·尼克林森这样的人有权拒绝吃东西，那么他也应该有权通过快速、无痛苦的方式死亡，以解除痛苦。

权利问题也是最近爱尔兰最高法院审理的一宗案件中的一个问题[玛丽·弗莱明（Marie Fleming）诉爱尔兰总检察长和检察官办公室主任，2013]。玛丽·弗莱明是一名多发性硬化患者，她请求伴侣允许她在自己选择的时间帮助她死去，而不用担心被起诉。玛丽·弗莱明女士声称，不允许协助她自杀侵犯了宪法赋予她的权利。然而，与英国黛安娜·普雷蒂案的判决相呼应，最高法院不同意，认为宪法没有规定死亡的权利，也没有规定协助死亡的权利。

一直有人试图修改法律，允许以不同形式协助死亡，最近的一次是法尔科纳（Falconer）勋爵的《协助死亡法案》，该法案于 2014 年在上议院举行了两次听证会，但在议会会期结束前就到期了。政府于 2015 年 9 月向下议院提交了一份与《协助死亡法案》非常相似的《私人会员条例法案》。该法案提议，活不到 6 个月的绝症患者可以寻求医生帮助，以结束自己的生命。条件包括由一名高等法院法官确认患者的行为能力，以及由两名医生签字的患者书面声明。然而，国会议员以 330 票对 118 票压倒性地否决了该提案［戴尔（Dyer），2015］。2015 年，提交给苏格兰议会的一项类似法案也未能通过。然而，与英国的情况相反，加拿大参议院在 2016 年 6 月通过了一项法案，允许医生协助被认为患有绝症的人死亡（BBC，2016）。

协助死亡：尊严

在英格兰和苏格兰，《协助死亡法案》的失败意味着在不久的将来，不太可能进一步尝试对法律进行修改。然而，决心结束自己生命的人还有另一个选择，即接受迪格尼特斯（Dignitas）（一个尊严保护组织）的服务。这家总部位于瑞士的组织将自己描述为一个非营利性的社团，倡导、教育和支持改善临终关怀和临终选择。与英国不同，瑞士关于自杀的法律没有那么严格。在瑞士，只有那些从协助自杀中获得个人利益的人才会被起诉，在某些情况下，医生被允许在患者病危时提供帮助。最近一项使用苏黎世法律医学研究所的数据库对前往瑞士旅行的人数进行的研究发现，在 2008—2012 年，迪格尼特斯服务过的患者，有 607 人没有居住在瑞士，其中 126 名来自英国。患有神经系统疾病的人几乎占癌症和风湿病病例的一半。最近的媒体报道显示，这个数字现在已经超过 300 人，每两周就有一个人从英国来到瑞士使用这项服务［道华德（Doward），2015］。

让我们进一步讨论一下苏珊和她病情恶化的情况。

彼得说，他不会帮助苏珊自杀，但她已经发现了迪格尼特斯，并认为也许在她选择的时候以这种方式结束她的生命可能更可取。但她不愿意独自旅行，希望彼得和克莱尔在她去世时陪在她身边，于是，她请他们两人陪她去苏黎世。

1995 年的《自杀法案》禁止协助和教唆自杀（帕廷森，2011），但是陪同某人接受迪格尼特斯服务的亲戚或朋友的法律地位如何呢？阐明这一点与多发性硬化患者戴芘·普迪（Debbie Purdy）女士有关，她于 2009 年在爱尔兰高等法院的一个案件中胜诉，在这个案件中她希望保证她的丈夫陪同她到瑞士接受迪格尼特斯服务后不会被起诉。上议院法官一致认为法律在这方面的规定尚不明确，随后，刑事检控专员在 2010 年发布了新的准则，阐明了在做出起诉决定时应考虑的因素。其中包括考虑个体是否有能力对自杀做出明确的知情决策以及陪伴他们的人的动机（帕廷森，2011）。但是，必须指出的是，那些准则既没有体现在法律中，也没有改变法律。如果彼得和克莱尔决定陪伴苏珊前往瑞士，那么他们返回英国时仍可能受到警察的讯问，因此他们仍有可能面临被起诉的状况。截至 2015 年 10 月，警方已将 117 宗协助自杀的案件移交给了英国皇家检察署，但并非所有案件都涉及接受迪格尼特斯服务的个体，迄今为止，尚未有任何陪同患者前往瑞士的人被起诉（检察官，2016）。

尽管《协助死亡法案》被否决，但关于协助死亡的伦理问题仍存在争议。协助死亡的支持者（如英国"死亡中的尊严"组织的成员）呼吁改变法律，以不仅允许医师协助自杀，而且允许医疗卫生专业人员给予绝症患者致死性药物，其明确意图是结束他们的生命。这就是所谓的主动、自愿的安乐死。

回到苏珊和她的家人：

彼得和克莱尔告诉苏珊他们不想陪她去瑞士，虽然他们对她的想法表示同情，但他们认为不必冒着受到起诉的风险。他们一致决定咨询苏珊的全科医生艾哈迈德医生，询问她是否会在时机成熟时协助苏珊死亡，并在必要时给她一剂致死性药物。

在英国，以杀人为目的使用致死性药物被视为谋杀，无论动机如何或是否是应当事人的要求。因此，如果艾哈迈德医生同意苏珊的要求，那么她将被起诉；如果被判有罪，艾哈迈德将面临强制性的终身监禁。

安乐死是从业者面临的最感性和最具争议的伦理问题之一。尽管法律和专业机构的指导意见很明确，但有证据表明，公众更支持修改法律，以允许积极、自愿的安乐死［英国民主调查公司（YouGov），2014］。艾哈迈德医生确实有多种选择，因为她可能会开处方并给予药物来控制苏珊的疼痛，这可能会无意中加速苏珊的死亡。用于证明这一点的合理性的论据借鉴了双重效应原则③，即医生可以合法地使用强效镇痛药或镇静剂，即使这样做可能会加速患者的死亡，但前提是他们的意图是减轻患者的痛苦，且处方与该意图相符

---

③双重效力原则意味着，虽然为了可能产生的良好后果而故意实施一项不良行为总是错误的，但在知道将会产生意外的不良后果的情况下，可以允许实施一项良好行为。

（英国医学会，2013）。这不仅在法律上是允许的，而且与姑息治疗和放弃治疗（被定义为被动安乐死）一起被姑息治疗专家认为是一种较好的做法。

但是，一些伦理学家，其中最著名的如拉切尔（1997），对允许采取一种做法（如给予强效止痛药或镇静剂，以减轻患者的痛苦，但也很可能会加速患者的死亡）而禁止另一种做法（如给予一定剂量的致死性药物，以加速患者的死亡）的行为提出了伦理上的反对意见。为了从主动安乐死和被动安乐死的角度探讨这个问题，拉切尔邀请他的读者们参与了一项关于史密斯和琼斯（Jones）的思想实验，其中如果史密斯和琼斯 6 岁的堂弟去世，则他们都会受益。史密斯趁他堂弟洗澡时，潜入浴室淹死了他。琼斯也会做同样的事情，但是在他进入浴室前，他看到堂弟撞到了头，脸朝下倒在水里。后来表弟淹死了，而琼斯并没有干预。

对于拉切尔来说，史密斯的举动在伦理上不能被认为比琼斯的不作为更糟糕，尽管史密斯故意淹死了堂弟；琼斯的不作为在伦理上也不比史密斯的行为更可取，虽然琼斯没有故意淹死堂弟，但也没有在他很容易做到的情况下救出他。拉切尔陷入这一两难境地的关键在于，史密斯和琼斯的意图是相同的。拉切尔由此推断，谴责主动安乐死而宽恕被动安乐死是不合逻辑的。当然，对该案例最明显的反对意见是，我们无法将医疗卫生专业人员帮助患者的意图与那些基于经济利益的意图进行比较。但是，拉切尔提出的观点更多地集中在意图的概念上，而不是案例本身的细节上。因此，如果意图是相同的，我们可能会质疑它是否有任何差异及如何实现它。意图对于双重效应原则来说至关重要，在该原则中，医疗卫生专业人员给患者服用可能缩短生命的药物的目的是减轻患者的痛苦。虽然有人可能会认为这与拉切尔所提出的情况完全不同，但使用双重效应原则来证明作为与不作为之间的区别是不合理的，因为它会鼓励医疗卫生专业人员在对待他们的行为时变得虚伪，而不是诚实（贝格利，1998）。

即使你被拉切尔关于作为和不作为的观点说服，也不一定意味着你必须接受积极的安乐死在伦理上是被允许的。对于其他人来说，对允许主动、自愿的安乐死的恐惧是担心我们会滑下允许非自愿安乐死的滑坡。因此，虽然主动、自愿的安乐死本身在伦理上可能是合理的，但令人担忧的是，这将导致冷漠，并在一个人[可能为脑损伤或进行性疾病（如痴呆症）患者]缺乏同意的能力时，未经其同意就对其实施安乐死。滑坡的存在是有争议的，但是为了有更深入的了解，我们可以参考比利时、卢森堡和荷兰的经验，在这些经验中，主动、自愿的安乐死在法律上是被允许的。荷兰自 2001 年起正式立法允许实施安乐死，但如果按照荷兰皇家医学会的专业准则实施，则实施安乐死的做法在 2001 前的几年里就已经很常见了。在荷兰，安乐死的病例主要向区域审查委员会报告，相关的数据可被免费获取。然而，支持安乐死的人用荷兰的案例作为典型示范，而那些谴责这种做法的人则质疑这些决定的真正自愿性。这是否是冷漠和滑坡也有待讨论。然而，2013 年最新公布的数据显示，荷兰报告的安乐死的病例数为 4829 例。这是安乐死合法化后第 1 年（2002 年）记录的 1882 例的 2 倍多（英国医学协会，2016）。

就苏珊而言，艾哈迈德医生极不可能（尽管并非不可能）同意苏珊的要求，故意给她致死性药物并明确表示要结束她的生命。这样做对艾哈迈德医生的职业生涯乃至更重要的自由来说都是非常危险的。当然，这并不是说艾哈迈德医生在原则上必然不同意主动的、自愿的安乐死。这只是表明艾哈迈德医生不准备执行该计划，即使这似乎符合苏珊的最大利益，而且她坚信苏珊有能力做出决定。尽管这个问题在欧洲其他国家仍然是极富争议性的和可容忍性的，但因为最近在英格兰、威尔士和苏格兰的《协助死亡法案》没有获得通过，所以英国议会在不久的将来不太可能讨论安乐死的合法性，更不用说迈出批准安乐死这更激进的一步了。

结　论

在患者生命即将结束时护理患者所出现的伦理问题对医疗卫生专业人员构成了挑战。在过去的 10 年中，慈善组织和政府机构编制了大量关于姑息治疗的提供和交付的咨询文件，表明无论患者在哪里度过生命的最后时光，它都明确承诺要确保提供高质量的护理。尽管姑息治疗的资金来源比较复杂，但英国仍被认为是该专业发展的领导者，尤其是通过临终关怀运动。虽然从业人员希望提供与最高标准相称的护理，但对于某些个体来说，他们希望并可能认为他们有权获得的护理与可以提供服务的现实之间似乎存在差异。这在协助死亡的讨论中尤其明显，因为公众的态度似乎与医疗卫生专业人员和立法机构的都不一致。如果在不久的将来没有任何可能的改变来允许个体就他们的死亡地点和时间做出合法的决定，那么有些人就会自己解决问题，并继续使用迪格尼特斯的服务。但是，在许多情况下，确保善终的责任将落在广大提供护理服务的护士身上，而不仅仅是姑息治疗专家身上。因此，我们从 LCP 的失败中吸取教训至关重要，并应为相关的教育和培训提供足够的资金，以确保《一次机会做对》这个指南早日成为现实，而不仅仅只是愿景。

学习重点

• 确保患者可以选择自己的死亡地点并且获得专业的护理对于促进善终的实现至关重要。

• 2014 年发布的新指南《一次机会做对》侧重于关注临终关怀中的个性化护理和良好沟通，取代了声名狼藉的利物浦护理路径。

• 昂贵且无效的治疗在个体层面上对患者个人没有好处，也不能很好地利用资源。

• 尽管被归类为在某些情况下可以合法撤掉的治疗，但通过人工方式停止营养和液体的供给仍然是一个有争议的问题。

• 在英格兰、威尔士和苏格兰，一些人试图修改法律，以允许医生协助患者死亡，但没有成功，尽管这在加拿大和瑞士等其他国家是被允许的。

• 尽管 1995 年的《自杀法案》禁止协助和教唆自杀，但几乎每年都有人从英国前往瑞士，在可能受到起诉的家属的陪同下去接受迪格尼特斯的服务。

参考文献

BBC，2016. BBC news［N/OL］. http://www.bbc.com/news/world-us-canada-36566214. Accessed 2nd Oct 2016.

BEGLEY A，1998. Acts，omissions，intentions and motives：a philosophical examination of the moral distinction between killing and letting die［J］. J Adv Nurs，28（4）：865 – 873.

British Medical Association，2016. End-of-life care and physician-assisted dying，Setting the scene，vol 1［M］. BMA，London.

COX K，BIRD L，ARTHUR A，et al. ，2013. Public attitudes to death and dying in the UK：a review of published literature［J］. BMJ Support Palliat Care，3（1）：37 – 45.

Department of Health （DoH），2005. Mental capacity act，2005［J/OL］. Her Majesty's Stationary Office，London. http://www.legislation.gov.uk/ukpga/2005/9/pdfs/ukpga_20050009_en.pdf. Accessed 2nd Oct 2016.

Director of Public Prosecutions，2016. Latest assisted suicide figures［online］［ER/OL］. http://www.cps.gov.uk/publications/prosecution/assisted _ suicide.html. Accessed 30th June 2016.

DOOLEY D，MCCARTHY J，2005. Nursing ethics irish cases and concerns［M］. Gill & Macmillan，Dublin.

DOWARD J，2015. One person a fortnight' travels to Dignitas from Britain to end their lives ［EB/OL］. The Observer. Available from https://www.theguardian.com/society/2015/aug/15/assisted-dying-britons-dignitas-rises-campaigners-change-law. Accessed 3rd Oct 2016.

DYER C,2015. Assisted dying bill is defeated in House of Commons by 330 to 118 votes[J]. Br Med J, 351:4917.

General Medical Council, 2013. Good medical practice [EB/OL]. Avaialble via http://www. gmc-uk. org/guidance/good_medical_practice. asp. Accessed 30th June 2016.

GOLDSTEEN M, HOUTEPEN R, PROOT I M, et al. , 2006. What is a good death? Terminally ill patients dealing with normative expectations around death and dying[J]. Patient Educ Couns, 64:378 – 386.

KITZINGER C, KITZINGER J,2015. Withdrawing artificial nutrition and hydration from minimally conscious and vegetative patients: family perspectives [J] .J Med Ethics, 41:157 – 160.

Leadership Alliance for the Care of Dying People,2014. One chance to get it right[M]. LACDP, London.

MARIE FLEMING V,2013. Ireland, Attorney general and the director of public prosecutions [EB/OL]. http://www. courts. ie/judgments. nsf/09859e7a3f34669680256ef3004a27de/ 94ff4efe25ba9b4280257 b5c003eea73? Open Document. Accessed 16 Sept 2016.

National Council for Palliative Care,2015. Palliative care explained[EB/OL]. Available via http://www. ncpc. org. uk/palliative-care-explained. Accessed 30th June 2016.

National Council for Palliative Care,2014. The end of life care strategy: new ambitions[M]. NCP, London.

National Institute for Health and Care Excellence, 2011. End of life care for adults[M]. NICE, London.

NEUBERGER J,2013. More care less pathway: a review of the liverpool care pathway[EB/ OL]. https://www. gov. uk/government/uploads/system/uploads/attachment _ data/ fil. Liverpool_Care_Pathway. pdf. Accessed 30th June 2016.

Office for National Statistics,2015. Mortality statistics[R/OL]. Deaths registered in England and Wales (SeriesDR): 2014. www. ons. gov. uk/peoplepopulationandcommunity/ birthsdeathsandmar-riages/deaths/bulletins/deathsregisteredinenglandandwalesseriesdr/ 2015-11-09/relateddata. Accessed 30th June 2016.

PATTINSON S,2011. Medical law and ethics, 3rd edn[M]. Sweet and Maxwell, London.

Plato,1969. The last days of socrates[M]. Penguin Books, London.

R (Nicklinson) v Ministry of Justice,2012. EWHC2381 (Admin)(2012) MHLO 77.

RACHELS J,1997. Can ethics provide answers? [M]. Rowan &Littlefield, London.

SAVULESCU J, 2014. A simple solution to the puzzles of end of life? [J]. Voluntary palliated starvation. J Med Ethics, 40(2):110 – 113.

SZAWARSKI P, KAKAR V,2012. Classic cases revisited: Anthony Bland and withdrawal of artificial nutrition and hydration in the UK[J]. J Intensive Care Soc, 13(2):126 – 129.

WILSON DJC, SAVULESCU J,2011. Knowing when to stop: futility in the intensive care unit[J]. CurrOpin Anaesthesiol, 24(2):160 – 165.

World Health Organization, 2002. National Cancer Control Programmes: policies and guidelines[R]. WHO,Geneva.

YouGov,2014. YouGov/Sunday Times survey results[R/OL]. https://d25d2506sfb94s. cloudfront. net/cumulus _ uploads/document/ie4aa31iy7/YG-Archive-Pol-Sunday-Times-results-140704. pdf. Accessed 30th June 2016.

第 11 章

心理健康护理中的伦理问题

格雷厄姆·史密斯[①]◎著

王建荣◎译

摘　要　本章探讨了在伦理背景下心理健康的护理实践，梳理了心理健康护士每天可能面临的伦理挑战，并通过一个简短的案例强调了这些伦理挑战的潜在解决方案。对于心理健康护士来说，有能力控制和被期望控制心理障碍患者在伦理上是痛苦的，特别是在结果并不明朗的情况下。本章的个案研究部分将考虑在这些困难的情况下，心理健康护士如何以一种减少伦理痛苦、有益和敏感的方式控制或潜在地限制心理障碍患者的自由。当代心理健康护士面临的一个挑战是，如何在承认自己的社会责任、尊重他们需要控制的患者权利的情况下行使这种权力。重要的是要认识到，通过使用经批准的强制手段来限制自由可能是一件好事，但这取决于心理健康护士是否以一种对心理健康服务对象的需求敏感的方式使用强制手段。

关键词　心理健康护理；强迫；伦理推理；以价值观为基础的实践；专家实践；情商

---

①格雷厄姆·史密斯，英国，利物浦，利物浦约翰摩尔斯大学护理与联合健康学院．

　电子邮箱：G. M. Smith@ljmu. ac. uk.

　© Springer International Publishing AG 2017.

　P. 安妮·斯科特，护理伦理中的主要概念与议题．

　DOI 10. 1007/978-3-319-49250-6 _ 11.

引 言

本章将在伦理学背景下探讨心理健康护理，将梳理出心理健康护理实践中的伦理问题，提出心理健康护士每天面临的共同伦理挑战，并提供一个研究案例，在这个案例中将会提出这些伦理挑战的潜在解决方案。

心理健康护士每天都要做出临床决定。这些决定有一个伦理维度，然而这个伦理维度并不总是被承认（格雷厄姆·史密斯，2012）。但这并不意味着不被承认心理健康护士就不是伦理实践者；显然，他们的行为受到伦理规则和框架的约束（NMC，2015）。值得注意的是，伦理推理和临床决策已经紧密地交织在一起，即使它们确实存在区别，也很难将它们区分开来。有能力的心理健康护士善于运用规则和框架进行自上而下的伦理推理。但如果要成为专家，他们还需要学会运用自下而上的伦理推理［格雷厄姆·史密斯，2012；科恩（Cohen），2004］。此外，心理健康护理实践相对于其他护理实践领域有其独特的一面。

在这一领域的实践中……一个完全清醒、智力正常的成年患者可以在未经同意的情况下接受治疗，不是为了保护别人（尽管这也是可能的），而是为了患者自己的利益［富尔福德（Fulford），2009］[62]。

能够控制那些被诊断患有心理障碍的人并不是什么新鲜事。事实上，本章将探讨这种干预的历史背景。限制服务对象②的自由可能会让他们非常痛苦，即使这是合理的，特别是在结果并不明朗的情况下［维尔（Veer）等，2013］。在本章的个案研究部分，我们将考虑在这些困难的情况下，心理健康护士如何有益和敏感地限制服务对象的自由。

心理健康护理的背景

30多年前，在英国的卫生系统中，一个急性心理健康病房的大门并没有经常上锁。快进到21世纪，这些门通常都是锁着的。锁病房大门的做法本身并不罕见。不寻常的是，它们一直被锁着，这在某种程度上可以被视为对过去限制性做法的回归［阿什莫尔（Ashmore），2008］。保持门不上锁是创造治

---

②虽然文献中关于术语患者、客户、服务对象的使用还存在争论（见本书第 7 章的相关内容），但服务对象一词是本章中使用的术语，在爱尔兰和英国的心理保健环境中，这是最常见的用法。

疗环境过程中的一个关键组成部分(阿什莫尔,2008)。鲍尔斯(Bowers)等(2010)描述了一段"锁门"的历程,在20世纪60年代和70年代,永久性锁住病房大门是不寻常的。到了2010年,42%的病房大门被永久地锁上了。2015年,护理质量委员会(Care Quality Commission,CQC)的报告(CQC,2015)[34]称:"86%的病房门(1109个)有上锁的情况。"

锁门当然会在心理健康服务对象的安全、保护弱势群体、侵蚀自由和家长式管理之间造成潜在的伦理紧张(鲍尔斯等,2010)。在这个节点上,从历史的角度来考虑为什么社会需要这样做是有益的。珍妮丝·莫尔斯(1977)的观察如下:

几百年来,英美法律体系一直在制定特殊的规则来处理由精神失常行为这一固有的令人费解的现象所引起的问题(珍妮丝·莫尔斯,1977)[529]。

在《躁狂:简史》(2002)一书中,罗伊·波特(Roy Porter)将躁狂描述为可能与人类一样古老的存在。罗伊·波特(2002)引用了古代的打孔技术来支持这一观点,即在人的头骨上钻孔以让"魔鬼"逃脱。在那个时候,躁狂被视为一种惩罚,神会用躁狂来惩罚那些犯了错误的人(罗伊·波特,2002)。在早期的基督教时代,躁狂可以是好的,也可以是坏的。它在神化幻象的情况下是好的。只有恶魔附体时,躁狂才不可避免地成了坏的,这时就需要被处理和驱除(罗伊·波特,2002)。在启蒙运动(1620—1780)前后,躁狂开始被一些人视为一种神经系统缺陷。这是将躁狂视为一种疾病的开始。在这段时间里,只有当躁狂者的家人或当地社区不能照顾他们或他们被认为是危险的时,他们才会被关押起来(罗伊·波特,2002)。根据罗伊·波特(2002)的说法,1800年,英国1000万人口中只有5000人被关进精神病院。此时,精神病学开始成为医学学科,精神病院被要求获得许可且必须有医务人员工作。

不管是由私人资助的,还是由慈善组织捐赠的,这些不同设施的护理标准差别很大。精神病院的体罚并不少见,但是也有一些精神病院会提供休养服务(罗伊·波特,2002)。法律体系开始为那些不一定犯罪,但其行为被轻蔑地视为不正常的人制定特殊的规则(珍妮丝·莫尔斯,1977)。"不正常"行为本身并不是问题,只有当一个人同时被认为没有社会责任感时,它才成为一个需要控制的问题(珍妮丝·莫尔斯,1977)。制定特殊的规则来管理我们现在所认为的精神疾病是社会认识到心理健康问题是一种风险的开始(珍妮丝·莫尔斯,1977)。社会想要控制被视为风险的行为并不是什么新鲜事。纵观历史,政治哲学家们一直在探讨这个问题,然而,他们总是很少关注由一个人的精神痛苦引起的危险行为[沃尔夫(Wolff),2006]。

随着时间的推移及社会规范和规则的发展,人们每天都被期望遵守和签署各种规则——尽管这是一个被默许的过程。这些规则的目的是防止人们从事破坏性行为，其中包括自毁性行为（沃尔夫，2006）。通过遵守这些规则，一个人就获得了一定的自由。如果他们违反了这些规则，比如犯罪，这些自由就会作为一种惩罚的形式而被剥夺（沃尔夫，2006）。这里不考虑那些因为心理障碍而违反规则的行为。一般的观点是，违反规则的心理障碍患者不应受到惩罚，而应受到保护，即使这一过程限制了自由，实际上看起来像是一种惩罚形式（沃尔夫，2006）。

在早期的精神病院中，护理作为一种职业并不存在，精神病学也不是一门医学学科。直到 20 世纪 30 年代，心理健康护理才开始被认为是未来护理实践的一个领域[诺兰（Nolan），1993]。英国背景下的心理健康护理一直与作为医学学科的精神病学密切相关；随着这门学科在 19 世纪的形成，心理健康护理实践也开始形成（罗伊·波特，2002；诺兰，1993）。重要的是，我们要认识到心理健康护士并不总是被称为心理健康护士，长期以来，他们有不同的头衔，如管理员和服务员（诺兰，1993）。

随着 19 世纪精神病院的出现，看守人的角色开始出现。看守人的工作是照看精神病院这个机构，控制"犯人"，并在需要时成为负责精神病院的医生的仆人（诺兰，1993）。随着精神病院越来越多，精神疾病的治疗开始得到重视，看守人的角色开始转变为看护人的角色（诺兰，1993）。当时，人们认为心理健康问题应该可以得到治疗，甚至可能得到"治愈"（罗伊·波特，2002）。服务员的角色是协助提供这些治疗，其中包括良好的基础护理、运动锻炼、良好的营养、束缚（捆绑）和放血活动（罗伊·波特，2002；诺兰，1993）。类似于看守人角色的服务员往往没有经过培训，但这种情况在 1889 年发生了改变，服务员被要求参加一项国家培训课程。自 1923 年开始，女服务员开始被称为护士，而男服务员直到 1926 年才获得这个头衔（诺兰，1993）。

随着头衔从服务员变为护士，人们更加强调提供良好的基础护理。更多的护理技术元素还处于起步阶段（诺兰，1993）。随着时间的推移，心理健康护理的康复和治疗观念中开始将心理药物疗法和谈话疗法作为重要的元素。对被监禁在精神病院的人的观察和控制也很重要，然而，随着像镣铐这样的治疗方法逐渐消失，对被监禁在精神病院的人的观察和控制变得越来越不明显且越来越隐蔽[诺兰，1993；罗伯茨（Roberts），2005]。以这种方式治疗心理障碍一直受到精神病医学化的影响，包括描述不同形式的精神疾病和发展不同形式的治疗方法（罗伊·波特，2002）。有了治疗的承诺，就有了可以控制非理性的承诺。处于控制非理性工作最前沿的是心理健康护士（罗伯茨，2005）。发展到今天，当代心理健康护士面临的挑战是知道如何运用这种权力来控制，以承担他们的社会责任，同时又尊重他们需要控制的那个人的权利。

实践的伦理领域

心理健康护理实践的历史发展塑造了人们控制和被期望控制患有心理障碍的人的能力；这种能力也受到了媒体和公众观念的影响（格雷厄姆·史密斯，2012）。近年来，媒体高调报道了患有心理障碍的人的不良事件，将患有心理障碍的人描述为比所谓的"正常人"更危险的人［伍德（Wood）等，2014；约翰逊（Johnson），2013］。此外，心理健康服务通常被描述为失败的。这往往是基于它们不能控制个体，从而阻止不良事件的发生［伍德等，2014；约翰逊，2013］。在这种患有精神疾病的人应该得到控制的社会期望的驱使下，心理健康立法也以一种更具控制力的方式得到了应用，例如增加心理健康服务机构的强制入院人数（罗伯茨，2005；约翰逊，2013）。

当然，当代的心理健康护理已经摆脱了过去对心理疾病患者进行控制、驯服和治疗时的残酷性（诺兰，1993；罗伯茨，2005）。当代心理健康护理实践的重点是循证和伦理，其中包括遵守护理专业的伦理规则（格雷厄姆·史密斯，2012；NMC，2015）。这并不意味着限制和驯服的干预不会发生，也不意味着某些治疗（如电休克治疗）没有争议。然而，如果这些做法以不道德的方式使用，那么心理健康护士就要承担责任（NMC，2015）。认识到这些实践有显性的和隐性的维度是很重要的。显性的干预措施包括使用《心理健康法》、约束肢体、控制环境（如隔离病房和锁病房门）及使用药物等（罗伯茨，2005）。隐性的干预措施更为微妙；它们隐藏在日常干预措施中，护士可能没有意识到其中有控制性因素。这些隐性干预措施包括观察和监测服务对象、做出临床判断并记录、评估（包括风险评估）、干预及审查服务对象的烦心事（罗伯茨，2005）。显性干预措施和隐性干预措施的影响是服务对象知道他们正在被监视。他们知道，如果他们不循规蹈矩并表现出"正常行为"的话，那么他们的自由就可能会受到限制。他们也知道他们必须表现出从众行为；换句话说，他们必须控制住自己（罗伯茨，2005）。

显性干预可以被视为直接强迫，公然限制服务对象的自由，而隐性干预则被允许有选择的因素。然而，服务对象正被迫按照心理健康护士和社会期望的方式行事（格雷厄姆·史密斯，2012；罗伯茨，2005）。这种被认可的进行强迫和施加压力的权力，源自服务对象被贴上了患心理健康问题的标签。不管围绕这些标签使用的争论有多激烈，其结果都是一样的，即心理健康护士有权控制被诊断患有心理健康疾病的个体（罗伯茨，2005）。在使用这一权力的过程中需要权衡的是，心理健康护士要遵守包括法律、政策和护士守则在内的相关规则（格雷厄姆·史密斯，2012）。基于规则的方法面临的挑战在于它更适合在情况不复杂、有足够的时间、结果相对确定时做出临床决策（格雷厄姆·史密斯，2012）。不过，在日常临床实践中，事实并非如此。例如，结果的确定性可能是一种奢侈的东西，而不是既定的。撇开这种不确定性，心理健康护士仍然要做出需要证明其合理性的决定，这可能包括提供动机正确和（或）结果正确的证据（NMC，2015）。

心理健康护理背景下的伦理决策不仅是一个理性过程，而且是一个情感过程、一个需要高度自我意识的过程（罗伯茨，2004）。这与维持治疗关系（治疗的媒介）的需要相结合（格雷厄姆·史密斯，2012）。在以伦理的方式处理这种复杂性的过程中，心理健康护士将依靠他们的专业知识和伦理推理能力（格雷厄姆·史密斯，2012）。专业知识和伦理推理能力不是截然分开、凭空发生的，而是相辅相成的。建立在良好专业知识基础上的伦理推理（自下而上的推理）将有外部参考点（自上而下的推理）（科恩，2004）。外部参考点包括专业框架和规范、法律框架和政策、临床指南和伦理学理论（格雷厄姆·史密斯，2012）。这些外部参考点是用来指导心理健康护士的行为的。然而，这些外部参考点并不总是提供具体答案，即使护士希望这样；它们总是需要一定程度的理解（格雷厄姆·史密斯，2012）。此外，这些外部参考点还会提供相互矛盾的建议，基于这一点考虑，护士不仅必须理解它们，还必须知道哪些规则适用、何时应用及如何使用（格雷厄姆·史密斯，2012）。

无论心理健康护士的专业能力如何，遵医嘱都是一种折中的做法。在认识到心理健康护理的过程中可能固有家长式作风和控制性行为时，对自主权的尊重则更加必要（格雷厄姆·史密斯，2012）。在心理健康护理的过程中理解自主性是一个挑战，尤其是当考虑到大多数伦理学理论都是以理性的人为基础发展起来的时。然而，原则主义③确实对心理障碍患者有作用。比彻姆和切尔德里斯（2013）强调家长式作风是合理的，因为心理障碍患者的状况阻碍了理性思考、自由选择和行动，所以他们是非自主的。以善行或非恶意为基础的家长式作风是合理的。这种立场显得非常简单。然而，这种立场的缺点在于判断一个人是否是非自主性的依据是心理健康护士所使用的"心理障碍""缺乏能力"等似乎是事实的东西。这些概念是"价值观变成事实"或有价值的

---

③原则主义描述了一种利用伦理原则进行伦理决策的方法，如上文引用的比彻姆和切尔德里斯（2013）的四原则理论。

判断(富尔福德，2009)。其结果在于是否限制服务对象的自由取决于道德代理人和掌握权力的人(如心理健康护士)的观点(富尔福德，2009)。

确定心理健康服务对象是否具有自主性是一个复杂的伦理问题。一些研究者，如罗伯茨(2004)，结合基于原则的方法与其他伦理方法，为心理健康服务中固有的伦理挑战提供了一个务实的解决方法。通过采取这种务实的方法，护士们就有机会首先作为一个自下而上的推理者去审视他们实践的独特性，然后作为从自下而上到自上而下的推理者，决定哪些伦理学理论能使他们找到一致的解决方案(科恩，2004；罗伯茨，2004)。这种方案的一个例子是心理健康服务对象表现出危险行为倾向，而心理健康护士想要保证他们的安全；这是一个与许多伦理学理论相关的良好的结果。心理健康护士有权限制心理障碍患者的自由。然而，作为一个自下而上的推理者，护士将认识到为各方面争取一个良好结果的重要性。这种良好结果需要在保证服务对象安全的同时维持好治疗关系，体现出以人为本的本质。为了实现这一目标，护士将运用以实践为导向的技能，如使用自我治疗来探索和提供一个解决方案。此方案实际上应该遵循限制最少的原则。

伦理挑战

重要的是要认识到强制可能是一件好事。心理健康和学习障碍部门(2006)的报告(即现在所称的《城市 128 报告》)，是一项涉及范围广泛的研究报告，目的在于了解和确定产生控制和治疗环境的心理健康护理干预措施。该报告推断，当强制性策略被用来造福服务对象时，就可能是一件好事(DMHLD，2006)。不过，这取决于这些策略的使用方式是否对心理障碍患者的需求敏感。

《城市 128 报告》没有特别关注隐性干预措施，也没有考虑社区的心理健康护理。不过，它确实强调了能够降低精神痛苦的情绪强度的"敏感的"强制是一件好事，由此将这一概念置于伦理背景中。更深入地探讨强制的概念是考虑"敏感的"强制可能是什么样子的或者应该如何运用它的良好开端。有很多政治哲学家写过关于强制的问题。同样，在心理健康护理领域也有一些涉及强制问题的文章。这些观点之间的明显区别在于，政治哲学家关注的是"社会中的理性人"背景下的强制，而心理健康护士则试图理解"社会中的非理性人"背景下的强制。这并不意味着不能从这两个角度汲取教训；但是，有必要调和和解释一个角度与另一个角度。政治哲学家里普斯坦(Ripstein，2004)的著作为开启这一进程奠定了坚实的基础。

强制可以被看作是一种让个人做或不做某事的方式。它削弱了个人的自由，从这个角度看，它是对个人权利的侵犯[安德森（Anderson），2011]，这也包括被强制的威胁。卡尔（Carr，1988）强调，强制的威胁最终会限制个体的自由；实际上，个体的自由取决于对某些条件的满足。一般来说，强制（包括强制的威胁）在防止社会危害的情况下是正当和被允许的（里普斯坦，2004）。里普斯坦（2004）认为，"应该通过政府的力量和国家的要求告诉人们做什么是合理的，因为在没有政府力量和国家要求的情况下，独断专行的个体力量就会占据上风，即使人们是善意行事的"[3]。

强制行为的授权可应用到心理健康护理实践中，如果它是依据《心理健康法》使用的，那么就可以被视为是正当的；如果它没有被批准，那么就是不正当的（里普斯坦，2004）。然而，虽然强制一个"理性的"人通常与防止社会伤害有关，但它也可以是一种惩罚方式。对被认为有心理健康问题的人采取强制措施，不仅可以防止他们伤害社会，而且可以根据利益最大化原则防止他们伤害自己（珍妮丝·莫尔斯，1977；罗伯茨，2005）。代表某人，以他们的最大利益行事，会使理解心理健康护理实践的强制性变得更加困难："我并不是真的运用强制行为，而是在为他们争取最大利益"（罗伯茨，2005）。这通常是有理由的："如果一个人是不理性的且不再自由，我们就必须控制和限制其身上被理性人称为自由的东西；如果他是理性的，他会同意我们的行为"[格雷厄姆·史密斯，2012；奥布莱恩（O'Brien）和戈尔丁（Golding），2003]。

奥布莱恩和戈尔丁（2003）在他们的著作中试图通过定义心理健康护理背景下的强制来推动这一争论，认为它是"让心理健康护士使用权力凌驾于服务对象的选择权之上的任何行为"[68]。

奥布莱恩和戈尔丁（2003）接着断言，任何形式下的强制只有在以下情况下才是合理的：

- 服务对象能力不足。
- 所预防的损害或提供的利益超过了强制行为所造成的损害。
- 使用了可促进好的变化或防止伤害的最低限度的强制性干预措施。

奥布莱恩和戈尔丁（2003）主张，"最大利益"不应该是一个证明所有的对强制的使用都合理的标准[172]。奥尔莱恩和戈尔丁（2003）对这一问题的争论作出了积极的贡献。不过，衡量能力、权衡结果、决定采取最小强制性策略的价值含量，都取决于护士的理性认知（富尔福德，2009）。举个例子，一个服务对象想离开病房，但他公开表达了伤害自己和他人的想法，他无法控制自己的行为。让心理障碍患者留在病房里将增大预防伤害的概率，也将增大治疗潜在心理障碍的概率，从而潜在地降低发生伤害的风险，这一行为将对心理障碍患者有利(罗伯茨,2004)。如果劝说心理障碍患者不能阻止其离开病房,那么就继续锁门等,这看起来顺理成章(奥布莱恩和戈尔丁,2003)。然而,这种干预存在情感层面的问题。阻止心理障碍患者离开病房对心理障碍患者和护士来说都是痛苦的,也会对作为治疗媒介的治疗关系产生负面影响(格雷厄姆·史密斯,2012)。在此基础上,护士不仅被要求是理智的和理性的,而且也必须是高情商的,他们要有能力促进与心理障碍患者的公开对话,以表现出对治疗关系中固有的权力差异的理解(罗伯茨,2005)。

奥布莱恩和戈尔丁(2003)的著作提供了强制的最低限度标准,符合这个标准的强制就是合理的,这是一种防止护士滥用权力的方法。此外,我们必须认识到,当在复杂的情况下提供护理服务时,在一种情况下有效的行为可能在另一种情况下是无效的。强制也不例外。在一种情况下,一系列行为可以说是有益的,而在另一种类似的情况下,同样的一系列行为可以说是有害的。在使用强制手段时,心理健康护士必须对所面对的情况的特性敏感,以确保强制确实是有益的。敏感是基于正确的反应。要做到这一点,心理健康护士必须具备正向的品格特征,如善良、有耐心、宽容和有同情心等(阿姆斯特朗,2006;NMC,2015)。除了这些性格特征,护士在实践中还需要智慧,也就是在正确的时间做出正确选择的能力(阿姆斯特朗,2006;格雷厄姆·史密斯,2012)。通过以理性和敏感的方式使用强制手段,其结果应该会对各方都有利。

个案研究

这里将通过个案研究,强调心理健康护士如何通过一系列伦理规范,在情感上和理性上进行推理。

山姆今年25岁,和他的母亲住在一起。他最近完成了商业管理的进修课程,正在找一份全职工作。虽然他在当地的超市兼职,但是他的目标是经营自己的超市。自从他完成商业管理课程后,包括他母亲在内的许多人都觉得他变得"有点容易激动"。山姆不知道这意味着什么,他只是感到难以置信的快乐。他意识到许多"声音"在频繁地和他说话,他有一个秘密——他已经停止服药了。他决定停药是因为他觉得这样可以更好地集中精力,而且他厌倦了体重的增加。他决定不告诉任何人,尤其是他的母亲,因为她会生他的气。

几周前,山姆没来上班。他的经理出于关心给山姆的母亲打电话,询问山姆在哪里。因为他注意到山姆看起来越来越心烦意乱,而且他开始不讲卫生,这不是山姆的性格。就在山姆进门的时候,他的母亲惊慌失措,立即打电话给警察。山姆很生气，指责他的母亲在他背后密谋，试图阻止他发挥自己的潜能。山姆的母亲很害怕，她打电话给警察，请求他们的帮助。几分钟后，警察来了，山姆出于沮丧和恐惧，与警察搏斗起来。在监狱里，首先由一名外科医生对山姆进行了评估，然后是一名心理健康联络小组的成员，大家决定让山姆住院。虽然山姆很不情愿，但是他觉得在监狱里更害怕，所以他同意接受一段时间的"评估"。山姆来到病房，医生给他开了药，他拒绝服用，然后就上床睡觉了。第二天早上，一位医生和一位护士给山姆看病。山姆告诉他们他想回家。医生、护士说会考虑他的请求，但他需要说明导致他住院的原因。山姆告诉他们他很特别，他能听到声音。他不确定那声音来自天使还是被称为"帮手"的实体。他还提到，自从他停止服药后，他开始意识到被称为"影子"的特工正在阻止他实现自己的目标。当被问及他的目标时，他说他的主要目标一开始并不明确，直到他被关进了监狱，他才意识到他的目标是"消灭那个被称为'影子'的特工"。

完成入院评估后，山姆再次询问能否回家。结果被告知他需要住院一段时间，而且他真的需要重新开始服药。山姆生气了，他怒不可遏地冲出办公室并朝病房门走去。他试图推开门，但门是锁着的，这时山姆沮丧地开始踢门。人们告诉他冷静下来，并给他提供了药物。他猛烈地击打着，突然，他倒在了地板上。他知道自己被注射了药物。在被转移到一个单独的房间后，他开始哭泣。他听到一个护士简短地提到他处于心理障碍的一个阶段。但他不在乎，他只想一个人待着。

约翰是心理健康专业的三年级学生，今天是他在病房的第1天。早上的交班中一名护士提到了山姆并给了一个简短的介绍。山姆是一名25岁的男性，被诊断患有精神分裂症。根据《心理健康法》第3条，他属于被强制进入心理健康服务机构接受治疗的人；他听到各种声音，还幻想自己是"救世主般的人物"。他4个月前停止服药。这是他的第2次精神病发作。第1次发作的时间大约在5年前，当时他还不需要住院治疗。

交接班结束后，约翰向山姆问好并和他握手。约翰建议他们可以聊聊天。山姆告诉约翰，他和其他人一样，而且他不想说话。在午餐时间服药时，山姆最初拒绝服药，但当被提醒他属于《心理健康法》中规定的患者时，他服用了药物。吃完药后，他张开嘴表示他不需要提示已经服药了。然后在离开推车区时，他嘟囔着"你不要再给我打针了"。约翰决定在下一次值班时和山姆好好谈谈。约翰靠近山姆并试图开始一段对话；山姆立刻说，如果有必要的话他会说的，"除非你是老板，否则你就别管我了，给我妈打电话——我想要些干净衣服，但我不想跟她说话，因为她把我关在了这里。"

约翰意识到山姆经历了一段艰难的时期，也意识到山姆正在控制自己的行为，这可能是出于对再次被强制的恐惧（罗伯茨，2005）。约翰和他的导师讨论山姆的病情，以探索治疗的最佳途径。他的导师向约翰解释说，山姆是被强制的，但这是为了他的利益。在山姆的笔记中提到，他在"强制"事件（NICE，2015）后被盘问。约翰想知道是否这就是山姆显得心烦意乱和怨恨的原因。约翰的导师开始和约翰一起探讨这样的想法：即使使用了合理的方法，也并不意味着它会立即消除冲突。约翰开始接受这种模棱两可的观点，并不是所有的东西都适合系统化和模型化（科恩，2004，格雷厄姆·史密斯，2012）。他知道护理团队认识到强制是一个伦理问题；在应用之前，护理团队对事实进行了探讨，认为它遵循了专业、道德和法律的规则和理论，团队探索了所有的替代方案，包括对结果的反思（格雷厄姆·史密斯，2012）。约翰问他的导师，是否认为使用强制的方法是正确的。导师说："是的，在某些情况下，尽管在情感中可能感觉不对，但它是对的。"导师继续解释说："强制不仅仅是限制和使用药物，它还可能是观察和监督，这有利于心理障碍患者控制他们的行为，以适应环境。"（罗伯茨，2005）

考虑到这一建议，约翰开始考虑强制的情感影响，以及他如何才能理解山姆的想法。约翰决定，与山姆谈话时使用一种基于价值观的方法，首先理解山姆的观点，然后通过以人为本的方式去理解山姆的故事和价值观，从而解决各种伦理冲突（富尔福德，2009）。约翰再次与山姆见面，并利用这个机会鼓励山姆谈论他的经历。通过听山姆的故事，约翰开始从情感上洞察山姆的经历和被强制的感觉（富尔福德，2005）。约翰也认识到，山姆的痛苦不仅因为强制行为，而且因为感到无能为力。约翰意识到，需要学习经验、总结教训，这些经验和教训会让他懂得在与山姆谈话时使用何种方法（罗伯茨，2005；格雷厄姆·史密斯，2012）。

通过反思他和山姆的谈话，约翰认识到同时了解事实和价值观（"双脚原则"）的重要性（富尔福德，2009）。尤其是以恢复为目的使用强制手段时，这种方法可以帮助解决伦理冲突［克利里（Cleary）等，2013］。从长期来看，通过与山姆的这种接触，约翰承认他愿意做到以下几点：

- 提升山姆的幸福感。
- 为山姆创造最大的机会。
- 让山姆开始掌握主动权。
- 促进和支持山姆找到生活的意义和目标。

结 论

心理健康护士所做的临床决定有伦理方面的因素，但这些因素并不总是被承认。然而这并不意味着心理健康护士不是伦理实践者。值得注意的是，伦理推理和临床决策已经如此紧密地交织在一起，以至于很难将它们区分开来。要成为专家，心理健康护士必须精通自上而下的和自下而上的伦理推理。要做到这一点，意味着心理健康护士应采取以人为本的更全面的方法，认真关注服务对象的需求，同时必须规范心理健康护理实践的监管和伦理框架。

从历史发展的角度来看，社会上也有一种倾向，即期望心理健康护士对他们的实践有一个控制因素。控制可以是显性的，也可以是隐性的。为了从伦理上理解这一控制因素，一些研究者提供了一种务实的伦理方法，这可能会给心理健康护士一个机会，作为自下而上的推理者，让他们看看他们实践的独特性，以及决定哪些伦理学理论使他们能够找到合理的和可行的解决方案。

心理健康护理也有一个情感层面，特别是当治疗关系是治疗的媒介时。敏感是基于以正确的反应，使用正向的品格特征，拥有实践智慧。即使使用强制手段，心理健康护士也应该做到敏感，以使各方都受益。

学习重点

• 在心理健康护理实践中，临床决策的伦理维度有时是隐藏的。

• 专家型心理健康护士从事伦理推理，既有自上而下的推理，也有自下而上的推理。

• 心理健康护士具有控制心理障碍患者的显性权力和隐性权力，但为了达到各方面的良好效果，心理健康护士必须敏感地使用这种权力。

参考文献

ANDERSON S，2011. Coercion［EB/OL］. http://plato. stanford. edu/entries/coercion/. Accessed 10th June 2016.

ARMSTRONG A E，2006. Towards a strong virtue ethics for nursing practice［J］. Nurs Philos，7:110 - 124.

ASHMORE R，2008. Nurses' accounts of locked ward doors: ghosts of the asylum or acute care in the 21st century［J］. Psychiatr Ment Health Nurs，15(3):175 - 185.

BEAUCHAMP T L, CHILDRESS J F, 2013. Principles of biomedical ethics, 7th edn[M]. Oxford University Press, New York.

BOWERS L, HAGLUND K, MIR-COCHRANE E, et al. , 2010. Locked doors: a survey of patients, staff and visitors[J]. J Psychiatr Ment Health Nurs, 17(10):873 – 880.

Care Quality Commission(CQC), 2015. Monitoring the Mental Health Act in 2014/15[R]. Care Quality Commission, Newcastle upon Tyne.

CARR C L, 1988. Coercion and freedom[J]. Am Philos Q, 25(1):59 – 67.

CLEARY M, HORSFALL J, O'HARA-AARONS M, et al. , 2013. Mental health nurses' views of recovery within an acute setting[J]. Int J Ment Health Nurs, 22(3):205 – 212.

COHEN S, 2004. The nature of moral reasoning: framework and activities of ethical deliberation, argument and decision-making[M]. Oxford University Press, Melbourne.

Department of Mental Health and Learning Disability, 2006. The City 128 study of observation and outcomes on acute psychiatric wards: report to the NHS SDO programme[D]. City University London, London.

DE VEER A J, FRANCKE A L, STRUIJS A, et al. , 2013. Determinants of moral distress in daily nursing practice: a cross sectional correlational questionnaire survey[J]. Int J Nurs Stud, 50(1):100 – 108.

FULFORD K W M, 2009. Values, science and psychiatry. In: Bloch S, Green SA (eds) Psychiatric ethics, 4th edn[M]. Oxford University Press, Oxford: 61 – 84.

JOHNSON S, 2013. Can we reverse the rising tide of compulsory admissions? [J]. Lancet, 381(9878):1603 – 1604.

MORSE S J, 1977. Crazy behavior, morals, and science: an analysis of mental health law[J]. S Cal Rev, 51:527 – 654.

National Institute for Health and Clnical Excellence(NICE), 2015. Violence and aggression: short-term management in mental health, health and community settings – Clinical Guideline 39[M]. NICE, London.

NOLAN P, 1993. A history of mental health nursing[M]. Stanley Thornes, Cheltenham.

Nursung and Midwifery Council(NMC), 2015. The code: professional standards of practice and behaviour for nurses and midwives[M]. NMC, London.

O'BRIEN A J, GOLDING C G, 2003. Coercion in mental healthcare: the principle of least coercive care[J]. J Psychiatr Ment Health Nurs, 10:167 – 173.

PORTER R, 2002. Madness: a brief history[M]. Oxford University Press, Oxford.

RIPSTEIN A(2004). Authority and Coercion[J]. Philos Public Aff, 33(1):2 – 35.

ROBERTS M, 2004. Psychiatric ethics: a critical introduction for mental health nurses[J]. J Psychiatr Ment Health Nurs, 11:583 – 588.

ROBERTS M, 2005. The production of the psychiatric subject: power, knowledge and Michel Foucault[J]. Nurs Philos, 6:33 – 42.

SMITH G,2012. Psychological interventions within an ethical context[M]//In: Smith G (ed) Psychological interventions in mental health nursing. Open University Press, Maidenhead: 143 – 154.

WOLFF J,2006. An introduction to political philosophy, Revised edn[M]. Oxford University Press, Oxford.

WOOD L, BIRTE M, ALSAWY S,et al. ,2014. Public perceptions of stigma towards people with schizophrenia, depression, and anxiety[J]. Psychiatry Res, 220(1):604 – 608.

第 12 章

护理资源的分配与定量配给

P. 安妮·斯科特[①]◎著

王建荣◎译

摘　要　公众对医疗卫生资源的讨论趋向于将资源分配和定量配给的概念结合起来。公众还集中讨论了有关资源稀缺的情况，如缺乏用于移植的肾脏或心脏，或是否应该不计成本地提供最新的非常昂贵的药物，以治疗某些疾病（如囊性纤维化或特定类型的癌症）。护理或医疗时间是一项重要的医疗卫生资源，这一观点很少在公众中得到有效的讨论。在本章中，笔者认为，在医疗卫生背景下区分资源的分配与定量配给是很重要的，这是基于如果假设我们是以定量配给医疗卫生资源为起点的，那么我们可能会错过审查或多或少的有效的分配医疗卫生资源的方式的机会。这在护理领域尤其重要，因为如果不仔细审查护理资源是如何分配和供给的，那么就会导致欧洲各地的医院隐性地定量分配护理时间和次优患者的护理资源。

关键词　资源分配；定量配给；未完成的护理；隐性护理资源定量配给

---

①P. 安妮·斯科特，爱尔兰，高威，爱尔兰国立高威大学.
电子邮箱：anne. scott@nuigalway. ie.
© Springer International Publishing AG 2017.
P. 安妮·斯科特，护理伦理中的主要概念与议题.
DOI 10. 1007/978-3-319-49250-6 _ 12.

引　言

　　卫生和护理方面的资源分配引起了一些重要的政治、社会和伦理问题。人口增长、人口结构变化和（或）卫生和护理资源的供不应求，使我们要么增加对医疗卫生的投资，将资源从低优先服务重新分配给高优先服务，要么限制获得上述服务（被称为医疗卫生资源的定量配给）。

　　关于医疗卫生资源分配和定量配给的决策，虽然可能带有高度的情绪化，但是这是重要的政治决策和社会决策，因此应得到关注、分析和考虑。本章旨在探讨在护理实践和护理服务的背景下资源分配和定量配给的问题。

　　涉及公共领域的与医疗卫生资源有关的讨论往往专注于焦点问题，例如国家卫生系统（英国的国家医疗服务体系或爱尔兰的卫生服务执行局）是否应不计成本地提供特定的救生治疗，不考虑器官短缺地进行器官移植，或者使特定的社会团体（如吸烟者、肥胖者和老人）得到与那些照顾他们的健康或年轻、纳税的成年人一样的医疗卫生机会。

　　迄今为止，护理资源配置的话题还没有引起广泛的公众讨论。然而，最近的调查，如英格兰的弗朗西斯调查（弗朗西斯，2010，2013），苏格兰的利文谷医院调查（利文谷，2014），爱尔兰的塔拉赫特医院、哈拉帕纳沃医院和波特劳伊斯医院调查（HIQA，2012，2013，2015），都对护理资源及其对患者护理的影响表达了重要的观点。

　　同样，自21世纪初以来，琳达·艾肯（Linda Aiken）和她的团队在各卫生系统和国家（美国、英国和欧洲其他国家）的工作表明，护士人员配备、护士教育水平与外科急诊病房患者的预后之间存在明显的相关性[琳达·艾肯等，2002，2003，2014；拉夫特雷（Rafftery）等，2007]。

　　所有这些似乎都表明，现在是时候探讨资源分配和定量配给以及它与护理和护理服务相关性的问题。正如我们所知，在包括爱尔兰在内的许多国家中，经济衰退的影响以及公共部门实施的紧缩措施已经对医疗卫生服务的一线人员产生了直接影响。例如，在2009年至2014年期间，爱尔兰卫生系统流失了5000个护理和助产岗位人员。目前，爱尔兰卫生系统的一线护理和助产人员比2007年减少了3000人（WIN，2016）。在人口继续增加的时候，这种人员配置的减少在医院急诊和社区服务部门都造成了巨大的压力。

　　几年前，当你来值班时，你会坐下来考虑如何合理地分配急诊科的护士，以更好地完成工作，照顾我们的患者，并充分发挥所有护士的能力和技能。现在的问题是："我们需要做什么才能完成这一转变。"

——忙碌的都柏林某医院急诊科护士长，2016年夏天。

护理资源的分配与定量配给：一些定义

资源分配是指将资源分配给某个公共服务系统、部门或项目。

重要的是，首先要区分资源的分配和定量配给。这些概念虽相关，但截然不同。在分配资源时，我们要决定如何分配现有的资源。从广义上来看，有一隐含的假设是有足够的资源来解决问题。根据定义，在定量配给的情况下，我们的出发点是没有足够的特定资源来满足所有需要它的人的需求。

卡普兰（Caplan，1992）[322] 在医疗背景下对定量配给作了如下定义：

在医疗卫生环境中，定量配给可被定义为一种有意的、理性的决策，即医疗卫生提供者面对不可挽回的稀缺性决定拒绝获得延长寿命的医疗干预措施，这些干预措施可以帮助一些患者或一群患者恢复或改善严重的功能障碍。定量配给是假定医疗干预措施是人们所期望的，而且已知是有效的。

这是一个比经济学和伦理学文献中可能遇到的更狭义的定量配给定义，在经济学和伦理学文献中，定量配给的定义可以用于任何分配决策。然而，卡普兰提出了一个范围更窄、更有针对性的定义：

在医疗卫生方面，定量配给是指分配政策中非常明确的一部分，即需要做出有意的决策或采取明确的政策，将某些已知有医疗需要的人排除在可能挽救生命、延长生命或显著提高其生活质量的治疗之外。

医疗卫生资源的定量配给事关重大。因此，在医疗卫生系统中，最重要的伦理使命不是确定什么标准或规则是公平的。它是为了确保在明显短缺的情况下，没有一种分配政策可以替代定量配给[322]。

这里的要点是，尽管定量配给可能发生在一般的和特定的分配决策层面，但并不是所有的分配决策都是定量配给决策。也就是说，并不是所有的分配决策都包含这样一种有意的选择：给一些患者的照护远远少于最佳的照护，或者让一些患者死去，而其他患者将得到继续生存所需要的最佳的照护。

然而，特奇（Teutsch）和雷切尔（Rechel）（2012）[2] 认为：

在某种程度上，所有资源都是短缺的，医疗卫生资源当然也是如此。在资源短缺的情况下，资源或显性或隐性地被定量分配。医疗卫生资源的定量配给限制了获得有益医疗卫生服务的机会。因此，核心问题不是是否定量配给医疗卫生资源，而是如何定量配给医疗卫生资源、由谁定量配给医疗卫生资源以及将医疗卫生资源定量配给到什么程度。伦理困境产生于如何平衡自主权、慈善和公平分配的准则。

瑞士学者玛丽亚·舒伯特（Maria Schubert）发表了欧洲探索护理资源定量

配给的第一批著作，她将护理资源的定量配给定义为：

由于时间、人员水平和技能配备不足而保留或未能执行必要的护理任务（玛丽亚·舒伯特等，2008)[228]。

在玛丽亚·舒伯特观点的发展中，最近一个成功的 COST Action[②] 资助研究项目定义了护理资源的定量配给：

当资源不足以为所有患者提供必要的护理时，就会实行护理资源定量配给。这一现象的原因包括工作人员的减少、由于技术进步而增加的护理需求、更多的治疗选择、更多知情的服务对象，所有这些都需要护士投入更多的时间和关注。护理资源定量配给的发生也可能是由于护士的临床判断、分配资源的特殊方法和更广泛社会价值基础上的护理。结果可能会导致患者的基本需求得不到满足，与歧视有关的人权可能会受到影响（技术附件，摘要，2016)[3]。

考虑上述定义中提出的不同立场很重要，原因如下。卡普兰在资源分配和定量配给之间做出的区分似乎是正确的。在资源分配中，我们将我们拥有的资源，比如一个人的工资，用以支付抵押贷款，购买食物、衣服、娱乐服务等。在一个理想的世界里，我们可能希望我们有更多的资源来分配。然而，通常情况下，当有足够的资金分配时，就没有人会在分配中遭受重大损失。分配家庭度假预算可能就是一个例子。如果 A 家有 1 万英镑可以花，他们可以选择进行一次为期 10 d 的地中海旅行。然而，因为他们实际上只有 5000 英镑可用来度假，所以他们选择了在加尔达湖度过一个愉快的两周假期。虽然地中海旅行仍然是一个梦想，但这家人很幸福。

在护理方面，我们假设 B 病房有 12 名护士——一般来说，如果护士工作节奏合理并且不超过正常的入院、出院和活动需求，那么为患者提供所需的护理就足够了。护士按护理模式进行分工，在护理轮班期间给予正常的患者护理。然而，如果一天早上护士长发现因生病或其他原因护士由正常的 12 名减少到 8 名，那么她很可能不得不考虑如何将人员定量分配给一些患者，以确保他们得到他们需要的护理。这应该包括在护理交接班和报告期间、在开始和整个特定轮班期间的明确讨论、协议和指示，以确保在一定程度上定量配给决策的透明性、公平性和同行评审。护士长也会通知护理部，以便在这一特定的轮班中获得更多的帮助，通过实习护士或从医院较空闲的科室"借调"护士来增加已耗尽的护理资源，努力维持为 B 病房的患者提供正常的、良

---

②COST Action 资助研究项目是由欧盟支持的创新研究资助项目，其目的在于促进跨国合作。

好的护理。

在人员编制减少或人员编制不足的情况下，有必要探讨人员编制问题不确定的一些影响。让我们简单地回到本书第8章中爱丽丝的案例。似乎很少有护理资源分配给爱丽丝。这引发了许多问题，如"为什么爱丽丝得到的护理或护理资源很少？""谁决定爱丽丝得不到护理资源，基于什么原因？""谁知道爱丽丝要接受定量配给护理资源的决策？""这些问题和爱丽丝、她的父母、她的医疗团队讨论过吗？"护理是一种社会资源。爱丽丝住院了，因为她的医生决定她需要医疗和护理。根据她案例研究中的描述，可以认为爱丽丝没有从护士那里得到她需要的东西——她作为患者应该得到的东西。

在爱丽丝的案例中，似乎应该问"谁决策了没有足够的护理时间或护理？如果发现护理资源不足，谁负责决策定量配给护理资源？谁对定量配给护理资源的决策负责？这个决策的依据是什么？谁知道这个决策？"爱丽丝病房里的护士们作为一个集体，是否意识到爱丽丝很少或根本没有得到护理——或者爱丽丝在某种程度上成了护士眼里的"隐形人"？她是不是因为什么原因受到了歧视？定量配给护理资源的决策是显性的，还是隐性的？——这有关系吗？如何监测护理资源定量配给？谁负责监督护理资源定量配给并对患者护理的影响负责？是否有其他因素可以帮助更有效地分配护理资源，从而在某些情况下减少或消除定量配给护理资源的需要？似乎隐性的定量配给决策特别成问题，因为根据定义，这些决策不太可能是透明的或被公开批准的。因此，隐性的定量配给决策也不能提供某种促进因素或机会来考虑分配现有护理资源的替代方法，这可能首先就消除了定量配给护理资源的必要性。

我们知道什么？

像许多类似的国家系统一样，爱尔兰急救医院的护士和助产人员短缺问题在很大程度上是历史遗留的。几乎没有人试图解决这一历史遗留问题，以应对人口增加、人口结构变化、患者敏锐度和依赖性增加或由住院时间缩短所致的患者周转率增加等问题。毫无疑问，这些需求模式的变化将对组织和提供护理所需的护士的数量产生一些影响。

2009、2010年，斯科特等对爱尔兰急救医院内科病房和外科病房的护士进行了首次全国性调查研究（斯科特等，2013）。这项全国性调查研究提供了对由于时间限制而被报告为"未完成"的护理工作的水平和类型的见解。该研究还提供了关于急救医院的护士经常从事的非护理工作水平的数据。英国的鲍尔（Ball）等（2013）和奥斯瑟霍费尔等（2014）在一项全欧洲范围的研究中提供了类似护理活动类型的信息，护士报告称，由于时间压力或护士短缺，护理工作经常无法完成。这些研究的结果都表明，护士或显性或隐性地为患者定量配给护理资源，因为从护士的角度看，他们没有足够的时间来提供患者所需要的护理资源。这些研究结果表明，我们需要对护理资源的分配和定量配给进行讨论。

然而，也有越来越多的证据表明，有必要认识到相关影响因素（如工作环境、护士特点和领导能力）对患者护理质量的影响。琳达·艾肯等（2011）认为，护士人员短缺的一些更为不利的影响在一定程度上可以通过营造积极的工作环境（包括支持性护理领导能力）得到改善。琳达·艾肯等（2014）认为，为病房配备接受过具有本科学历的护士会对手术患者的30 d死亡率产生影响。帕帕斯塔夫鲁等（2012）认为，团队工作和护理领导能力都会对护理资源的隐性定量配给产生影响；增加团队工作的有效性会减少对护理资源的隐性定量配给，正如提升护理领导能力一样。

这些研究似乎印证了卡普兰的观点，即我们不应把重点放在制订公平的定量配给规则上，并将它作为我们的出发点，而应首先确定何时做出隐性或显性的定量配给决策，并确保没有替代办法——没有更好的方式分配我们有限的资源——这将避免或尽量减少定量配给。提升团队工作效率、护士教育水平和护理领导能力对有效利用护理资源的潜在影响，似乎是加强患者护理和避免可能未被认识、未被监控、隐性的护理资源定量配给的重要问题。主张显性而非隐性的护理资源定量配给也是一个重要的理由。

关于医疗卫生资源分配和内部资源分配的决策被广泛认为是在三个不同的、往往是相互作用的层次上做出的。护士应该认识到在这三个层面中的每一个层面上促进讨论的可能性，因为他们有公民责任、伦理责任和职业责任来作出这一贡献。

资源的分配和定量配给

资源配置的三个广义层面是宏观层面配置、中观层面配置和微观层面配置。下面将简要介绍这些不同层面护理中的资源的分配与定量配给。

资源配置中最一般的决策层面是宏观层面。这是政府的层面，它主要通过财政部决策医疗卫生预算的规模，例如，与教育、社会福利或国防预算相比的水平。从这一宏观层面来看，与教育等其他社会需求相比，医疗卫生预算的范围变得更加明确。例如，不同的政府部门和（或）既得利益集团在分配给医疗卫生的资金与教育的资金比例方面可能存在分歧。然而，无论如何，撇开这些忧虑和分歧，事实上可用于医疗卫生的资金难免是有限的，正如前文[161]特奇和雷切尔（2012）所指出的那样。在一个民主国家，个体从业者在这个层面上的影响力来自作为公民的投票权。来自医疗卫生行业内部的"压力群体"也会在这一层面产生影响。如果组织得足够好，作为一个集体，而不是作为一个个体选民，也许所发挥的作用会更有效。正是在这一层面上，公众对医疗卫生费用、现有资源及在必要时对某些医疗卫生要素明确定量配给的潜在标准的讨论有助于为政府决策者提供参考信息。

一般性决策的下一个层面被称为中观层面［库尔特（Coulter）和哈姆（Ham），2000］，不过，许多研究者将这一层面涵盖在宏观层面下（卡普兰，1992）。正是在这一层面上做出了在各医疗卫生部门之间分配资源的决策。在预算分配方面也可能存在分歧，例如在一般护理部门和急诊护理部门之间。然而，因为医疗卫生预算的有限，所以中观层面的资源也是有限的。同样，专业机构及行业、患者"压力群体"的作用可能对这一层面的讨论和协商产生影响。认识到这一层面对护理资源分配进行协商的重要性，可能会使得一些人建议护士去提升特定的技能，以便使他们能够更有效地体现护理对健康和经济效益的影响。为了具备参与这些讨论的能力，护士就需要在资源分配和定量配给的概念、观点和策略等方面接受培训。这一中观层面的资源配置决策似乎特别重要。它是那些自上而下（政府）和自下而上（基层从业者）的资源分配方式之间进行谈判的潜在平台。

微观层面涉及日常业务层面的资源分配。这种分配层面的一个例子是，根据医院明确的紧急需要，将现有的 3 名护士派到外科病房，而不是急诊科。护士往往会敏锐地意识到这个层面的压力和资源需求，因为这影响了他们的日常临床实践。例如，如果出现床单短缺，护士就会考虑哪些患者可以得到干净的床单。如果两位患者都需要值班护士的护理，但值班护士只有 1 名，那么理想的微观分配将决策如何满足这两位患者的需求，达到相互平衡并平衡其他患者的需求，以使他们的需求也得到满足。

这些问题引发了有关现有资源分配的讨论。在这种情况下，定量配给与资源分配直接相关，并直接影响到医疗卫生资源的供给。定量配给还涉及对现有资源的分配。然而，决定定量配给 X 资源是基于接受 X 资源是稀缺的——即没有足够的 X 资源来分配。在稀缺性条件下，人们如何分配可用的资源呢？这里的基本原则通常被假定为确保在特定环境下获得最佳结果。这

就是所谓的功利原则③。它是由战场中伤员鉴别分类的概念发展而来的。乔森
(Jonsen，1998)² 认为：

当许多患者同时需要医疗照护，而医务人员不能同时照护所有患者时，例如在灾难中或在城市医院拥挤的急诊科，就需要进行分诊（意味着选择）。常识性的原则是为那些需要立即给予照护的患者提供服务，如果不给予这种照护，情况就会恶化到更严重的地步。对其他病情不太严重且稳定的患者，可推迟治疗。

第二种分诊是在地震等灾难中或军事行动中。例如，几个世纪前发展起来的军事分类原则，要求医生首先治疗那些可以迅速地和成功地得到救治的人，因为他们很快就会回到战场，或治疗部队的指挥官，以确保他们的领导力……灾难救治中的分诊意味着，如果对最严重的伤者的护理会占用大量时间和精力，以致影响救援工作，那么对他们的护理就可能会被安排到最后阶段，即使冒着死亡的危险。

总而言之，对特定医疗卫生资源的定量配给要考虑两点：①假定没有足够的特定资源（或资金来购买）给所有需要的人；②在这种稀缺条件下，必须就如何分配这种稀缺资源做出决策。功利原则（利益最大化地超过负担）经常被用来试图确定对稀缺资源的最佳利用方案。

供给与需求

然而，无论谁在使用医疗卫生服务，谁从医疗卫生服务中获益最多，医疗卫生服务似乎总是处于供不应求的危险之中。

在爱尔兰实施的紧缩措施，包括来自欧盟-国际货币基金组织（EU-IMF)④(2010—2013)的措施，导致爱尔兰政府削减了30％的医疗服务预算，并在5年内撤下5000名一线护理和助产人员。许多人可能会说，这使得本来就资源不足的医疗卫生系统无法满足这项服务的日常需求。实际上，财政紧缩意味着整个爱尔兰的医疗卫生系统都实行了大幅的定量配给。然而，无论

③请参考本书第2章对功利主义的介绍。功利主义是一种单一原则理论。这里的单一原则就是功利原则。

④2008年，爱尔兰向EU-IMF申请了一项"纾困"计划，以求在2008年国际金融危机之后，使公共财政重回可持续的轨道。2010年11月，爱尔兰政府同意了被广泛认为是非常苛刻的EU-IMF财政支持计划的条款。2013年12月，爱尔兰退出了EU-IMF的这一计划，但仍然要每年接受2次计划实施后的监督。

是政府，还是卫生行政部门的领导，都没有试图正视这一事实。实际上，2007—2014 年，连续几任卫生部部长都要求卫生服务执行局"保持不变的服务水平"，并在人口增长、人口结构变化和需求增加的背景下逐年大幅削减预算（DoH，2014a）。

目前，在患者获得所需照护方面存在较多问题，择期手术的等待名单不断增长，在获得所需的诊断检查（《爱尔兰时报》，2016a）和治疗（《爱尔兰时报》，2016b）方面的延误不断增多，对不良照护和（或）照护不足的投诉和调查不断增多（HIQA，2013，2015；DoH，2014b），在招聘和留住护士方面存在严重困难（INMO，2013；《卫生部门工作》，2016）。换句话说，医疗卫生系统中没有闲置的资源；有护士报告称，护理状况正在恶化（斯科特等，2013），因为护士难以满足患者日常的护理需求，而且患者的安全风险越来越大。

在没有任何关于适当分配资源和在某些领域进行定量配给医疗卫生资源（包括护理资源）的潜在需要的公开讨论的情况下，医疗卫生的支出很少，如果有的话，也被认为是公共投入，并且持续存在被个体（如被临床医生、客户经理、政客和"压力群体"）决策的风险。在这种情况下，对公平分配和患者安全风险的影响是明显的。

这种组合还会增加其他影响和扭曲医疗卫生资源支出决策的因素，如药品营销和最新诊断"试剂盒"。这种"公众偏见"的影响被巴里兰（Barilan，2015）描述为：

我们被有关处方药对健康和幸福的价值的信息狂轰滥炸，而没有人会宣传护士或医生花在一位患者身上时间的重要性，或糖尿病患者的足部护理的价值……因此，尽管传统上要求重视对患者的个体护理，但越来越多的患者得到了昂贵的医疗服务，却没有人认真地倾听他们并帮助他们洗澡和进食。公众偏见将大家（即公众、患者、临床医生、供应者、拥护者）的注意力从本质作为一种人际关系的护理转移到商业化护理甚至更强大的商业化服务上。我们被迫减少在基本的和绝对必要的方面的支出，而感到有更多的义务为市场服务。因此，我们将优先事项转向护理中需求较少和对偏好更敏感的方面[155,156]。

当参考弗朗西斯（2010，2013）、利文谷（2014）、HIQA（2013，2015）和 DoH（2014b）的发现时，我们认为这些话是非常中肯的。在爱尔兰 HIQA（2013）和 DoH（2014b）调查的悲惨案例的报告中，作者做了以下声明：

卫生局通过审查萨维塔·哈拉帕纳瓦尔的医疗记录，确定存在若干安全隐患，如果这些隐患被发现并采取有效的行动，则可能会潜在地改变她的护理结果。例如，在她胎膜破裂后，似乎没有在规定的时间间隔进行 4 h 的病情观察（包括体温、心率、呼吸和血压监测等）。在进行这些观察的各个阶段，萨维塔·哈拉帕纳瓦尔的产科会诊医生、非咨询医院医生（NCHDS）和助产士（或护士）似乎没有及时发现她的临床恶化迹象。总之，所提供的护理内容包括以下几点。

• 普遍缺乏基本护理支持，例如，没有对萨维塔·哈拉帕纳瓦尔的血液检测结果进行跟踪。

• 未能认识到萨维塔·哈拉帕纳瓦尔处于临床恶化的风险中。

• 当萨维塔·哈拉帕纳瓦尔表现出临床恶化的迹象时，未能采取行动或引起临床医生的重视。

产科会诊医生、非咨询医院医生和助产士（或护士）有责任确保萨维塔·哈拉帕纳瓦尔在正确的时间得到正确的护理。然而，这并没有发生（HIQA，2013）[10]。

报告的总体结论如下：①家属和患者受到的待遇很差，有时甚至令人震惊，没有得到足够的尊重、善待、礼貌和体谅；②本应向家属提供的信息无故被隐瞒；③医院发现和了解了可以预防的不良后果，但没有采取充分和令人满意的行动（DoH，2014b）[8-11]。

然而，首席医疗官在后一份报告中明确指出：

为了公平地追究人们的责任，我们必须确保他们拥有必要的工具、能力、权威和支持，以使他们能够负起责任。如果医疗卫生系统不提供所需的持续资助，那么就很难使人们承担如此艰巨的任务，以履行他们的责任（DoH，2014b）[53]。

为我们提供服务的护士、助产士和医务人员受到了更多的关注，包括他们的数量、领导能力和他们所需的其他支持，这样可以明显改善所有这些情况下患者的护理质量，并显著降低护理资源不足的危害。然而，工作人员虽然是关键的医疗卫生资源，但也带来了成本（如工资、继续教育投入、养老金）的增加。因此，更重要的是，如果管理人员不得已只关注"财务底线"（HIQA 2012；弗朗西斯，2010），那么最明确和最有效的方式是裁员。裁员，特别是裁减护士是爱尔兰和英国卫生服务管理者的常见反应。不得已减少成熟护士的数量和（或）减少实习护士和助产士的培训名额，这两种情况近年来都在爱尔兰和英国的医疗卫生系统中发生过［WIN，2016；布坎（Buchan）和塞科姆（Seccombe），2012）］。如今，阐明并考虑这些决策的影响的必要性已经很明确了。这种明确性应有助于医疗卫生管理者和政府就医疗卫生优先事项、护理资源的分配与定量配给进行知情和公开的讨论。然而，这只有在政客、公众和专业人员都愿意这么做的情况下才会发生。

资源分配及护理（包括个案研究）

当一个人在考虑护理资源时，他考虑的似乎是护理时间和护理技能，如以下活动。

- 涉及不同程度技能的身体护理。
- 护理组织。
- 患者护理的协调——与其他医生和组织。
- 患者监测，包括医生站在患者的角度去理解患者的需求和目标。
- 心理-社会护理和支持。
- 信任和支持的存在——与患者一起度过。
- 健康教育和出院准备。

参与护患互动的具体资源的多少部分取决于患者（他或她的需求和愿望），部分取决于护士的专业知识（见解或判断力）。

最近的调查（弗朗西斯，2010，2013；利文谷，2014；DOH，2014 b；HIQA，2015）和实证研究（奥斯瑟霍费尔等，2014；鲍尔等，2013；斯科特等，2013）都反映了护理资源的有限，也就是存在隐性的护理资源定量配给。奥斯瑟霍费尔等（2014）、鲍尔等（2013）和斯科特等（2013）在针对一些欧洲医院急诊科和外科病房护士的报告中指出，轮班结束时护士没有完成护理工作，因为没有足够的时间来完成患者所有的护理需求。

关于哪些护理需要实施，哪些护理需要保留的决策，除非医院或病房的管理层明确讨论并达成一致意见，否则都是隐性的定量配给决策。这种护理资源的隐性定量配给对没有接收到适当护理资源的患者有潜在的损害。它也存在潜在的风险，因为它不接受同行评审或审议，也不能与患者或公众公开讨论。因为这种隐性定量配给是基于个别护士的判断和偏见，这也表明它存在不公平的重大风险。许多隐性定量配给可能会被护士长忽视，护士或患者也可能没有报告——后者可能觉得自己太脆弱而不敢这样做，或者可能没有意识到他们有权获得较高的护理标准，也有权投诉（当他们没有获得较高标准的护理时）。

受经济衰退及医疗卫生专业人员、护士面临的压力增大的影响，护理工作被削弱，这种情况导致了护理忽视和护理资源不足的案例的发生（弗朗西斯，2010；HIQA，2013，2015）并可能已经到了极端的地步。然而，这种稀缺的情况除非得到大力改善，否则可能会长期有损于护理质量，导致次优护理成为常态，而非避免这种情况的发生。最近爱尔兰某急诊综合医院内科病房一位患者(D先生)的治疗案例可能有助于聚焦我们的讨论。

D先生患有慢性神经系统疾病，在痛风12 h后被从重症监护室转到内科病房。他的一名家属在上午8时至晚上10时期间一直与他在一起，原因是他的神经系统疾病严重损害了他的记忆，使他无法将短期记忆转换为长期记忆。他的家人希望D先生不会因为住院和无法回忆起入院情形而感到痛苦。D先生还需要大量的药物与帮助，以确保他按时得到并服用所有药物。在他从重症监护室转到内科病房的18 h内，没有一名护士前来看望他、监测他的病情或与他的家属交谈。陪伴他8 h的妹妹(一名护士)证实了这一点并对他缺乏照护感到沮丧。在与D先生的医生讨论后，D先生的妹妹安排他出院并由她照顾。

这是一个完全忽视患者护理需求的案例。这可能是一个显性的或隐性的定量配给护理资源的决策的结果(因为他的家属在场，所以如果出现问题，他的家属可以提醒护士)。D先生的案例似乎是一个完全被忽视的案例。然而，这是一种由隐性定量配给护理资源发挥作用的情况。因为关于护理时间和护理资源定量配给的决策是隐性的，所以它们不愿意接受同行的审查或审议。可以说，爱丽丝和D先生都遭到了护士的忽视。他们的护理显然是不理想的。而在D先生的案例中，护理工作并不存在。这里有一个重要的教训：如果我们从必须定量配给护理资源的立场出发，而不保证我们在定量配给护理资源方面的决策是明确的、知情的，并根据一套明确的、商定后的标准做出的，那么我们至少面临以下3个重大风险。

• 患者被忽视和可能死亡的风险很大(弗朗西斯，2010；HIQA，2013，2015)。

• 我们冒着削弱作为护理服务标准的良好护理模式(护士期望这是他们能够且应该提供的护理服务)的风险。

• 我们冒着损害公众对护士和护理专业信任和尊重的风险——在爱尔兰和英国，已经有明显的证据表明这种情况正在加速发生。

奥斯瑟霍费尔等(2014)、鲍尔等(2013)和斯利特等(2013)的研究发现，整个欧洲出现出现了一致的未完成护理模式。尽管始终如一地开展患者观察和药物治疗等基础护理活动，但其他护理活动未完成，如患者卫生、舒适护理、患者教育和出院计划及护理记录等。这种模式描绘了一个"空心化"的护理概念(非常有限)。

这种在很大程度上看不见的、无法解释的护理资源定量配给可能会破坏护理的核心和那些患者非常重视的护理要素——支持的存在、舒适的护理、患者教育、与病情和用药有关的信息及患者回家后应该做什么。个体和集体都有责任以良好护理的名义，对提供减少的、定量配给的护理资源提出质疑，以保证患者能够获得安全、人道、合乎伦理的护理服务。

结　论

护士、医疗卫生管理者和公众必须认识到护理在患者照护中的价值，因为护理是一种资源，需要在宏观、中观和微观配置层面上加以考虑。护士应与护士长、患者进行明确、持续的讨论，进而针对患者需求做出定量配给护理资源的决策，以便对这些决策进行审查、质疑，必要时可向护理部主任、院长和医院董事会做出明确说明。护理资源的分配由病房护士长在每天的护理轮班中监督落实。护士有极大的自由裁量权来决定如何将他们的时间分配给他们所护理的患者。基于本章提供的论据和论点，鼓励对每位护士的护理时间分配问题进行明确讨论是非常重要的。为了更有效地做到这一点，并识别和讨论资源稀缺的实际情况及相应的定量配给护理资源的需要，护士和护士长需要接受关于资源分配和定量配给的原则和定义的培训，以观察和监测隐性护理资源定量配给和显性护理资源定量配给的效果。

学习重点

- 资源分配是指对现有资源的分配。
- 定量配给是指假设在一个人处于资源稀缺的条件下，因此没有足够的所需资源来满足其现有的需求。
- 定量配给决策应该是显性的，并对审查和质疑开放。
- 隐性的护理资源定量配给不利于患者的良好护理。它可能使次优护理正常化，并削弱公众对护理专业的信任。
- 医疗卫生管理者、护士长及护士应该把护理时间作为一个重要的医疗卫生资源，仔细考虑对其分配的问题。

参考文献

AIKEN L H，CLARKE S P，SLOANE D M，et al. ，2002. Hospital nurse staffing and patient mortality，nurse burnout and job dissatisfaction[J]. JAMA，288:1987 - 1993.

AIKEN L H，CLARKE S P，CHEN R B，et al. ，2003. Education levels of hospital nurses and surgical patients mortality[J]. JAMA，290:1617 - 1623.

AIKEN L H，CIMIOTTI J，SLOANE D M，et al. ，2011. The effects of nurse staffing and nurse education on patient deaths in hospitals with different nurse work environments[J]. Med Care, 49:1047 – 1053.

AIKEN L H, SLOAN D M, BRUYNEEL L, et al. , 2014. Association of nurse staffing and education with hospital mortality in 9 European countries[EB/OL]. Lancet. Published online February 26: 2014. http://dx. doi. org/10. 1016/S0140-6736(13)62631-8.

AUSSERHOFER D, ZANDER B, BUSSE. R, et al. , 2014. Prevalence, patterns and predictors of nursing care left undone in European hospitals: results from the multicountry cross-sectional RN4CAST study[EB/OL]. BMJ Qual Saf2(23):126 – 135. Availableonline. 11thNov2013. http://qualitysafety. bmj. com/cgi/content/full/bmjqs2013-002318.

BALL J E, MURRELLS T, RAFFERTY A M, et al. , 2013. 'Care left undone' during nursing shifts: associations with workload and perceived quality of care[EB/OL]. BMJ Qual Saf. Available at: http://qualitysafety. bmj. com/content/early/2013/07/08/ bmjqs-2012-001767. full. pdf+html. Accessed 12th Sept 2016.

BARILAN Y M, 2015. Bedside rationing or rational planning: in search of perspective on medical benefit and safety[M]//In: Danis M, Hurst S A, Fleck L M, et al. (eds) Fair resource allocation and rationing at the bedside. Oxford University Press, Oxford.

BUCHAN J, SECCOMBE I, 2012. Overstretched. Under resourced. The UK nursing labour market review 2012. Royal College of Nursing, London.

CAPLAN A L, 1992. If I were a rich man could I buy a pancreas?: and other essays in the ethics of health care[M]. Indiana University Press, Indiana.

COULTER A, HAM C, 2000. The global challenge of health care rationing [M]. Open University Press, Buckingham.

DOH, 2014a. Comprehensive review of expenditure 2015-2017 – submission. Department of Health, Dublin file://C:/Users/0119275s/Downloads/Health-CRE-Submission% 20 (1). pdf[EB/OL]. http://per. gov. ie/wp-content/uploads/Comprehensive-Expenditure-Report-2015-2017. pdf. Accessed 24th Sept 2016.

DOH, 2014b. HSE midland regional hospital, portlaoise perinatal deaths(2006-todate)[R]. Stationary office, Dublin.

FRANCIS R, 2010. Independent inquiry into care provided by Mid Staffordshire NHS Foundation Trust January 2005 – March 2009, vol 1. Chaired by Robert Francis QC[R]. Stationary Office, London.

FRANCIS R, 2013. Report of the Mid Staffordshire NHS Foundation Trust Public Inquiry[R]. Chaired by Robert Francis QC. Stationary Office, London.

Health Sector Jobs, 2016. Available at: http://www. health sectorjobs. com/55-hospitals-healthcare-providers-look-recruit-thousands-irish-nurses/[R/OL]. Accessed 12th Sept 2016.

HIQA, 2012. Report of the investigation into the quality, safety and governance of the care provided by the Adelaide and Meath Hospital, Dublin incorporating the National

Children's Hospital（AMNCH）forpatientswhorequireacuteadmission.［EB/OL］. https://www. hiqa. ie/publications/report-investigation-quality-safety-and-governance-care-provided-adelaide-and-meath- hos. Accessed 18th Sept 2016.

HIQA,2013. Patient Safety Investigation Report published by Health Information and Quality Authority［J/OL］. Health Information and Quality Authority. 9 Oct 2013. Archived from the original on 30 Nov 2013. Available at：file:///C:/Users/0119275s/ Downloads/Patient-Safety-I nvestigation-UHG. pdf. Accessed 12th Sept 2016 https:// www. hiqa. ie/press-release/2013-1 0- 09-patient-safetyinvestigation-report-published-health-information-and-qualit. Accessed 6th January 2017.

HIQA,2015. Report of the investigation into the safety，quality and standards of services provided by the Health Service Executive to patients in the Midland Regional Hospital， Portlaoise［J/OL］. Available at：https://www. hiqa. ie/publications/report-investigation-safety-quality-and-standardsservices-provided-health-service-exec. Accessed 6th January 2017.

INMO,2013. Irish nurse staffing levels now critical［J/OL］. World of Irish Nursing，vol 20 （10）. Available at：https://www. inmo. ie/Home/Index/7669/10411. Accessed 12th Sept 2016.

Irish Times,2016a. Public patients wait up to 25 times longer for cancer tests［J/OL］. (Paul Cullen，Health correspondent，12th Sept). http://www. irishtimes. com/news/health/public-patients-wait-up-to-25-times-longer-for-cancer-tests-1. 2624303. Accessed 12th Sept 2016.

Irish Times,2016b. Beaumont turns away patients in urgent need of brain surgery：Refusal at neurosurgical centre due to lack of beds and theatre access，says clinical director［J/OL］. (Paul Cullen，Health Correspondent，12th Sept) http://www. irishtimes. com/news/health/ beaumont-turns-away-patients-in-urgent-need-of-brain-surgery-1. 2780658. Accessed 12th Sept 2016.

JONSEN A,1998. Ethics in Medicine：resource allocation. University of Washington School of Medicine［J/OL］. Available at：https://depts. washington. edu/bioethicx/topics/ resall. html. Accessed 18th Aug 2016.

PAPASTRAVROU E，ANDREOU P，SCHUBERT M，et al.，2012. Rationing of nursing care within professional，environmental constraints：a correlational study［J］. Clin Nurs Res 20(10):1－22. doi:10. 1177/1054773812469543.

RAFFERTY A M，CLARE S P，COLES J，et al.，2007. Outcomes of variation in hospital nurse staffing in English hospitals：cross-sectional analysis of survey data and discharge records［J］. Int J Nurs Stud，44(2):175－182

Rancare Cost Action，2016. Rationing － missed nursing care：an international and multidimensional problem. CA15208［R］. COST is supported by the EU Framework Programm Horizon 2020，Brussels，COST Association.

SCHUBERT M，GLASS T，CLARKE S P，et al.，2008. Rationing of nursing care and its relationship to patient outcomes：the Swiss extension of the International hospital study [J]. International J Qual Health Care，20(4)：227 - 237.

SCOTT P A，KIRWAN M，MATTHEWS A，et al.，2013. Report of the Irish RN4CAST study 2009-2011：a nursing workforce under strain . Dublin City University，Dublin. isbn 978-1-873769-18-8.

TEUTHCH S，RECHELS B，2012. Ethics of resource allocation and rationing：medical care in a time of fiscal restraint - US and Europe[J]. Public Health Rev，34(1)：1 - 10.

Vale of Leven Hospital Inquiry Report，2014. Chaired by Rt Hon Lord MacLean[R/OL]. Published on behalf of The Vale of Leven Hospital Inquiry by APS Group An online version of the Report is available at www. valeoflevenhospitalinquiry. org. Accessed 3rd Aug 2016.

WIN(World of Irish Nursing)，2016. Call for action on falling numbers[R/OL]. WIN 24(7)： 13-14. https：//www. inmo. ie/tempDocs/Full％ 20Issue％ 20WIN％ 20Sept％ 202016. pdf. Accessed 17 Sept 2016.

第 13 章

基于价值观的护理与执业能力问题

朱莉-安·海斯[1]◎著

程俊香◎译

摘　要　价值观通常可反映一个人的道德修养、人格及文化信仰。不过，在价值观中额外考虑职业价值对护士带来了挑战。NMC 在监管指南中明确阐明了支撑护士这个职业的价值观，并提出了实践和行为的衡量标准，若达不到这个标准，则会引发执业能力的问题。本章探讨了价值观的重要性，以及这些价值观如何指导护理实践并决定护士的执业能力。

关键词　价值观；伦理；职业精神；执业能力；标准；信任

引言（包括案例研究）

　　本章将探讨贯穿于我们护理实践中的个人价值观和职业价值观，将借助在医疗卫生实践（不仅仅是在护理实践）中使用的价值观来分析问题。案例研究将让我们在护理背景下探讨这些价值观。

————————————

①朱莉-安·海斯，英国，利物浦，利物浦约翰摩尔斯大学护理与联合健康学院.

　电子邮箱：J. Nicholson@ljmu. ac. uk.

　© Springer International Publishing AG.

　P. 安妮·斯科特，护理伦理中的主要概念与议题.

　DOI 10. 1007/978-3-319-49250-6 _ 13.

案例分析

　　乔安妮是一名护理专业大三年级的学生。她努力想在最后期限前完成学业评估，因此发现目前很难兼顾繁重的工作。她在临床工作中表现积极，并收到了关于她良好表现的口头反馈。但她在实习阶段的最后一天，因为忙于工作，忘记了请带教老师在可以证明她有能力胜任一些重要临床工作的实习文件上签字。后来，当发现这个问题时，她联系了带教老师，但带教老师已经下班。

　　乔安妮有一项评估报告要在48 h内完成，还要提交实习文件。她知道没有足够的时间回到实习单位去，就自己在实习文件上签了字，但她很自信地认为，如果有机会去签署实习文件，带教老师一定会同意并签字，因为她认为在带教老师的口头反馈中已经暗示了这一点。

　　乔安妮按时提交了评估报告和实习文件。

什么是基于价值观的护理？

　　价值观是护理的一个重要方面，最近，有关医疗卫生行业确保护士拥有"正确"价值观的辩论引起了广泛关注和热烈讨论。在我们尝试"衡量"护理工作中这些现存的价值观前，真正了解什么是价值观是十分重要的。正如威利斯（Willis）勋爵在2015年发表的《提高护理职业的门槛：对未来注册护士和初级护师教育和培训的审视》一文中所指出的那样，打造一支成功的护理团队需要必要的技能、行为及价值观作为支撑（《英国健康教育》，2015）。技能是能够通过能力和明确的标准进行衡量的，但是行为和价值观是无形的，无法用标准去衡量。

　　理解价值观的概念是重要基础。霍顿（Horton）等（2007）[722] 认为："价值观是重要的、有价值的、值得为之努力的。"霍顿等将"有价值的"置于他们对价值观定义的中心，并表明价值观有重要性和追求理想的品质。霍顿等（2007）[722] 通过强调"价值观决定一个人的信念和行动……价值观指导我们选择生活中的优先事项，并塑造我们的社会形象"来进一步理解价值观。然而，我们可以通过分析护理价值观中使用的术语来进一步探讨这一概念。引自霍顿等（2007）的表13-1列出了与护理价值观相关的常用术语，并表明价值观通常被认为是社会行为的基础。

表 13 - 1 与护理价值观相关的常用术语

序号	术语名称	序号	术语名称
1	责任	9	同情
2	忠诚	10	照护
3	尊严	11	利他主义
4	自主	12	能力
5	教养	13	值得信赖
6	诚实	14	授权
7	慎独	15	道德
8	勇气	16	判断力

这些价值观反映了比彻姆和切尔德里斯（2013）[33-44] 提出的护理中必备的 6 种基本要素：①照护；②同情；③洞察力；④信任性；⑤诚实；⑥勤奋。

比彻姆、切尔德里斯（2013）和霍顿等（2007）的作品中出现的术语在霍利（Hawley，2007）、贝利（Baillie，2015）及布莱克（Black，2015）的文献中得到了反映。

道德价值观和个人价值观

道德价值观对护士所采取的方法、思维方式、行为方式及在此基础上提供的护理都有重要影响[②]。乔姆斯利（Jormsri）等（2005）[586] 指出："道德是个体对价值观的应用。"但是，霍顿等（2007）将"道德"定义为好与坏、对与错的区别，并强调道德和价值观两个术语经常联合使用。如果道德行为（例如区分好与坏、对与错的行为）反映了人们的价值观，那么对价值观的考量就至关重要。

如果个体的价值观和信念影响了人们的思维、对人和事的态度，进而影响到人们的行为，那么联系到护士这一职业角色，价值观就是一个重要问题。当然，我们必须认识到，护士首先是人，然后才是专业人员。然而，作为专业护士的目标之一，就是把建立良好的护患关系[③]作为提供优质护理的重要手段，同时要尊重患者的道德价值观和信念。

[②]有关护理道德价值观和护理实践伦理领域的详细讨论，请参阅本书第 1 章的相关内容。
[③]有关护患关系的详细描述和讨论，请参阅本书第 2 章的相关内容。

相互冲突的价值观

价值观可以影响人们的伦理决策，也可以影响提供护理服务时护士的想法。然而，职业价值观和个体价值观之间可能会发生冲突，给护士带来困惑。例如，个体可能认为在某些情况下撒谎是可以接受的，但在职业角色中，诚实被视为是最重要的，是护患关系信任的基石④。理解职业价值观对于培养护士具备处理这些相互冲突的价值观的技能和知识至关重要。

职业价值观

职业价值观可以被看作使一个人成为对道德敏感的从业者的工具。职业价值观既是 NMC 的行为准则（2015a），也是在英国医疗卫生背景下通过 DoH 的出版物《护理、助产和医疗实践中的同情心：我们的愿景和战略》（DoH，2012）明确提出的。这个出版物中概述了被认为是支撑健康和社会保健的 6 个核心价值观。这些价值观被称为护理的"6C"要素：

- 照护（Care）。
- 同情心（Compassion）。
- 能力（Competence）。
- 沟通（Communication）。
- 勇气（Courage）。
- 承诺（Commitment）。

这些价值观与比彻姆、切尔德里斯（2013）[33-44] 描述的个体美德并无不同。

当我们考察乔安妮的情况时，发现其与 DoH（2012）指南中确定的 3 个核心价值观（能力、沟通和勇气）相关。如果沟通是与患者建立相互信任的护患关系、与同事建立有效和和谐的工作关系的核心，那么诚实便是所有沟通的基石。乔安妮目前的困惑是向学校和医院的工作人员说明她的情况或伪造记录。在这种情况下，诚实将要求乔安妮公开承认她没有完成基本实习文件，这可能会导致她延迟完成评估。乔安妮需要勇气承认这种失败，因为她未在规定时间内完成任务可能会对她的学业产生严重影响。乔安妮决定伪造文件，

---

④有关在护理和基于职责的伦理学理论背景下的说谎和诚信的详细讨论，请参阅本书第3章的相关内容。

这表明她缺乏勇气，不够诚实。诚实既是良好品格的一个重要方面，也是护理行业的一个宝贵素质。拉布（Laabs，2011）认为，诚实作为人的一种特质，是诚信可靠，是始终坚持做正确的事情且无论结果如何都能够坚持做正确的事情。

NHS 的价值观

继《弗朗西斯调查报告》之后（弗朗西斯，2013），NHS 中的价值观得到了更多的重视。NHS 章程（DoH，2015）中明确规定了患者和工作人员的权利及义务，指出其核心价值观为尊重和尊严、护理质量、同情心、改善生活质量和共同工作。

《弗朗西斯调查报告》（2013）[1399] 指出，NHS 章程是价值观和准则的来源，规定"所有工作人员都应承诺遵守其价值观和准则"。这表明，NHS 的工作人员应该了解护理患者需持有的价值观和准则。NMC（2015a）还明确规定了注册护士和实习护士应遵守的准则。

当我们分析像乔安妮这样的个案时，重要的是要记住 NHS 章程（DoH，2015）的思想深刻体现在"6C"中（DoH，2012）。照护、同情心、能力、沟通、勇气和承诺与每个案例和每位护士相关。乔安妮被要求提供高质量护理并通过评估她的能力、同情心和承诺来证明这一点。而承诺，有时也可能需要勇气等个性特征——如作为患者权益维护者⑤，报告不当的或不充分的护理服务等。适应实践的基础是具备实践能力。在英国，NMC 负责护士的执业注册工作，被认可的、值得信任的护士才可以成为注册护士。

专业精神

专业精神是医疗卫生实践中最常用的行为方面的术语。专业精神有多种定义，既可能包括性格、道德行为，也可能包括技能和能力［博克（Boak）等，2012］。NMC（2015a）建议，职业守则应以行为准则为基础。这告诉从业者和学生，良好品格是专业精神的基础。衡量护士专业标准的关键是执业能力。因此，我们可能会发现自己在问这样一个问题："专业精神和执业能力是同样的事情吗？"

---

⑤有关护士作为患者权益维护者的角色的讨论，详见本书第 8 章的相关内容。

可以说，专业精神关注的是高标准和对最佳行为的追求。相比之下，执业能力是安全实践所需的最低标准。然而，理解执业能力的概念以及相关过程，可能会帮助我们理解 NMC 如何看待和考虑专业操守和专业精神。

对执业能力的理解

医疗卫生专业人员的实践行为及职业操守经常会受到审查。审查的视角既来自同行的监督，也来自公众的关注。这反映在涉及医疗卫生专业人员的备受瞩目的患者伤害事件的调查报告中，如《克洛西尔调查报告》（1994a）和最近的《弗朗西斯调查报告》（2013）。由此产生的调查报告建议有必要对医疗卫生专业人员进行有效的专业管理，并对整个医疗卫生行业进行改革。这类调查报告也形成了制度改革和执业能力定义变化的基础。在英国，护理专业由 NMC 管理，该机构同时具有监管权和其他法定权力（于 2002 年生效）。它的关键功能之一是监管。专业监管是通过医疗卫生实践的过程实现的。NMC 规定：

执业护士或助产士需要具备专业的技能、专业的知识、良好的品格和健康的身体才能安全、有效地完成工作（NMC，2015b）[7]。

2000 年护理教育改革后，NMC 取代了其前身——英国护理、助产和卫生中央委员会（United Kingdom Central Council for Nursing, Midwifery and Health, UKCC）。UKCC 成立于 1983 年，除了管理专业不当行为外，还负责英国护士、助产士及家访护士的注册管理。NMC 继续采取这一管理结构，并为护士和助产士提供最佳实践指导。最新的指导是 NMC（2015a）制定的行为指南。该指南规定了专业标准及执业能力的构成要素。在给 NMC 的报告中，担忧和不满主要来自转诊。这种担忧和不满可由用人单位、同事或公众对注册护士提出。2014—2015 年，NMC 共收到 5183 个新转诊报告，而 2013—2014 年共收到 4687 个新转诊报告。在 2014—2015 年的 5183 个转诊报告中，有 1835 个没有达到法律层面（NMC，2015b）。这意味着，尽管有人提出质疑，但这些问题并不至于上升到法律层面。这一决议是通过收集围绕所提出问题证据的调查过程做出的。然而，数据显示，3338 个新转诊报告被上升到了法律层面。其主要的指控涉及 6 个方面的内容。表 13-2 体现了这些内容，并将 2014—2015 年与 2013—2014 年的相关数据进行了比较。

表 13 - 2　2013—2014 年和 2014—2015 年的指控类型

指控类型	2013—2014 年的指控百分比	2014—2015 年的指控百分比
行为不当	75％	80％
犯罪	15％	11％
能力不足	6％	5％
卫生原因	3％	3％
欺诈/NMC 错误注册	＜1％	＜1％
由其他机构确定	＜1％	＜1％
合计	100％	100％

注：数据来自 NMC 的《医疗卫生实践年度报告（2014—2015）》（2015b）。

这些数据显示，有关不当行为的案件增加了 5％，但刑事案件减少了 4％，能力不足相关的案件数量下降了 1％。

注册护士是否具备执业能力由 NMC 决定。

NMC 执业能力小组听取有关助产士和护士涉嫌不当行为的指控的证据，但没有规范未注册的实习护士或实习助产士（即那些正接受培训的人员）的行为。监管实习生的责任在高校身上。根据与专业医疗机构所签订协议的约定，高校必须监管所有的预注册程序、资格认证程序和其他专业资格认证程序，必须确保学生们拥有良好的健康状况、品格、纪律、操守及行为表现。监管内容包括职业健康检查、犯罪记录披露及健康和品格等问题的自我申报。

NMC 的职责还包括以下几个方面。

• 注册管理，这涉及一个可被专业人员和所有注册护士访问的名单查询系统。

• 制定实践标准，这涉及一系列用于制定学生评估和注册护士预期标准的指导文件。

• 制定教育标准，这涉及商定和制定教育计划标准。

• 开展研究。

• 就护理和助产方面的工作向政府提供建议。

• 确定注册护士是否具备执业能力，对护士的执业能力进行监督、审查。

尽管上述 NMC 的职责中许多方面是十分明确的，但对执业能力的相关概念还需进一步考量。

执业能力的实际含义是什么？

公众期望注册护士在其整个职业生涯中都具备执业能力。NMC 指出，具备执业能力意味着护士拥有技能、知识、健康和良好的品格，能够通过遵守 NMC 制定的职业守则来安全、有效地完成工作。

然而，NMC 表示，执业能力方面的问题不仅仅是我们的专业表现，我们所做的任何可能对公共安全或职业信心产生影响的行为都可能受到质疑。这就要求注册护士和实习护士，既要在临床工作中，也要在日常生活中，注意自己的言行。

NMC（2010）规定了判断不具备执业能力的条件：

• 不当行为——涉及不符合注册护士期望的行为。

• 缺乏能力——包括缺乏知识、技能、执行力或判断力。

• 性格问题——这种情况通常涉及犯罪行为（如定罪和警告，也可能与诚实等有关）。

• 健康状况不佳——涉及长期严重的身心健康状况不佳。

• 先前的调查结果——涉及其他卫生或社会保健监管机构的调查结果。

• 禁令——包括 2006 年的《保护弱势群体法》、2007 年的《保护弱势群体法令（北爱尔兰）》及《保护弱势群体法令（苏格兰）》。

尽管 NMC 对执业能力进行了定义，但在某些方面注册护士和实习护士仍然不确定用人单位对他们的行为和表现方面的要求。职业标准管理局的前身为卓越医疗卫生监管委员会（Council for Healthcare Regulatory Excellence，CHRE），它是一个直接受议会领导的独立机构，主要负责监管包括 NMC 在内的医疗卫生管理机构。CHRE（2008）意识到了萦绕在执业能力上的模棱两可之处，于是发布了《执业能力的解释和声明》。

为了保持公众对医疗机构的信任，处理执业能力相关事件的过程应做到透明，并对接连的审计、审查持开放态度。可以说，这一点是通过职业标准管理局对医疗机构的监管来实现的。NMC 向职业标准管理局上报其所有决策，并就各专家组的方案提出反馈意见。NMC 要求注册护士和实习护士具有"品格和健康"。该要求来自《品格和健康决策指南》（NMC，2016）和《护士和助产士的专业实践和行为标准》（2015a）这两个关键文件。公众对护士及职业监管规则的信任对于良好的护患关系来说至关重要。核心职业价值观既需要注册护士贯彻，也需要实习护士贯彻。NMC（2010）发布的《护理、助产专业学生行为指南》指出："学生的日常生活很重要！"它进一步强调了日常生活的重要性，指出学生学习期间日常生活中的言谈举止，既会影响高校是否愿意为其执业注册提供有关品格优良、健康状况良好的证明，还会影响对其执业能力和完成学业的能力的培养。目前，《护理、助产专业学生行为指南》已被 NMC（2015a）《护士和助产士的专业实践和行为标准》取代。《护士和助产士的专业实践和行为标准》是一套适用于所有护士（包括注册护士和实习护士）的标准。

良好品格和诚实

良好品格

NMC（2010）将"良好品格"定义为"基于个人的行为、习惯和态度"，反映在个体日常生活的言谈举止中。对良好品格的评估还要考虑刑事犯罪信息。尽管《护理、助产专业学生行为指南》已被取代，但高校必须遵守 NMC（2016）的规定。高校要对所有学生的信息进行公开审查。一旦学生进入临床实习，则必须将其任何情况变化通知自己的母校。德里克·塞尔曼（2007）认为，公开审查学生的品格对高校来说是有困难的，对品格的评估程序过于简单化，实际上并不能真正反映良好品格，原因在于，一个人的品格不是一成不变的，这一点是有争议的。德里克·塞尔曼对"性格"和"良好"概念的哲学观点对像 NMC（或其他监管机构）这样的组织来说是一种挑战，因为这些组织企图在没有为高校提供相应评估指导或指南的情况下评估学生的品格。

DoH（2006）建议，应该有一个共同的方法来理解医疗卫生行业对良好品格的要求。CHRE（2008）认为，这将确保有志于加入医疗卫生行业的学生能够清楚地了解他们需要什么才能表现出良好品格。CHRE（2008）没有正式定义良好品格，但确实在寻求提供基本的判断原则。

良好品格的概念是动态的：它是在与其他人的关系中形成的，处于不断变化的社会规范的背景下，体现对过去行为反思的能力和对过去行为洞察的过程（CHRE，2008）[3]。CHRE 建议，评估良好品格应遵循以下核心原则：保护公众、维护公众对行业的信任、行为符合行业标准和诚实守信。

对良好品格的评估可以基于消极的或积极的特征。例如，良好品格可以是评估被评估者不会或没有采取危害公众的行事方式，如破坏公众信任，表现出不愿意按照职业标准行事或不诚信的行为（CHRE，2008）；或者，良好品格可以通过积极的方式评估，即具备对他人的健康负责、维护公众的信任、按照职业标准行事以及诚实守信（CHRE，2008）。然而，CHRE（2008）认为，监管机构在评估个体的良好品格时保持尊重事实的态度很重要，并指出："监管机构不能保证个体拥有积极的品质特征，只有在现有证据证明个体缺乏积极的品质特征时，才能判定这个人不合规（CHRE，2008)[2,3]。"

诚实

诚实是良好品格的一个重要方面，被认为是专业人员的理想品质。下列陈述指出了信任和诚实概念中的准则：

"你应该始终维护你的职业声誉。你应该表现出个人对准则中规定的实践和行为标准的承诺。你应该成为其他人向往的诚实者和榜样，这会增加信任、增强信心（NMC，2015a)[15]"。

它进一步说明了如何通过一系列指南来实现这种信任和信心，如维护职业声誉、维护一个人作为注册护士的身份、配合调查和审计、回应投诉及发挥引导作用，以确保公众健康得到保护。

这些指南试图向执业护士说明如何获得信任和信心，而不是基于假设执业护士完全知道如何获取信任和信心。我们经常将社会规范迁移到执业护士的职业行为和诚信上，这可能就是这方面的一个例子。现实情况是，信任是医疗卫生行业的必要条件。一方依赖另一方、以某种方式行事的意愿是通过执业护士的行为获得的，但在某种程度上，社会也期望执业护士以某种方式行事（这是他们获得护士执业执照的条件）。正如预期的那样，通过履行他们的职责，执业护士获得了公众信任并被认为值得信赖。这方面的一个例子是真实性或说真话，它通常被认为是衡量信任的一个标准。真实性对执业护士与患者间的信任关系至关重要。尽管传统的职业守则（如《希波克拉底誓言》）没有明确提及真实性，但最近的 NMC 指南（2015a）参考了比彻姆和切尔德里斯（2013）倡导的医疗卫生专业人员公开、诚实地对待患者的方法，并强调坚持这些方法有助于发展医患之间的信任关系。了解信任和值得信赖之间的差异很重要，值得信赖并不能保证以合理的方式得到患者的信任。因此，即使制定了问责制度和透明度目标（如 NMC，2015c），但如果患者不信任这些制度，那么信任本身可能很难建立。提供获得信任的"行为"或"行动"的详细指导是 NMC（2016）迈出的一大步，它反映了在社会对执业护士和实习护士的需求和期望方面的洞察。这也承认信任不再是种假设，而需要去获得。

NMC（2010）的《护理、助产专业学生行为指南》明确定义了良好品格，提供了关于其行为习惯的详细指导。这包括针对攻击性、暴力或威胁行为、欺骗或剽窃、刑事犯罪或警告、不诚实、药物或酒精滥用、健康问题及持续态度或行为不端等问题的指导。它清楚地向实习护士描述了它认为不专业的行为并将其定义为：

"违反保密规定，滥用互联网和社交网站，未能保持适当的职业或性别界限，对同事或他人持续的无理行为及最终的非法歧视(NMC，2010)[3]"。

NMC 的《护理、助产专业学生行为指南》已于 2015 年被《护士和助产士的专业实践和行为标准》(NMC，2015a)取代。现在，每所高校都需要出台行为准则和落实行为准则的政策。

可以说，有了这样明确的标准，我们就可以毫无疑问地表明什么是被视为不职业的行为。然而，大卫(David，2010)和李·沃尔夫(Lee Wolf，2010)认为，不确定性确实存在。他们强调，新生通常不会意识到，业余时间的"不当行为"会削弱公众对他们和他们职业的信心，并可能危及他们的职业生涯。大卫和李·沃尔夫(2010)还指出，与 NMC 的指南不同的是，社交网络在患者之间的不恰当使用也可能对执业护士造成影响。显然，实习护士不可能和执业护士持有相同的标准，这源自于他们"学习者"的角色，同时，对他们表现的考核不应仅仅局限于他们的临床实习和学习的过程，还应参考他们的专业表现。大卫和李·沃尔夫(2010)表示，职业行为的发展是通过信息、教育、角色塑造和反思实践的综合结果来实现的。他们进一步建议，管理这种发展需要承认学生是新手同事。

就像在本章前面所看到的关于实习护士乔安妮的情况，专业问题是一个发展中的概念，而不是一个定型的概念。然而，值得注意的是，作为一名大三学生，我们期望她对职业准则有更好的理解和应用。高年级学生的这种缺乏远见的行为会引起人们对其是否具备执业能力的担忧。

大卫和李·沃尔夫(2010)强调，应对学生每个学习阶段的预期行为有明确的指导，期望值反映了学生在课程中的进步以及要求学生承担责任的水平。应该以发展的眼光来看待职业行为。大卫和李·沃尔夫(2010)提供了这种方法的实例，指出对于大一年级学生来说，将要求他们对自己的行为负责，并提醒他们职业行为的要求以及他们行为的重要性。如果该活动持续进行，将进行进一步讨论，并进而提醒学生为什么这些行为会被视为不职业，发出警告并要求学生反思他们的行为。如果学生在大二或大三重复该行为，则该行为将变得很难被理解和接受，学生可能会被要求进入执业能力培训小组。

对于乔安妮来说，她是大三实习护士，这是她被提出的第一个问题，我们可将其视为外部压力的缓解措施。然而，值得注意的是，虽然这是被提出的第一个问题，但该问题的严重性值得思考，并有可能升级为高校的调查。之前没有出现过并不代表具有自动取消调查的必要性，问题的性质才是决定性因素。

注册护士显然不存在这些类似学生的对不职业行为的理解问题。NMC 认为，每一位注册护士对职业行为的定义都有充分的理解，而行为准则概述了实践中的要求。NMC 有许多选择来处理任何达不到预期标准的情况。这些包括以下几点。

- 结案，不采取进一步行动。
- 将案件转交临时裁决听证会。
- 将案件转交调查委员会。
- 将案件转交行为和能力委员会。
- 将案件转交卫生委员会。

如上所述，在 NMC(2015b) 年度健康报告中，总共收到了 5183 次新转诊报告，而在 2013—2014 年期间收到了 4687 次新转诊报告。在 5183 次转诊报告中，有 1835 次转诊报告没有进入法律层面。表 13-2 中的数据显示，其余 4 个选项的案例数都增加了，这些数据表明，有关注册护士对其实践及职业行为概念理解的案例有所增加。NMC 在其 2014—2015 年度《执业能力年度报告》中没有就不当行为案件的增加做出解释。不当行为案件的增加与 NMC (2014)发布《引发关注——护士和助产士指南》相关。因此，这种增加可归因于人们提高了对护士行为准则的预期。

结　论

本章探讨了护理实践中的价值观，包括道德价值观和职业价值观。注册护士和实习护士对护理行业有很多期望。护士的行为方式决定了其执业能力，这是知识、技能、执行力和判断力的体现，也是建立在公认价值观之上的护士职业精神的体现。

通过对乔安妮案例的思考，我们可以看到一个具有挑战性的情况。我们作为人类所持有的价值观有时可能与我们职业领域的价值观相冲突。作为职业的一部分，我们需要接受某些标准，而这些标准不仅能反映执业能力，更重要的是能反映支撑该行业的职业价值观。作为一名护理专业学生，乔安妮必须遵守 NMC (2015a)制定的行为准则。该准则明确要求执业护士"始终以诚实的方式行事"，这显然适用于该案例的情境，因此，它对于实习护士的执业能力来讲是一种挑战。

明确职业价值观的定义具有许多潜在的积极影响，比如有利于加强护患关系，获得患者对护理职业的信任。如果我们撇开这些公认的职业价值观，结果只会导致护患关系中至关重要的信任被削弱。

学习要点

• 基于价值观的护理能够提供有价值的护理服务。

• 我们的职业价值观和个体价值观可能不同，但有一些共同价值观可以在两者间转换。

• NMC 行为准则（2015a）明确了支撑护理实践并促进安全有效护理的价值观。

• DoH 指南（2012）中的《护理、助产和医疗实践中的同情心：我们的愿景和战略》为执业护士识别实践中的价值观提供了更详细的指导。

• 执业能力仅意味着护士通过遵守 NMC 行为准则，拥有安全、有效地完成工作所需的技能、知识、健康状况和良好品格。

• 不遵守或不坚持作为安全、有效护理实践基础的良好品格和价值观可能会使一个人的职业行为遭受质疑。

参考文献

BAILLIE L，BLACK S，2015. Professional values in nursing[M]. London：CRC Press.

BEAUCHAMP T L，CHILDRESS J F，2013. Principles of biomedical ethics[M].7th edn. New York：Oxford University Press.

BOAK G，MITCHELL L，MOORE D，2012. Student fitness to practice and student registration[R]. A literature review. A project for the Health Professions Council. London，Health Professions Council.

Council for Healthcare Regulatory Excellence，2008. A common approach to good character across the health professions regulators[M]. CHRE，London.

CLOTHIER，1994. Allitt Independent Inquiry relating to deaths and injuries on the children's ward at Grantham and Kesteven General Hospital[M]. HMSO，London.

DAVID T J，LEE-WOLF E，2010. Fitness to Practice for student nurses：principles，standards and procedures[J]. Nurs Times，106(39)：23 – 26.

Department of Health，2006. The regulation of non-medical healthcare professions：a review [R]. Department of Health，London.

Department of Health，updated 2015. The NHS constitution[R/OL]. https：//www. gov. uk/ government/uploads/system/uploads/attachment_data/file/170656/NHS_Constitution. pdf.

Department of Health，2012. Compassion in Practice[R/OL]. https：//www. england. nhs. uk/wp-content/uploads/2012/12/compassion-in-practice. pdf. Accessed 13th Sept 2016.

FRANCIS，R，2013. Report of the Mid Staffordshire NHS Foundation trust public inquiry[R/

OL〕. Executive Summary. http://www. midstaffspublicinquiry. com/sites/default/ files/report/Executive%20 summary. pdf. Accessed 13th Sept 2016.

HAWLEY G（ed）,2007. Ethics in clinical practice: an interprofessional approach〔M〕. Pearson Education, Harlow.

Health Education England,2015. Raising the ba-shape of caring: a review of the future education and training of registered nurses and care assistants〔R〕. England, Health Education.

HORTON K, TSCHUDIN V, FORGET A,2007. The value of nursing: a literature review 〔J〕. Nurs Ethics, 14(6):716 - 740.

JORMSRI P, KUNAVIKTIKUL W, KETEFIAN S, et al. ,2005. A moral competence in nursing practice〔J〕. Nurs Ethics, 12:582 - 594.

LAABS C,2011. Perceptions of moral integrity:Contradictions in need of explanation〔J〕. Nurs Ethics, 18(3):431 - 440.

Nursing and Midwifery Council, 2010. Good Health and Good character: Guidance for approved Education Institutions〔M〕. NMC, London.

Nursing and Midwifery Council,2014. Raising Concerns-Guidance for nurses and midwives 〔M〕. NMC, London.

Nursing and Midwifery Council, 2015a. The code-professional standards of practice and behaviour for nurses and midwives〔M〕. NMC, London.

Nursing and Midwifery Council,2015b. Annual fitness to practice report:2014-2015〔M〕. NMC, London.

Nursing and Midwifery Council,2015c. Duty of candour〔M〕. NMC, London.

Nursing and Midwifery Council, 2016. Health and character guidance for AEI's〔M〕. NMC, London

SELLMAN D,2007. Trusting patients, trusting nurses〔J〕. Nurs Philos, 8(1):28 - 36.

第 14 章

医疗卫生研究中的伦理原则

P. 安妮·斯科特[①]◎著

程俊香◎译

摘　要　伦理问题贯穿于整个研究过程中，从研究问题的确定、样本的选择，到研究结果的传播。本章首先阐述了影响国际研究伦理框架发展的一些历史影响。然后，笔者强调了研究过程各环节中需要考虑的关键伦理问题。研究伦理框架的一些重要原则在研究过程中得到了确认和解释。

关键词　护理研究；研究伦理；对人的尊重；自主权；知情同意

引　言

对于规范人类研究必要性的认识，可以追溯到二战期间反对德国和日本

---

①本章原载于 E. A. 柯蒂斯（E A Curtis）、J. 德雷南（J Drennan）主编的《定量健康研究：问题和方法》（开放大学出版社 2013 年出版）一书中。经开放大学出版社同意转载。所有权利保留.

P. 安妮·斯科特，爱尔兰，高威，爱尔兰国立高威大学.

电子邮箱：anne. scott@nuigalway. ie.

© Springer International Publishing AG，2017.

P. 安妮·斯科特，护理伦理中的主要概念与议题.

DOI 10. 1007/978-3-319-49250-6 _ 14.

的研究滥用行为。然而,随着 20 世纪的到来,人们越来越意识到,人体研究过程中的滥用行为在许多国家持续到了战后[梅森(Mason)和麦考尔·史密斯(McCall Smith),2010]。例如,在纽伦堡审判期间揭露的二战时期以医学实验名义犯下的暴行,以及 20 世纪其他的医学研究丑闻,如 1927—1932 年的塔斯基吉梅毒研究[亚当斯(Adams),1996]、威洛布鲁克肝炎研究[克鲁格曼(Krugman),1986]和新西兰宫颈癌调查[卡特赖特(Cartwright),1988;帕特森(Paterson),2010],这些丑闻帮助人们坚定了决心,认为有必要保护人类研究项目参与者及在国际上持续监督此类研究的开展。关于这些问题的第一套国际公认的伦理准则是 1947 年出版的《纽伦堡法典》[详见安娜(Annas)和格罗丁(Grodin)1992 的讨论]。世界医学协会(WMA)1964 年制定了《赫尔辛基宣言》(WMA,1964),公开认可了《纽伦堡法典》中的原则。《赫尔辛基宣言》自首次出版以来已修订多次。

在过去的 30 年里,许多国家和组织都强调了人类研究中的伦理问题:如贝尔蒙特原则《贝尔蒙报告》(1979)、爱尔兰生物伦理委员会(2004)。在护理领域,爱尔兰护理和助产委员会(2015)、皇家护理学院(RCN,2011)、国际护士理事会(ICN 1996)和北欧护士协会(1995)都发布了新的或修订的护理科研指南。欧洲委员会(1997)也强调了研究参与者的人权问题。

在国际文件[如《纽伦堡法典》(1947)、《联合国人权宣言》(1948)、《联合国儿童权利公约》(1989)、《贝尔蒙报告》(1979)和《赫尔辛基宣言》(WMA 2008)]的指导下,除了在一般医学伦理中具有影响力的各种伦理学理论,如康德伦理学、比彻姆和切尔德里斯的(2013)的原则主义理论框架外,关于以适当方式治疗和保护人类(包括功能完善的成年人和弱势人群,如儿童、老年人、身患绝症者)的概念已经出现,并将随着时间的推移不断改进。

然而,进入 21 世纪 20 年代末期后,一些伦理原则被视为伦理学理论的基本原则,指导着人们在研究活动中考量人类权益伦理。例如,2004 年,爱尔兰生物伦理委员会作了如下评论:

> 涉及人类参与者的研究应以对个人的基本道德承诺,以及促进人类福祉、知识和理解为前提。许多指导性的伦理原则支配着对研究项目的伦理审查。这些伦理原则旨在保护研究参与者的福祉和权利[6]。

受尊重、保护是人类不可剥夺的权利,应该得到保障(UNDHR,1948),不论是在研究活动期间,还是在其他情况下,都应如此。根据哲学家康德的著作②，这些价值观体现在尊重人（有时也译为尊重自主权）的原则中。这样的表述当然会引发关于人格与自主权的概念及这些概念何时、在何种情况下适用和不适用的问题③。然而，就本章而言，我们认为尊重适用于所有有人类参与者的护理研究和医学研究。然而，问题在于就特定研究项目中的个体参与者而言，这实际上意味着什么？至少，这些与我们下面所探讨的问题是相关的。

对人的尊重

在研究活动背景下，尊重人的原则经常以权利的形式呈现——包括自主参与权和福利权（福利权是指获得支持和保护需求得到尊重的权利）。其中一些权利具体如下。

- 不受伤害或虐待的权利。
- 在知情的情况下自愿参与某项研究的权利。
- 隐私权、保密权和（或）匿名权。

在保护参与者不受伤害或虐待的权利方面，研究团队的职责通常是不能让参与者承受沉重的负担，或面临不合理的、已知的或可预测的风险。然而，当负担或可预测的重大风险不可避免时，研究团队有责任提供可能涉及的信息，以便参与者可以确定他们是否完全理解并接受这样的负担或风险。例如，涉及药物或医疗器械的试验是分阶段进行的，通常从实验室和动物试验开始。这些措施有助于深入了解特定药物或设备的可能影响——至少对除人类以外的受试者是如此。因此，临床试验（有人类参与的试验）开始前的试验可以帮助研究团队了解药剂或医疗器械的作用。这在一定程度上给研究团队以信心（即试验不会对参与者造成重大的身体伤害或者可以在试验开始前向参与者解释相关风险），而且研究团队可以对此进行管理和干预。在无法避免引起参与者不适、承受负担和（或）面临风险的情况下，无论是对个体参与者还是对团体或社会参与者，这种不适、负担和（或）风险必须与预期收益成正比，这些考虑与接下来讨论的善意和无害原则直接相关。

---

② 有关康德伦理学的介绍，详见本书第 2 章的相关内容。

③ 有关护理学和伦理学中人格概念的讨论，详见本书第 6 章的相关内容；有关自主权概念的讨论，详见本书第 7 章的相关内容。

知情同意

尊重一个人对自己和生活做决定的权利（尊重自主权）要求研究参与者充分、恰当地了解研究的目的、性质。例如，必须告知参与者研究的要求，包括大概的时间要求、需要配合的研究程序、任何已知的或可预测的风险或副作用、试验是否使用安慰剂（其中临床试验是研究设计的一部分）、试验是否设盲等。此类信息使潜在的研究参与者能够在知情同意的前提下参与特定的研究项目。

要确保知情同意既是知情的，又是自愿的、自主的，还需要另外两个关键因素来发挥作用。

• 参与者必须有理解研究者提供的有关研究信息的能力，包括参与研究对个体的影响，以及行使知情同意权的能力。

• 参与者必须不受胁迫。因此，参与者的权益是有保障的。例如，在医院或社区，个体的拒绝参与并不会对他/她目前的治疗和护理造成影响，个体还应免受与所涉研究相关的任何其他形式的胁迫——来自研究团队或医疗团队、家属或其他重要的人［多伊尔（Doyal）和托比亚斯（Tobias）2001年详细讨论了知情同意的主要要求］。

在潜在的研究参与者是患者的情况下，执业护士应该意识到他们的建议可能对参与研究的患者产生深远影响。例如，卡萨（Kass）等（1996）在一项关于参与者同意参与癌症临床试验的研究中这样表达：

临床医生应该注意他们对患者的巨大影响，因为患者的私人医生仅仅是建议参加研究就会被许多患者解读为赞同。

有些研究，在医疗背景下为医疗发展寻找适当的循证基础，需要将无能力或暂时无能力同意参与研究活动的个体纳入研究范围。这些人只能在研究非常明确和严格监控的条件下参与。如果研究对象是没有自主能力的参与者（或者如要等昏迷患者清醒，或者这样做会使研究无效），那么必须征得其法定监护人的同意。一般原则是，无自主能力的个体或其他弱势群体只有在其或其所属群体有合理的预期收益时才应参与相关研究，且参与者的潜在风险和负担应被降至最低。这也是保护这类人群福祉的一部分。然而，从伦理学角度看，这类人群参与相关研究也能为他们疾病的治疗、护理的进一步发展提供依据。

如果潜在参与者被认定为没有能力同意参与研究，那么除了法定监护人同意外，还应承认和尊重其保留拒绝同意的权利，因此对于这部分人来说，是不应被纳入研究项目中的。

知情同意的一个必然结果是，应当确保个体的参与、反馈、组织样本等仅被用于所确定的研究项目。个人信息和（或）捐赠的材料（如组织样本）将在恰当的监管机制下销毁，这些监管机制将充分保护参与者的自主权和隐私权。如果情况并非如此，那么研究团队应明确告知潜在参与者其计划将此类信息或材料用于未来的另一项研究或多项研究。这使潜在参与者能够在知情的情况下同意或拒绝这种可能的未来研究。这样可以防止发生重复的案例，如过去在爱尔兰和英国报告的那些案例，即将死者的器官保留下来，用于当前或未来的研究项目（《皇家利物浦儿童调查报告》，2001；《邓恩调查》，2005；爱尔兰政府，2006）。

许多护理研究项目可能会在数据收集期间从研究参与者那里收集个人的私密信息，如病史信息、个人行为习惯信息或参与者子女、兄弟姐妹的信息等。一些特定的干预性研究也可能会收集私密的、重要的个人信息，如基因筛查，染色体研究，癌症和心脏病风险筛查，饮酒、性活动、患者满意度调查等。为了充分保护个人信息，应避免研究参与者的利益因信息不恰当的公开而受到损害，并使研究参与者在参加研究时感到安全。在不能保证严格保密的情况下，应在研究中设计适当的机制来保护研究参与者，让其因自己的身份信息不会被泄露而感到安心——即数据收集、处理和存储过程中受到保护。例如，在后一种情况下，研究参与者通常在自行完成的问卷调查中不会透露他们的姓名。

有利和无害

支持护理实践和护理研究的两个国际公认的基本核心原则是有利原则（做好事）和无害原则（不伤害）。因此，护理实践和护理研究应该对自己的患者、客户或研究参与者有利，而不应该有害。但是，一些干预措施［用于诊断、治疗和（或）研究目的］可能会令人不舒服、感到有负担或痛苦；有些干预措施可能也会造成一定程度的伤害——如做外科手术、包扎伤口和处理烧伤等。医疗卫生专业人员的核心职责是从健康角度为患者或客户的利益工作，这是最基本的立场。因此，执业护士或研究人员不得对患者、客户或研究参与者造成不必要的或可避免的伤害或痛苦。《赫尔辛基宣言》第6条特别明确地阐明了这一立场：

"在涉及人类受试者的医学研究中，研究受试者个体的福祉必须优先于所有其他利益"（WMA，2008）。

　　为了在循证上进一步发展医疗和护理，设计精密的研究是必不可少的。相反，设计不当的研究最糟糕的结果是严重伤害研究参与者，而最好的情况也只是在浪费研究参与者的时间，同时对循证做出误导性或不利的影响。因此，这意味着应将大量时间和精力投入研究的培训和监督管理中。

　　对个体研究参与者而言，有利和无害的责任同样值得警惕。研究参与者可能经历承受不适、负担和（或）风险的情况，这种不适、负担和（或）风险对研究参与者或整个社会而言，必须与研究的预期收益成正比。在临床试验的背景下，特别是药物试验，会引起诸多问题。首先，为了保证临床试验的使用价值，必须对药物效果或目前的治疗措施进行怀疑，这通常被称为平衡状态。当对特定干预措施的影响没有办法做出判断时，或者在确实存在证据不确定和（或）相互矛盾的情况下，就会出现这种情况（对这一概念的讨论以及一般干预研究的伦理问题，见多纳尔·P.奥马图纳，2012）。

　　如上所述，在进行临床试验前，必须完成并验证相关的基础工作。必须确保对试验进行适当的监督，包括密切监测参与者的反应。此外，当患者参加药物试验研究时，他们必须充分意识到实验干预无效的可能性非常高。从临床试验伦理行为的角度来看，研究团队制订协议来帮助确定何时终止参与试验是良好的伦理实践。这样的协议与新的抗癌药的试验研究的关联性较高。缺乏这样的协议可能会给病重、易受伤害的患者和照顾这些患者的工作人员带来不必要的麻烦［与此相关的讨论详见霍布森（Hobson），2003］

　　就临床试验而言，有利原则和无害原则的一个必然结果是，当发现风险超过潜在收益时，必须立即停止研究。当有确凿的证据表明一个受调查的机构产生积极的、有益的结果时，也存在类似的必要性。

公平（包括案例）

　　在研究活动中，正义原则亦可以被概念化为公平［罗尔斯（Rawls），1985］。用罗尔斯的话来说，公平是指导能力分配、资源分配的原则，例如，确保需要照顾的人受益，而不是获得伤害，这样公平就可以实现。因此，研究参与者应该受到公平对待。例如，如果参与者被置于不舒适、不便或风险中（假设研究参与者完全了解研究对他们的要求），那么就此类不舒适、不便或风险进行补偿可能是合理的。然而，这种补偿不应诱使经济困难的个体为了经济利益而将自己置于重大风险中。

　　在研究活动中讨论公平原则时，另一个需要考虑的问题是谁应该参与研究？是不是应该将弱势群体排除在外？在过去的数年中，人们一致认为所有患者(特别是那些脆弱的患者)都有权利参与研究，而且很有必要参与研究，医疗卫生事业的发展、进步需要证据基础，就像《赫尔辛基宣言》(WMA，2008)第 5 条的规定：

医学进步的基础是最终必须包括涉及人类受试者的研究。应为医学研究中代表性不足的人群提供适当的参与研究的机会。

但是《赫尔辛基宣言》(WMA，2008)第 17 条以下列方式对此进行了限定：

涉及弱势群体或个体的医学研究，只有在研究能应对该弱势群体或个体的健康需求和需优先解决的事项，且该弱势群体或个体有可能从研究结果中受益的情况下，才是合理的。

可以想到的弱势群体有儿童、身患绝症者、身体残疾者或认知障碍者。让这些人尽可能充分地参与相关研究是一个公平的问题。这种参与有助于加深我们对某些弱势群体健康和疾病经历的理解，有助于深入了解他们对医疗卫生专业人员及提供给他们的医疗服务在其生命/疾病经历过程中的看法、反应和要求。

然而，为这些人提供适当的支持和保护时需要考虑特殊因素。特别是必须建立具体机制，以确保弱势群体的福祉和权利得到认可和保护。

一个相关案例是关于使用微型相机(SenseCam)记录早期痴呆症患者日常生活(生活日志)的新兴研究[皮亚塞克(Piasek)，2015]。该研究的重点是深入分析 3 个早期痴呆症患者的经历，使用自动相机拍摄患者 7 周内的日常生活。期间每位研究参与者与研究人员有 14 次接触。就分析深度而言，这项研究是不寻常的，它为痴呆症患者提供了机会. 在其中 2 个案例中，家庭护理人员描述了他们在参与一项新的具有潜在治疗作用的干预性试验中的经验。这种干预是在痴呆症患者认知损害日渐加重的情况下如何维持患者的身份识别功能的背景下进行的。

这项研究是对弱势群体(患有早期痴呆的人)的潜在治疗方法的研究。然而，除了尊重人和知情同意的关键伦理问题外，该研究还承认所使用的干预措施可能会给早期痴呆症患者或护士带来痛苦或潜在伤害，应采取措施，以防万一。该研究也存在一些关于个人隐私暴露的潜在伦理问题，不只是患者及他们的看护人，还有那些镜头里记录的被在公共场所或家里接待的毫无戒备的客人们。

解决问题：伦理问题和研究过程的阶段

如上所述，伦理问题贯穿于整个研究过程，从提出研究问题(包括那些获得研究资助的问题，而不是那些没有被问到的问题和那些由于缺乏资金而无法继续进行的项目）开始，并一直持续到报告研究结果和研究人员与受试者终止联系为止。

研究人员需要对研究的性质及驱动他们的个人、政治、制度和社会文化保持敏感。例如，当前医疗卫生循证实践的驱动因素至少是三方面的——政治、经济和职业。作为执业护士，我们越来越相信我们的实践必须以证据为基础，并且需要大量的临床研究来形成我们的证据基础。然而，有趣的是，我们不太清楚我们所说的证据是何意，或者在医疗卫生实践中什么应该算作证据（斯科特，2006）。

这一点似乎相当清楚，那就是X（如医疗卫生实践）的证据在很大程度上决定了我们应该寻求的证据类型及应该资助的研究。尽管如此，目前关于医疗卫生和护理实践的证据基础性质的研究开展的或得到资助的很少。这个问题具有哲学、伦理和专业方面的意义。而且重要的是我们对适当证据基础的性质缺乏了解和理解，这将对患者护理产生潜在影响。

一旦研究人员确定了合适的研究问题，就应确保所选的研究是必要的，这是伦理和专业的要求。因此，研究人员需要确保与研究问题相关的知识是有需求的且尚不完善的。这时研究人员需要具备进行研究所需的文献检索和审查的能力。否则既会导致研究问题和研究设计不够完善，还会浪费资源，表现出对受试者及为研究提供支持的人缺乏尊重。

假设研究问题是一个合理且有价值的问题，研究人员须利用个人或外部的专业知识来设计一个适当的研究，这将为获得研究问题的答案提供真正的可能性，或者将为下一步的工作提供坚实的基础。这不仅仅是一个方法论的问题。完善的研究设计可以确保研究在伦理上是合理的。缺乏专业的研究技能既是对资源和时间的浪费，也是对研究支持者和参与者的不尊重。最糟的结果是会对研究参与者造成伤害。鉴于护理研究人员会对因疾病而变得脆弱的受试者进行研究，就像前文关于SenseCam早期痴呆症潜在治疗研究的案例一样，从伦理学角度来看，研究人员缺乏适当的专业知识是不可接受。

一旦研究人员确信研究设计是合理的，并且数据收集方法/工具能够获得所需的数据，那么伦理考量将关注对研究参与者的尊重并且须包括以下要素。

• 当研究人员将自己的角色定位为护士、医生、物理治疗师或临床心理学家时，影响可能是积极的，也可能是消极的。这种角色认同可能会使研究参与者的招募更加容易——既因为它可能提供了更容易进入参与者库的机会，也因为护士等医疗卫生专业人员会自动被患者或公众视为值得信赖的人，可以更容易地接触到研究参与者。然而，这也可能导致混淆或引导患者中的研究参与者产生不恰当的期望。当研究参与者是研究者的患者时，也可能会出现利益冲突，通常应避免这种角色混淆。如果执业护士正在进行一项研究（如研究生工作），那么就应向患者表明，即使拒绝参与研究，其治疗及护理也不会受到影响。这些内容应该清楚地呈现在研究参与者签署的研究书面信息和（或）知情同意书上。在有弱势群体（如上文的案例所提到的弱势群体）参与的情况下，研究人员对研究参与者的医疗卫生不负责任，并应该在每次访问/接触研究参与者时重复强调。

• 研究参与者可能的受益与潜在不便或风险应实现平衡。例如，在上文早期痴呆症患者生活记录的案例中，最终证明可能对一些痴呆症患者有益的干预须弥补在当前或非常早期的探索性研究中对研究参与者引起痛苦和焦虑的可能性。

• 必须提供有关研究性质的充分信息，使潜在的研究参与者能够在知情的前提下做出选择，并在自愿的原则下同意或拒绝。以痴呆症患者为例，研究人员需要非常仔细地考虑，应该向研究参与者（也许是主要照顾者）提供哪些类型的信息，以及以何种形式提供这些信息。"知情"和"给予知情同意"的含义对认知衰退和记忆障碍的人构成特殊的挑战。在与研究人员接触的那一刻，这些人可能会了解这项研究是关于什么的及作为参与者要求他们做什么，他们也可能非常自愿地参与拟定的研究。然而，这种理解和继续参与的意愿需要研究人员与研究参与者在每一次互动时重新确认。

在研究参与者因任何原因无法接收信息或做出知情决策的情况下，必须建立明确、透明的程序，在整个参与期间明确保护研究参与者的利益。在研究开始时和开始后，必须根据需要明确研究参与者退出研究的权利，而不对研究参与者产生任何的负面影响。

• 必须仔细考虑匿名和保密问题，并向研究参与者提供有关这些概念的详细信息。正如雷夫（1996）指出的那样，这可能特别适合医疗卫生专业人员或研究人员。例如，他们可能习惯于在医疗卫生团队中使用更为广义的保密概念。

在实证研究中，数据收集是伦理学研究的一个关键步骤。伦理问题体现在以下几个方面。

• 数据收集必须获得相关组织的许可。

• 应获得研究参与者（患者、专业人员）的数据收集许可。

• 在研究期间应考虑可能还需要告知哪些人，在前文案例中提到的情况下，访问者、朋友甚至接触 SenseCam 摄像头的公众，均应被告知研究的存在，并给研究者附近的人提供不被记录的选择。

• 应保证研究人员在数据收集期间的言谈举止符合道德规范。

如上所述，在获得个体研究参与者的许可时，知情同意问题是核心问题。值得注意的是，因为可能会出现明显的利益冲突，所以通常直接参与护理的护士不会获得研究参与者的同意。然而，护士在支持患者参与有关特定研究的知情决策方面可能发挥着重要作用(NMBI，2015)。

根据尊重人的原则，必须确保研究参与者的匿名性、保密性和参与自愿性；必须探讨受试者的风险、利益、负担；必须权衡参与者的风险或负担，并权衡研究结果对普通民众或特殊患者群体的潜在益处。在上述案例中，给研究参与者和(或)照顾者造成的任何痛苦的可能性应转化为有可能帮一些痴呆症患者找到一种有用的新疗法。临床试验的参与者必须尽可能充分地了解试验的性质和目的。研究人员应向研究参与者说明其可能获得的任何特定风险或利益的性质。如前文所述，必须记住，对于有某些认知障碍的个体来说，知情同意是一个持续的过程。研究参与者可能在数据收集过程中出现问题，这些都必须及时得到解决。在研究过程中，研究参与者可能会使用撤回同意并停止参与的权利，这不会对他们自身和对他们的护理产生任何负面影响。

伦理与数据分析

从伦理学角度分析数据是一个有趣的问题。至少，研究人员和(或)其研究顾问需要很好地掌握分析方法或分析工具的优势和局限。这一点很重要，它可以避免根据数据分析提出不恰当的观点。这一点在临床实践和患者护理方面相当重要。在医疗中开展实证研究的一个重要原因是改善患者护理，制订健全的临床策略。不恰当的分析可能导致结果不准确，从而可能潜在地影响政策和临床活动。

伦理学与研究参与者的关系

雷夫(1996)强调，我们对"离开研究领域"或研究者-参与者关系终止的伦理问题缺乏关注。对于参与某些形式的质性研究和心理/社会干预试验的研究人员来说，这可能是一个特别复杂的问题。这也是 SenseCam 干预研究(皮亚塞克，2015)中的一个问题。研究参与者与他们的两名照护者开始依靠研究人员进行社会互动，希望得到有效的治疗，对其中一名照护者来说，当研究人员与研究参与者在一起时，他们可以给自己一些空闲时间。研究人员需要意识到这种研究者-参与者关系中存在的潜在问题，应采取措施，确保研究参与者不会将研究关系与治疗型、咨询型关系或友谊混为一谈。在整个数据收集期间，研究人员应具有积极的观察力和诚信度，以防止滥用研究者-参与者关系（多纳尔·P. 奥马图纳，2012）。

伦理学与研究成果的推广

从伦理学角度看，研究人员如果要重视和尊重研究参与者、资助机构和其他研究支持人员所作的贡献，那么就有责任以最有效的方式报告和推广该研究的成果（正面的或负面的结论）。在报告研究成果时，伦理问题包括继续保护研究参与者的权利，履行对研究参与者的承诺（如保密、隐私保护、匿名），如实、准确、完整地报告调查结果，适当地引用他人的成果，并确保研究人员的信用和致谢得到准确陈述。否则，就是在研究过程中对各类研究参与者缺乏尊重的表现。这样会导致对宝贵资源的浪费，包括对未来的研究人员，因为他们本来可能从未推广的研究成果中发现研究的优点和不足。

结　论

本章探讨了与人类参与研究相关的一些关键伦理原则。由此得到的伦理认知将可能被应用于研究过程中。高质量、合乎伦理原则的研究对医疗卫生实践建立证据基础和提供有效、人道的患者护理来说具有重要意义。因此，了解研究活动的伦理原则是医疗卫生专业人员教育和实践的关键组成部分之一。

学习要点

- 二战期间的研究滥用行为和 20 世纪揭露的一些臭名昭著的研究丑闻，让人们认识到需要确保有一个强有力的伦理框架来审查和规范医疗卫生研究。
- 研究过程中，尊重人的原则是指确保研究参与者充分了解研究项目。相关信息使研究参与者能够知情同意。尊重人的原则还要求研究参与者获得保密或匿名的保证，并保护他们的隐私。
- 研究实践的另外两个重要伦理原则是有利原则和无害原则：从字面意义上讲，这意味着做好事和不伤害。在研究背景下，研究参与者应得到充分保护，研究人员应避免使研究参与者暴露在不必要的和不恰当的不适、负担或风险之下。
- 公平原则要求公平对待研究参与者。所有人都能参与研究，包括弱势群体和个体，且这种参与需要有额外的保护。
- 伦理问题贯穿于整个研究过程（包括从问题的提出、选择，到研究成果推广的过程）中。

参考文献

ADAMS M,1996. Final report on the tuskegee syphilis study 1932 – 1972[R/OL]. http://www. hsl. virginia. edu/historical/medical_history/bad_blood/report. cfm. Accessed 25 Sept 2016.

ANNAS G J, GRODIN M A(eds),1992. The Nazi doctors and the Nuremburg Code: human rights in human experimentation. The Nuremburg Code[M]. Oxford University Press, New York.

BEAUCHAMP T L,CHILDRESS J F,2013. Principles of biomedical ethics[M]. 7th edn. Oxford University Press, New York.

CARTWRIGHT S,1988. The Report of the Committee of Inquiry into allegations concerning the treatment of Cervical Cancer at National Women's Hospital and into other related matters [R/OL]. https://www. nsu. govt. nz/health-professionals/national-cervical-screening-programme/legislation/cervical-screening-inquiry-0. Accessed 25 Sept 2016.

Council of Europe,1997. Convention for protection of human rights and dignity of the human being with regard to the application of biology and medicine: convention on human rights and biomedicine. Oneda, 4.IV, European Treaty Series. European Commission [R/OL]. https://rm. coe. int/CoERMPublicCommonSearchServices/DisplayDCTMContent? documentId=090000168007cf98. Accessed 25 Sept 2016.

DE RAEVE L (ed), 1996. Nursing research: an ethical and legal appraisal[M]. Balliere-Tindall, London.

DOYAL L, TOBIAS J S (eds), 2001. Informed consent in medical research[M]. BMJ Group, London

Government of Ireland,2006. Report on post mortem practice and procedures[R]. Chair Dr Deirdre Madden. Stationary Office. Dublin.

HOBSON D,2003. Moral silence? Nurses experience of ethical decision making at the end of life[D]. Unpublished PhD Thesis: City University, London.

International Council of Nurses, 1996. Ethical guidelines for nursing research[M]. ICN, Geneva.

Irish Council for Bioethics,2004. Operational procedures for research ethics committees:guidance. Irish Council for Bioethics, [M/OL] Dublin. http://www. drugsandalcohol. ie/5889/1/Bioethics_Ethical_guidelines_for_research. pdf. Accessed 24 Sept 2016.

KASS N E, SUGARMAN J, FADEN R, et al. . 1996. Trust: the fragile foundations of contemporary biomedical research. Hastings Centre Report[M]. Hastings Centre, New York.

KRUGMAN S, 1986. The Willowbrook hepatitis studies revisited: ethical aspects[J]. Rev Infect Dis, 8(1):157 – 162.

194

MASON J K, MCCALL SMITH R A, 2010. Law and medical ethics, 8th edn［M］. Butterworth, London.

Northern Nurses Federation, 1995. Ethical guidelines for nursing research in the nordic countries ［M/OL］. Sykepleiernes Sanarbeid i Norden, Oslo. http://www. sykepleien. no/Content/337889/SSNs%20etiske%20retningslinjer. pdf Accessed 24 Sept 2016.

NMBI, 2015. Ethical conduct in research: professional guidance［R/OL］. Nursing and Midwifery Board of Ireland, Dublin. http://www. nmbi. ie/nmbi/media/NMBI/Publications/ethical-conduct-inresearch-professional-guidance. pdf? ext＝. pdf. Accessed 24 Sept 2016.

O'MATHÚNA D P, 2012. Ethical considerations in designing intervention studies［M］//In: Mazurek MELNYK B, MORRISON-BEEDY D (eds) Intervention research. Designing, conducting, analyzing, and funding: a practical guide for success. Springer Publishing, New York: 75 – 89.

PIASEK P, 2015. Case studies in therapeutic SenseCam use aimed at identity maintenance in early stage dementia［D］. Unpublished PhD thesis, Dublin City University, Dublin.

PATERSON R, 2010. The Cartwright legacy: shifting the focus of attention from the doctor to the patient［J］. N Z Med J, 123(1319):6 – 10.

RAWLS J, 1985. Justice as fairness: political not metaphysical［J］. Philos Public Aff, 14(3): 223 – 251.

Royal College of Nurses, 2011. Research ethics: RCN guidance for nurses, 3rd edn［M/OL］. Royal College of Nursing, London. https://www. rcn. org. uk/professional-development/publications/pub-003138. Accessed 25 Sept 2016.

SCOTT P A, 2006. Philosophy, nursing and the nature of evidence［M］//In: Atkinson J, Crow M (eds). Interdisciplinary research: diverse approaches in science, technology and society. Wiley, Chichester.

The Belmont Report: Principles and Guidelines for the Protection of Human Subjects of Research , 1979. The National Commission for the Protection of Human Subjects of Biomedical and Behavioral Research ［R/OL］. US Government Printing Office, Washington, DC. http://www. hhs. gov/ohrp/regulations-and-policy/belmont-report/. Accessed 25 Sept 2016.

The Dunne Inquiry into organ retention in paediatric hospitals in the Republic of Ireland. Report submitted to the Tánaiste and Minister of Health, April 2005［R］. Unpublished.

The Royal Liverpool Children's Inquiry Report, 2001［R］Report on the removal, retention and disposal of human organs and tissues at Alder Hey children's Hospital. Chair: Mr Michael Redfern, QC. HMSO, London.

United Nations, 1948. The universal declaration of human rights［R/OL］. http://www. un. org/en/documents/udhr/index. shtml. Accessed 24 Sept 2016.

United Nations, 1989. Convention on the rights of the child［R/OL］. http://www. unicef. org. uk/

Documents/Publication-pdfs/UNCRC_PRESS200910web. pdf. Accessed 24 Sept 2016.

World Medical Association,1964，1975，1983，1989，1996，2000，2002，2004，2008.Declaration of Helsinki：recommendations guiding physicians in biomedical research involving subjects [R/OL]. http://www. wma. net/en/30publications/10policies/b3/. Accessed 24 Sept 2016.

第 15 章

临床伦理和组织伦理：对医疗卫生实践的影响

路易斯·坎贝尔[①]◎著

程俊香◎译

摘　要　临床伦理和组织伦理是医疗卫生领域相对较新的伦理管理形式。临床伦理涉及识别和应对临床环境中出现的伦理挑战；组织伦理则涉及与医疗机构管理和财务运营有关的伦理问题。接下来将依次进行讨论。

关键词　临床伦理；组织伦理；伦理挑战；医疗卫生伦理

临床伦理

　　临床伦理学是一门新兴学科，它为分析和尽可能解决临床环境中出现的伦理问题提供了一种结构化的方法[琼森（Jonson）等，2006][1]。与其说它是生物伦理学的分支，不如说它是临床环境中出现的一种实践形式，是为了应对

————————

①路易斯·坎贝尔，爱尔兰，高威，爱尔兰国立高威大学药学院.
　　电子邮箱：louise.campbell@nuigalway.ie.
　　© Springer International Publishing A G，2017.
　　P. 安妮·斯科特，护理伦理中的主要概念与议题.
　　DOI 10.1007/978-3-319-49250-6 _ 15.

技术进步、患者群体日益多样化及管理式护理时代临床决策日益复杂化而出现的新需求②[谢尔顿(Shelton)和比亚纳多蒂(Bjarnadottir),2008][49]。在医疗机构内,临床伦理支持可能会呈现为多种形式,但是提供这种服务的原因是"向医疗卫生专业人员、医院管理人员及越来越多的患者提供信息、援助,并在需要时就医疗卫生服务过程中出现的伦理问题提供指导"(路易斯·坎贝尔和麦卡锡,2017)。这一理由的出发点是为了提高患者的护理质量和推动护理进程[ASBH,2011;约瑟夫·弗莱彻和西格勒(Siegler),1996]。

在过去的30年中,临床伦理学已经从在医疗卫生服务边缘开展的临时性创新活动演变为"有组织的和广泛被接受的医疗卫生服务"[福克斯(Fox)等,2007][13]。作为一种实践形式,临床伦理学在美国和加拿大的发展速度较在欧洲国家的快,这主要是因为美国自1992年、加拿大自2002年以来建立了一个正式机制(一直是大型医院认证的要求之一)来解决临床实践中的伦理问题。尽管北美许多大型医院目前聘用的是经过专业伦理培训的顾问,但委员会模式仍是临床伦理服务中最常见的形式。自21世纪初以来,委员会模式在美国、英国和欧盟国家越来越流行③。与研究伦理委员会(法律授权其审查涉及人类参与者的所有临床试验)不同,临床伦理委员会没有法律地位,因此没有标准化的操作程序或承担特定角色的责任。临床伦理委员会是多学科组织,其成员除了卫生管理人员、风险管理人员、伦理学家、法律专家和业外代表外,还包括医疗、护理、专职保健和社会护理专业人员。不过,除了包含广泛多样的观点外,真正的多学科性还需要"尊重每位专业成员的贡献",而无关乎其在组织内部的地位[梅伊堡(Meijburg)和特尔·穆伦(Ter Meulen),2001][39]。

临床伦理服务的作用

临床伦理服务的三项公认功能是为医院专业人员、行政人员和管理人员提供伦理教育,审查和制定以伦理相关问题为重点的医院政策,为临床研究提供支持、建议,对有关存在冲突或分歧的临床案例给予指导。个体临床伦理服务根据其服务组织的性质、规模和需求以及组织内分配给该服务的角色,

---

②由于篇幅有限,本章将不讨论管理式护理及其影响。

③这些委员会在美国和加拿大被称为医疗卫生伦理委员会(HCEC),在英国和欧洲其他国家被称为临床伦理委员会(CEC)。术语"临床伦理服务"(CES)或"临床伦理支持服务"(CESS)在文献中越来越多地被使用,并将在本章中被使用。

以不同方式平衡这三项功能[哈克斯（Hackler）和赫斯特（Hester），2008][18]。虽然伦理咨询没有"蓝图"，但该过程基于对问题的准确识别和强有力的信息收集技术，其核心特征是使用结构化的方法来分析疑难案例。1986 年，琼斯、西格勒和温斯莱德（Winslade）提出了一个综合框架来分析具有伦理挑战性的案例，该框架被认为是比彻姆和切尔德里斯原则主义的替代方案。四原则理论为抽象的伦理冲突的概念化提供了工具，而所谓的"四格"或"四象限"法，不仅可以审查案例的伦理维度，而且可以审查医学事实及做出决策的法律、监管和组织背景④（琼斯等，2006）[11]。

美国生物伦理学与人文学会提出的最有影响力的临床伦理咨询报告提醒我们注意价值观在医疗卫生中的核心作用以及在提供护理和接受护理时可能发生的潜在价值冲突（路易斯·坎贝尔和麦卡锡，2016）。根据这种观点，临床伦理咨询是一个旨在"解决医疗卫生中出现，受主观影响的不确定性或冲突的过程"（ASBH，2011）[2]。此过程旨在帮助相关决策者在伦理和法律标准的范围内制订一项尊重相关人员的需求和价值观的计划（ASBH，2011）[7]。收集的信息应该准确，受影响的各方应在协商中有代言人或有机会表达他们的观点。在真实世界的临床环境中，收集信息可能是一项耗时且复杂的任务，需要了解人际关系和权力关系的本质。图表审查和多重访谈伴随着对临床决策过程本身的审查：价值观和假设是基础、决策者的责任、与竞争性行动相关的潜在危害和利益、为合理的决策提供支持（路易斯·坎贝尔和麦卡锡，2016）。

根据服务的性质及组织任务，临床伦理服务的过程包括从确定伦理上允许的选项到最终向责任人提供建议的过程。大多数临床伦理服务者将自己的角色定位为咨询者，而不是执行者：通常，他们受邀处理个案，帮助面临艰难决定的医疗卫生专业人员"仔细思考并反思自己所做的决定"[斯洛彻（Slowther）等，2002][5]，而不是剥夺医疗卫生专业人员的相关权力。

引发临床伦理咨询的问题

临床上在许多种情况下都需要提出伦理咨询申请，最常见的情况是在临床团队与患者（或患者家属）之间因治疗决定发生冲突时，或者在临床团队成员之间对提供给患者的治疗及护理存在分歧的情况下。某些决定，如限制或延长临终患者治疗的决定、涉及缺乏能力或具有"边缘"能力的患者的决定、

---

④请参阅本章末尾的附录 15.1。

与出院或长期护理有关的决定，以及越来越多地受资源短缺、医疗保险缺乏的影响，会引发伦理咨询申请。紧张的人际关系和沟通不畅往往是这些冲突的根源，但存在管理缺陷或缺乏透明度等组织因素也可能会引发伦理咨询申请。最近，在美国的一项全国性调查中，临床伦理服务提供者所描述的自身的角色功能包括保护患者权利、提高患者或家庭满意度、防止未来出现伦理问题、为员工提供伦理咨询、减少不必要的治疗和降低法律风险（福克斯等，2007）[16]。美国和英国的临床医生发现，申请临床伦理服务的好处包括提供决策过程中更高的透明度和问责、提供更多的视角和观点、改善沟通、帮助权衡利弊、建设特定专业能力等［奥洛夫斯基（Orlowski）等，2006；约翰逊，2010]。

壁 垒

尽管临床伦理服务的价值得到越来越多的认可，但临床伦理咨询仍然存在争议。而医疗机构广泛接受临床伦理服务的最大障碍可能是临床伦理干预在其有效性方面缺乏高质量的证据（斯洛彻等，2012）[210]。其他的壁垒包括未能获得临床医生（尤其是内科医生）的认同，以及对临床伦理服务的实际作用缺乏了解。经验性证据表明，许多临床医生（尤其是内科医生）仍然对临床伦理服务提供者的专业性持怀疑态度（约翰逊2010）[205]，同时他们也不愿意分担管理患者的责任［高丁（Gaudine）等，2011；奥洛夫斯基等，2006]。一项对美国344名医生进行的调查显示，42％的受访者认为处理伦理挑战情况最有用的策略是与同事讨论，而不是进行临床伦理咨询［杜瓦尔（DuVal）等，2004][253]，而其他人认为临床伦理咨询削弱了医生在临床决策过程中的主导地位（奥洛夫斯基等，2006）[500]。临床伦理服务的另一个常见的障碍是临床医生不情愿地接受了临床伦理服务提供者权威的或合法性的建议。虽然过去10年见证了临床伦理在医疗卫生实践中迅猛发展的势头，但有些挑战——缺乏标准、可及性不足、对较小规模医院（尤其是农村医院）提供的服务的质量和一致性日益引发关注——表明，如果临床伦理服务要在一种"专注于可衡量性，理解量化绩效措施"的文化中获得真正的认可，那么他们需要向他们所服务的机构证明临床伦理咨询的价值［格佩尔（Geppert）和谢尔顿，2016][538]。基于这些原因，我们需要对现有服务的质量进行评估并获取有关其服务范围的最新信息。

归根结底，临床伦理服务只有在管理层重视和支持的组织中才能履行其职责。临床伦理服务无法从头建立；医院管理层必须确保将临床伦理服务整合到组织内部，并使员工和患者都能看到（梅伊堡和特尔·穆伦，2001）[38,39]。这意味着，为了发挥出最佳的效果，临床伦理服务必须被纳入更大的组织伦理框架中。

案例研究⑤

下面的案例被提交给都柏林一家大型医院的临床伦理委员会，它呈现了上述临床伦理咨询的性质。

请在下面的表格（表 15-1）中填写您所查询的内容。我们将在 24 h 内回复此消息。

表 15-1 医院临床伦理情况表

姓名	伊丽莎白·黄（Elizabeth Wong）
日期	2016-05-20
职位	临床护士长
电话	9746
邮箱	Elizabeth. wong@hse. ie

患者（F 80）患有痴呆症，在本周早些时候发生了车祸，下颌、肘部发生骨折。她的女儿什么都不想为她做。患者没有做下颌手术，也没有吸氧，后来因为呼吸困难，医生才开始让她吸氧。护士认为，该患者如果在一家养老院接受手术和食物（因为她已被安排进行手术，所以需要禁食），则效果会比较好。

在这种情况下，临床伦理委员会首先必须全面了解情况，然后再采取行动来解决问题。

临床伦理委员会工作人员了解到，患者科贝特夫人5 d前因车祸而受轻伤——手腕骨折、肘部脱臼、肋骨和下颌骨骨折。除了下颌骨骨折外，她的所有伤势都已恢复，并已被安排在前一天下午进行下颌骨骨折修复术。手术前一天早上，她呼吸窘迫，不得不插管，当天晚上她被拔管，但外科医生无限期地推迟了手术，并在她的病历上放了 DNAR 指令（放弃急救同意书）。在病

---

⑤这个案例研究的出发点是芬德尔（Finder，2008）所描述的一个案例。案例的事实被复制了，但是案例的结果在作者允许的情况下发生了实质性变化。

历中，科贝特被外科医生描述为"受伤和出院后生活质量欠佳的女士"。第
2天早上，外科医生博伊德见了科贝特的法定监护人——她的女儿布雷达，与
之讨论了她母亲的治疗方案。博伊德医生告诉布雷达，患者需要进行手术、放
置胃管和进行家庭护理。布雷达说，她的母亲曾说过自己不想长期住在养老院。
布雷达明确表示，她无法在家照顾母亲。一位社会工作者指出，布雷达"担心她
母亲的精神状态不断恶化"，因此决定不做手术，而是尽可能让母亲保持舒适。

有了表15-1中的这些信息，两名临床伦理委员会工作人员会见了伊丽
莎白（曾与临床伦理委员会联系的临床护士长）、两名照顾科贝特夫人的护士
及负责科贝特夫人案件的社会工作者。对于护士来说，主要问题是突然决定
放弃手术，而社会工作者坚持认为，科贝特夫人的女儿布雷达做出了错误的
决定。三个人都觉得布雷达很冷漠，似乎对她母亲将要面对的状况漠不关心，
而且听到她在为她母亲选择舒适护理后，就安排与朋友共进午餐。临床伦理
委员会工作人员无法与科贝特夫人进行交流，因为她只是持续直视前方，根
本就不看临床伦理委员会工作人员。

当天晚些时候，临床伦理委员会主席与博伊德医生通了电话。博伊德医
生说，他发现布雷达是一个很听话的女儿，明确表示修复科贝特夫人骨折的
下颌符合她的最佳利益。虽然修复下颌相对简单，但后期恢复过程会很复杂，
而且科贝特夫人需要长达6个月的术后恢复期。博伊德无法承担这些工作，而
且她的保险不包含家庭护理，因此科贝特夫人不得不违背自己的意愿去养老
院。根据博伊德医生的说法，需要给科贝特夫人插入胃管，因为她的下颌必
须保持闭合，而且她很可能会因肺炎而需要进行气管切开术，这可能导致她
需要长期依赖护士照护。对于博伊德医生来说，修复科贝特夫人的下颌并将
她送进养老院或让她缓慢死亡，是他需要面对的选择，既要么让她感到舒适，
要么让她有尊严地死去。

由于科贝特夫人没有沟通能力，临床伦理委员会工作人员第2天对她进
行了评估，发现她无法做出治疗的决定。同时，临床伦理委员会工作人员无
法通过电话联系到布雷达，而她也没有再返回医院。护士们看着科贝特夫人
的病情不断恶化，觉得他们辜负了她。一些护士强烈认为，如果就这样让她
死去，那么他们会成为导致她死亡的同谋。

临床伦理委员会主席召集了一次会议，邀请所有参与科贝特夫人治疗
的工作人员就目前的情况交换意见。会议期间，博伊德医生对护士们的反
应感到惊讶，并承认他应该在决定放弃修复科贝特夫人的下颌之前咨询他
们。他了解到医院有一项新的DNAR政策，规定抢救决策应由团队协作决
定，而非单方面做出。后来，他告诉护士们，科贝特夫人的丈夫长期患病，

于 1 年前去世，尽管她没有书面直接说明，但她反复强调不愿意住养老院，不愿意插管。布雷达是一位独自抚养患有孤独症孩子的单亲妈妈，最近她在极力应对孩子的健康问题。第 2 次征询博伊德医生意见的一位同事也认为，科贝特夫人的术后恢复会很复杂。临床伦理委员会工作人员在会上对科贝特夫人的情况有了更全面的了解，大多数护士接受了博伊德医生的理由。他们也开始明白自己对布雷达的判断过于仓促，于是组织了一次家庭会议，为布雷达提供了一个喘息的机会。科贝特夫人直到去世都一直处于一个舒适的状态，而布雷达也能够在她去世时在场。之后举行的一次简短的会议让护士们有机会探讨被动安乐死与在类似科贝特夫人这样的情况下拒绝治疗之间的区别。

这个案例表明了对有争议的决定的审查和潜在价值观的重要性，这提供了一个从不同视角探索差异的非威胁性的讨论氛围，有助于促进临床学科间的交流。除了在临床环境中微观层面解决这一僵局外，临床伦理服务的职责还包括向工作人员介绍新政策，并通过对安乐死等有争议话题的讨论培养工作人员的伦理素养。这些职责的有效履行要求临床伦理服务积极主动、在组织内公开且能得到医院管理层的支持。

组织伦理的发展

如上所述，临床伦理服务更有可能在组织伦理框架背景下发挥最佳作用。组织伦理的概念是在 20 世纪的最后 25 年从商业伦理领域引入医疗卫生领域的。商业伦理关注的是商业实践和商业活动的伦理影响，在 20 世纪 70 年代和 20 世纪 80 年代发生了一系列公司丑闻后，它作为一门专业学科开始变得重要起来。虽然商业伦理可能被狭隘地理解为合规（避免违反法律法规的活动），但它还涉及一系列其他问题，如公平竞争、雇佣关系、管理实践和企业的社会责任等。近几十年来，发达国家见证了医疗卫生服务方式不可阻挡地走向市场化、制度化［莎勒（Shale），2012］[13]。医疗卫生的提供、管理、结构和报销方面的根本性变化导致医疗卫生行业的公司化或工业化（莎勒，2012）[12]。这些变化导致对医疗机构的组织和管理的更严格的外部审查，反映了企业和金融部门对合规的日益关注［罗蒂（Rorty）等，2004］[76]。医疗机构中实施组织伦理程序的部分原因是为了提高透明度和责任感，还有部分原因是为医疗机构在日益复杂的社会、金融和监管环境下的高效服务提供支持⑥。

医疗卫生领域中的组织伦理代表了一种转变，即从思考如何在患者和临床医生个体层面做出决定转变为识别发生在临床系统（包括管理、配给和购买以及支付方式）的伦理相关的紧张局势[蔡尔兹（Childs），2000]235。在这种情况下，组织伦理可被视为试图理解和解决与医疗卫生机构管理及财务运营相关的伦理问题，其中包括支撑这些机构日常运营的业务、专业和合同关系[斯宾塞（Spencer）等，2000]212。换句话说，组织伦理主要解决的是医疗卫生机构管理层所面临的伦理问题，并分析"他们的决定和做法对患者、员工和社区的影响"（吉布森等，2008)243。

这与主要目标是股东利润最大化的公司不同，公立医疗卫生机构具有向特定人群提供医疗卫生服务的社会使命（被认为是普遍的或基本的"好"）[门古尔德（Door Gould），2001]28。因为医疗卫生服务植根于传统价值观中，所以许多医疗卫生机构都强调这一使命宣言、道德准则或职权范围[赖泽（Reiser），1994]28。这些机构面临的压力在于，它们必须在市场力量和财政限制主导的环境中履行其公共责任。因此，医疗卫生机构间会相互竞争。它们需要对为公众提供的医疗卫生服务的质量负责，还必须确保其员工拥有卓越的专业能力，作为金融实体，它们还须进行有效的资源管理，以维持其资金运行（罗德等，2004)88。有效的组织伦理程序必须确保在实践管理中使员工个体和整个机构都能"做正确的事"[皮尔逊（Pearson）等，2003]26。归根结底，组织伦理的目标是使机构"在其所有活动中都能诚信行事"（皮尔逊等，2003)32。

使命和价值观：避免"制度失调"

价值观渗透在医疗卫生服务的各个层面，医疗卫生服务的性质使得该行业需要制定一套满足社会期望的核心价值观[格拉贝尔（Graber）和基尔帕特里克（Kilpatrick），2008]179。医疗卫生机构所信奉的价值观（如尊重、包容、同情等）在其使命宣言中得到阐述，这些价值观通常是"有理想的"且与临床实践的职业价值观一致[波义耳（Boyle）等，2001]75。组织伦理程序代表了组织致力于确定其使命和与其使命相一致的核心价值观所付出的努力。

---

⑥1995年，医疗卫生认证及鉴定联合委员会引入了一个认证标准，要求医疗卫生机构必须建立一个解决组织伦理问题的机制。

它们使本组织能够确定与核心价值观发生冲突的情况，并制订解决这些冲突的流程。也许更重要的是，它们监控组织所信奉的价值观与其实践行为间的关系（赖泽等，2003）[32]。一个成功的组织伦理程序应该避免像赖泽所说的"制度失调"，应该确保"组织敦促的行为与它们所采取的行动是一致的"（赖泽，1994）[28]。某些基本的道德义务源于对组织伦理的理解：关键的利益相关者必须参与确定指导组织行为的价值观，组织必须承诺对这些价值观做出明确而有力的声明且必须让全体员工了解这些价值观（皮尔逊等，2003）[33]。从某种意义上来说，这意味着让员工拥有组织的价值观。随着时间的推移，重申核心价值观并将其融入组织活动中，会"让它们被组织的管理层和员工内化"（波义耳等，2001）[75]，这种高级管理层的支持应该在组织中显而易见（蔡尔兹，2000）[237]。最后，组织必须确保按其所信奉的价值观行事（皮尔逊等，2003）[33]。

"提高和维护"组织信奉的价值观的最直接方式是确保其政策和程序的内容能反映这些价值观；组织伦理的主要作用是明确这种一致性［申（Chen）等，2007]^S14。政策和程序允许组织加强其职责并过滤外部影响。过程中的透明度至关重要：组织必须对优先事项决策的过程持开放态度，并且须指出个体在不同意组织决定时应遵循的流程。在像医疗卫生机构这样复杂的组织中，会出现合情合理的角色、期望冲突；但是，如果组织拥有"积极有力的伦理和文化氛围"，即组织内的个体信奉一致的信念、实践和思维方式，则可以减少冲突的可能性（申等，2007）^S14。营造积极的伦理氛围需要组织制订流程和框架，"以在保持组织凝聚力的同时解决冲突"（罗蒂等，2004）[92]。根据这种观点，一个组织的伦理领导力涉及"价值观和目标之间的紧张竞争关系能够得到解决，或在冲突无法解决时控制这种关系"的能力（莎勒，2012）[15]。

用于分析组织伦理概念的另一个工具是利益相关者理论。临床医生、患者和家属之间的关系发生在一个组织内，该组织又与各利益相关者相互作用，患者接受的医疗服务的质量部分取决于这些利益相关者之间的关系（申等，2007）^S11。利益相关者是从组织行为中受益、受伤害或权利受其影响的个体或群体［弗里曼（Freeman），1999，斯宾塞等，2000][56]。利益相关者也可以被定义为个体或群体，他们的角色对于确定组织的任务或目标来说至关重要，或者他们与组织的关系对于组织的持续存在或成功来说十分重要（斯宾塞等，2000）[56]。在这种观点下，利益相关者之间的互动促成了组织的运转。医疗卫生机构最重要的内部利益相关者包括患者、家属、医疗卫生专业人员、部门管理者和医院管理者，而外部利益相关者包括供应商、付款人、政策制定者、保险公司、监管机构和更广泛的社区成员。尽管医疗卫生机构的利益相关者的利益可能会发生冲突，但他们有一个共同的目标：以合理的成本向该组织所服务的人群提供高质量的服务（罗蒂等，2004）[88]。因此，组织义务遵循共同的目标：提供高质量的护理、确保临床人员具备专业能力和知识、建立高效的管理系统并保持经济活力。对于一些评论家来说，利益相关者理论在医疗卫生机构伦理分析中的适用性在于它能够"'捕捉'不同层次上多元价值观和道德主体的重要性"（斯宾塞等，2000）[56]。然而，也有人会反驳说，它解决问题的空间有限，因为它不能裁定当事各方之间的冲突，"每个人都认为他们的需求应被优先考虑"（莎勒，2012）[227]。

组织伦理程序（如临床伦理倡议）在形式上是不同的，它们执行的活动因机构不同而异；关键是它们在方向上具有包容性且"承认组织内各利益相关者的伦理观点的合法性"（申等，2007）[S14]。机构可以设立组织伦理委员会或委任个体执行组织伦理程序。被任命的组织或个体应向机构的管理层汇报，但同时应保持足够的独立性，以确保其提出的任何建议都公正、无偏见。医疗卫生机构面临着巨大的挑战——尤其是在平衡无限需求和有限资源之间的问题时（莎勒，2012）。组织伦理通常与管理资源需求最大化和医疗需求最优化之间的紧张关系有关（格拉贝尔和基尔帕特里克，2008）[188]。有关病床分配、人员配置、出院计划和药物采购等相关决策需要强有力的理由进行支撑，并应在政策文件中予以阐明。

组织层面的临床问题包括在职业守则不明确的情况下缺乏政策指导、员工培训不足导致能力缺乏、沟通不畅和争议解决机制无效、对相关利益冲突关注不足及各种形式的医疗资源不足。但其他问题（如业务发展和筹资、风险管理、工作关系、安全及披露协议）都属于组织伦理的范畴，这可以被理解为一种机制，它使组织机构能在自身需求与患者、员工和整个社区的需求间取得平衡（吉布森等，2008）[246]。一个对其伦理充满信心的组织将为其临床伦理服务和组织伦理程序起到强化作用。

临床伦理与组织伦理的交叉点

归根结底，临床和组织的伦理活动是一个连续的过程，它们之间没有明显的区别（斯宾塞等，2000）[31]。在组织的某一层级做出的决定可能会产生"意想不到的结果，威胁到另一层级的价值观或优先事项"（罗蒂等，2004）[91]。许多引起临床伦理服务关注的案例都有组织维度，因为临床决策"不仅会影响患者、家属和医疗团队，而且会影响整个组织和卫生系统其他部门的多种利益"（申等，2007）[S11]。组织文化和实践"塑造"了临床伦理服务

206

遇到的各种情况（莎勒，2012）[221]。由于这种相互依赖性，一个整合良好的临床伦理服务可以作为"晴雨表"或"早期预警系统"，提示组织内更大的冲突或结构性问题[科利尔（Collier）等，2006][332]。例如，咨询请求的增加或来自特定单位的新参考模式可能表明需要进行组织变革，以防止特定问题再次发生（斯宾塞等，2000）[31]。由此可见，"可能需要机构，而不是个人的回应"。因此，在机构中将伦理的作用概念化"就不单是简单地解决个别案件的争议了"（科利尔等，2006）[332]。

吉尔森等（2008）区分了医疗卫生领域的三类伦理问题，强调了临床伦理和组织伦理领域相互交织的程度。首先，在组织的其他地方做出的决定可能会引发临床护理的伦理问题；其次，出现在临床环境中的伦理问题可能对整个组织产生更大的影响；最后，可能出现与组织经营管理相关的伦理问题（吉尔森等，2008）[243]。考虑到临床伦理和组织伦理之间的相互关系，伦理不应该被看作一门分割的学科，而是一种像医院的政策、制度那样，应该在员工与行政部门之间的关系中得到充分反映且应被纳入各级行政部门的决策中[沃尔普（Wolpe），2000][194]。

对医疗卫生实践的影响

临床伦理和组织伦理的出现需要医疗卫生机构的管理者从伦理维度思考并重新定义临床管理的"传统"概念。从某种程度上，这种认识是对日益严格的专业行为准则强加给医疗卫生专业人员的责任的回应，是对医疗卫生中不断变化的文化的回应。这迫使我们至少在表面上支持"尊重以患者为中心的个人价值观"。尽管存在上述挑战，临床伦理服务需求在短期内的增多标志着医疗卫生机构的管理者们越来越重视职业价值观及正规程序在医疗卫生决策中的重要性。在医疗机构内，临床伦理行动计划和组织伦理行动计划的提出增强了组织的道德使命，并强化了"将医疗机构定义为道德团体"的价值观（吉隆，1997）[204]。这两种行动计划都被认为能促使伦理问题在公平、包容和透明的过程中得到解决。这两种行动计划通过提供额外的交流平台和审议机会，有助于探讨不同观点，加深专业内和专业间的相互理解。两种行动计划都提供了阐明角色和价值观的机会，使员工能够更深入地了解自己组织的运作机制。

结　论

临床实践在伦理上是"负重"的，认为临床决策可以与其伦理意义分离是一种谬论。医疗卫生管理者不能简单地假设"与医疗卫生伦理相关的价值观已经植根于临床决策和组织决策的过程中"；这些价值观需要被明确和进一步推广（申等，2007）[S16]。虽然目前还缺乏证据支持临床伦理程序和组织伦理程序对医疗卫生机构的价值，但可以认为所有的医疗卫生专业人员都可能从组织真正的承诺中受益，从而建立机制去提升伦理意识、伦理文化，培养伦理能力。这些举措需要时间和毅力才能取得成果；如果把一个组织的文化比作一个"道德空间"，那么这个"道德空间"就是不断进步的，临床伦理服务和组织伦理服务的提供者是它的"建筑师……以及在这个空间内进行对话的冥想者"［沃克（Walker），1993］[33]。

学习要点

  • 医疗技术的进步、患者群体的多样性、立法的发展，以及组织、生产、管理和融资方面的变化，造就了一个极其复杂的医疗卫生系统，其中充满了伦理挑战。
  • 临床伦理和组织伦理是管理这些挑战的需要。
  • 临床伦理可识别并解决临床环境中出现的伦理挑战。
  • 作为一种实践形式，加拿大和美国的临床伦理成熟度优于欧洲国家的。
  • 组织伦理可解决与医疗卫生机构的管理和财务运营有关的伦理问题。

附录 15.1

  乔森·西勒（Jonsen Sieler）和温斯莱德提出了用于分析具有伦理挑战性情况的"Fur-Box"方法（2006），详见表15-2。

表 15 - 2　用"Fur - Box"法分析具有伦理挑战性的情况

医学指征（有利和无害）	患者偏好（自主权）
患者的医疗问题是什么？ 病史？诊断？预后？ 问题严重吗？慢性的？危急的？紧急的？ 可逆的？ 治疗的目标是什么？ 成功的概率是多少？ 如果治疗失败，那么有什么计划？ 总而言之，该患者如何从医疗/护理/精神照护中受益，如何避免受伤害？	患者精神上或法律上是否具备行为能力？是否有能力证明？ 如果具备能力，患者的治疗偏好是什么？ 患者是否被告知益处、风险、理解这些信息并给予同意？ 如果无行为能力，谁是合适的代理人？ 代理人是否使用适当的决策标准？ 患者是否表达了先前的偏好（如拒绝急救）？ 患者是否不愿意或无法配合医疗活动？ 如果是这样，为什么？ 总而言之，患者在伦理和法律层面的自主选择权是否得到了最大程度的尊重？
生活质量（善意原则、无害原则、尊重自主权原则）	**背景特征（诚信和公平原则）**
接受或不接受治疗，恢复正常生活的前景如何？ 如果治疗不成功，那么可能会导致哪些身体、心理和社会问题？ 是否存在可能影响患者生活质量的评估偏见？ 患者现在或未来的状况是否会对以后的生活带来不便？ 是否有放弃治疗的计划或理由？ 是否有任何姑息治疗或舒适护理计划？	是否存在可能影响患者治疗决定的家庭问题？ 是否存在可能影响治疗决策的提供者（医生和护士）问题？ 是否涉及金融或经济因素？ 是否涉及宗教或文化因素？ 保密有限制吗？ 是否存在资源分配问题？ 法律如何影响治疗决策？ 是否涉及临床研究或教学？ 提供者与机构方面是否存在利益冲突？

参考文献

American Society for Bioethics and Humanities（ASHB），2011. Core competencies for healthcare ethics consultation，2nd edn[M]. ASBH，Glenview.

BOYLE P，DUBOSE E，ELLINGSON J，et al.，2001. Organizational ethics in health care：principles，cases and practical solutions[M]. Jossey-Bass Publishing，San Fransisco.

CAMPBELL L，MCCARTHY J，2017. A decision-making tool for building clinical ethics capacity among Irish health professionals(forthcoming in Clinical Ethics)[P].

CHEN DT，WERHANE PH，MILLS AE，2007. Role of organisation ethics in critical care medicine[J]. Critical Care Med，35(2 Suppl)：S11 - S17.

CHILDS BH，2000. From boardroom to bedside：a comprehensive organisational healthcare ethics[J]. HEC Forum，12(3)：235 - 249.

COLLIER J，RORTY M，SANDBORG C，2006. Rafting the ethical rapids[J]. HEC Forum，18(4)：332 - 341.

DUVAL G，CLARIDGE B，GENSLER G，et al.，2004. A national survey of U. S. internists' experiences with ethical dilemmas and ethics consultation[J]. Gen Intern Med，19：250 - 258.

DOOR GOOLD S，2001. Trust and the ethics of health care institutions[J]. Hastings Cent Rep，31(6)：26 - 33.

FINDER S，2008. Is a broken jaw a terminal condition? [M]//In：Ford P，Dudzinski D (eds) Complex ethics consultations：cases that haunt us. Cambridge University Press，Cambridge：126 - 132.

FLETCHER J，SIEGLER M，1996. What are the goals of ethics consultation? A consensus statement[J]. Clin Ethics，7(2)：122 - 126.

FORD P，DUDZINSKI D，2008. Complex ethics consultations：cases that haunt us[M]. Cambridge University Press，Cambridge.

FOX E，MYERS S，PEARLMAN A，2007. Ethics consultation in United States hospitals：a national survey[J]. Am J Bioeth，7(2)：13 - 25.

FREEMAN RE，1999. Stakeholder theory and the modern corporation，reprinted in Donaldson T and Werhane PH (eds)[M]. Ethical issues in business. Upper Saddle River，NJ：Prentice Hall：247 - 257.

GAUDINE A，LAMB M，LEFORT S，et al.，2011. Barriers and facilitators to consulting hospital clinical ethics committees[J]. J Nurs Ethics，18(6)：767 - 780.

GEPPERT C，SHELTON W，2016. Health care ethics committees as mediators of social values and the culture of medicine. AMA [J] Ethics，18(5)：534 - 539.

GIBSON J，SIBBALD R，CONNOLLY E，et al，2008. Organisational ethics[M]//In：Singer PA，ViensAM (eds) The Cambridge textbook of bioethics. Cambridge University Press，Cambridge：243 - 250.

GILLON R，1997. Clinical ethics committees - pros and cons[J]. Med Ethics，23：203 - 204.

GRABER D，KILPATRICK A，2008. Establishing values-based leadership and value systems in healthcare organisations[J]. Health Hum Serv Adm，31(2)：179 - 197.

HACKLER C，HESTER D M，2008. What should a HEC look and act like? [M]//In：Hester DM (ed) Ethics by committee：a textbook on consultation，organization，and education for hospital ethics committees. Rowman and Little field Publishers，Lanham：1 - 19.

JONSEN A，SIEGLER M，WINSLADE W，2006. Clinical ethics：a practical approach to ethical decisions in clinical medicine，6th edn[M]. McGraw-Hill，New York.

JOHNSTON C，2010. Online survey of the perceived need for ethics support in a large National Health Service Foundation Trust[J]. Clin Ethics，5：201－206.

MEIJBURG H H，VAN DER KLOOT TER MEULEN RHJ，2001. Developing standards for institutional ethics committees：lessons from the Netherlands[J]. Med Ethics，27(suppl 1)：i36－i40.

ORLOWSKI J P，HEIN S，CHRISTENSEN J A，et al.，2006. Why doctors use or do not use ethics consultation[J]. Med Ethics，32：499－502.

PEARSON S D，SABIN J E，EMANUEL E，2003. No margin：no mission：healthcare organisations and the quest for ethical excellence[M]. Oxford University Press，Oxford.

REISER SJ，1994. The ethical life of healthcare organisations[J]. Hast Cent Rep，24(6)：28－35.

RORTY M V，WERHANE P H，MILLS A E，2004. The Rashomon effect：organisation ethics in health care[J]. HEC Forum，16(2)：75－94.

SHELTON W，BJARNADOTTIR D，2008. Ethics consultation and the comittee. In：Hester DM (ed) Ethics by committee：a textbook on consultation，organization，and education for hospital ethics committees[M]. Rowman and Littlefield Publishers，Lanham：49－77.

SHALE S，2012. Moral leadership in healthcare：building ethical healthcare organisations[M]. Cambridge University Press，Cambridge.

SLOWTHER A，HILL D，MCMILLAN J，2002. Clinical ethics committees：opportunity or threat？[J]. HEC Forum，14(1)：4－12.

SLOWTHER A，MCCLIMMANS L，PRICE C，2012. Development of clinical ethics services in the UK：a national survey[J]. Med Ethics，38：210－214.

SPENCER E M，MILLS A E，RORTY M V，et al.，2000. Organization ethics in health care [M]. Oxford University Press，New York.

WALKER M U，1993. Keeping moral space open：new images of ethics consulting[J]. Hast Cent Rep，23(2)：33－40.

WOLPE P R，2000. From bedside to boardroom：sociological shifts and bioethics[J]. HEC Forum，12(3)：191－201.